医宗金鉴白话解及医案助读丛书

医宗金鉴杂病心法要诀

白话解及医案助读

总主编 吴少祯

主 编 饶克瑯

中国健康传媒集团

中国医药科技出版社

内 容 提 要

《医宗金鉴》是学习中医的经典读物，书中歌诀朗朗上口，备受读者欢迎。其中卷三十九至卷四十三为《杂病心法要诀》，主要介绍了内科杂病如中风、虚劳、黄疸、失血、痿病、肿胀等四十余种疾病的证治。

本书将原著中歌诀翻译为现代白话文，并联系临床实际进行全面解读，以帮助读者理解记忆。全书通俗易懂，贴近临床，适合中医学习者阅读参考。

图书在版编目（CIP）数据

医宗金鉴杂病心法要诀白话解及医案助读 / 饶克瑯主编. —北京：中国医药科技出版社，2020.8

（医宗金鉴白话解及医案助读丛书）

ISBN 978-7-5214-1793-7

Ⅰ. ①医… Ⅱ. ①饶… Ⅲ. ①中医内科学–中国–清代 Ⅳ. ①R25

中国版本图书馆 CIP 数据核字（2020）第 074443 号

美术编辑 陈君杞
版式设计 易维鑫

出版 **中国健康传媒集团** | 中国医药科技出版社
地址 北京市海淀区文慧园北路甲 22 号
邮编 100082
电话 发行：010-62227427 邮购：010-62236938
网址 www.cmstp.com
规格 710×1000mm ¹⁄₁₆
印张 20 ¼
字数 370 千字
版次 2020 年 8 月第 1 版
印次 2022 年 8 月第 2 次印刷
印刷 三河市万龙印装有限公司
经销 全国各地新华书店
书号 ISBN 978-7-5214-1793-7
定价 **49.00 元**

获取新书信息、投稿、为图书纠错，请扫码联系我们。

《医宗金鉴白话解及医案助读丛书》

编 委 会

总主编 吴少祯

编　委（按姓氏笔画排序）

王　飞　王　敏　石　强　李禾薇

李超霞　杨凤云　杨文龙　吴晓川

邹国明　张　波　张光荣　张芳芳

范志霞　金芬芳　胡小荣　饶克瑯

贾清华　常　地　谢静文

《医宗金鉴杂病心法要诀白话解及医案助读》

编　委　会

主　编　饶克瑯

副主编　李　林　宋群利

编　委（按姓氏笔画排序）

　　　　张亚楠　项凤梅　赵　进　徐斌权

　　　　彭睿芳　楚瑞阁　熊珊珊

前言

《医宗金鉴》全称《御纂医宗金鉴》，由清代乾隆皇帝于1739年下谕太医院进行修著，名医吴谦、刘裕铎联合其他太医共70余人于1742年共同编纂完成。全书对春秋战国至明清历代医学名著进行"分门别类，删其驳杂，采取精华，发其余蕴，补齐未备"，撰写注重临证实际，内容丰富，层次清晰，论述简明扼要，选方平稳实用，曾为太医院教本，深受后世医家推崇。

《医宗金鉴》共九十卷，本书所注释《杂病心法要诀》部分为卷三十九至卷四十三，全书主要介绍了内科杂病如中风、虚劳、黄疸、失血、痿病、肿胀等四十余种疾病的证治，用词精练，朗朗上口，强调辨证以八纲为本、求因以七情为重，治疗上不拘泥于汤药内服，同时介绍了部分实用的外治法。

本书将原著中歌诀翻译为现代白话文，同时联系临床实际进行全面解读，以帮助读者理解记忆。编写忠实于原文，力争语言流畅，条理清晰，逻辑性强。每个歌诀共分七个部分，分别为原文、原文注、提要、注释、白话文、解读、医案助读。全书通俗易懂，实用性强，适合中医学习者阅读参考。

由于学识所限，且编写时间较为仓促，书中不妥之处在所难免，诚恳期待读者朋友们提出宝贵意见。

编　者

2020 年 1 月

目录

2

医宗金鉴卷三十九

中风总括

【原文】　　风从外中伤肢体，痰火内发病心官。

体伤不仁与不用，心病神昏不言语。

当分中经络脏腑，更审虚实寒热痰。

脱证撒手为脾绝，开口眼合是心肝。

遗尿肾绝鼾声肺，闭证握固紧牙关。

初以通关先取嚏，痰壅不下吐为先。

〖注〗风，谓虚邪，贼风从外而中，伤人四肢躯体，故名曰中风。痰火，谓痰火从内而发，病患心主之官，故名曰痰火。体中风邪，轻则顽麻不仁，重则瘫痪不用。心病痰火，轻则舌强难语，重则痰壅神昏。此证或内或外，单病轻，兼病重，当细辨其中络、中经、中腑、中脏，及中经络兼中腑脏，并细审其兼虚、兼实、兼寒、兼热、兼痰，与夫脱证、闭证之浅深缓急而治之。凡初中宜先用通关散取嚏，有嚏可治，无嚏多死。口噤者，用开关散，擦牙软之；痰涎壅盛，用诸吐法涌之。若口噤不开，汤药不能下咽者，则将应服之药，随引调如面茶，含不病患口内，用苇管或笔管插入病患鼻孔，使气连药吹之，其药自能入咽。不可用金器撬之，恐伤齿也。

【提要】阐述中风的病因病机及辨证特点。

【白话文】

　　风邪是由外而内伤及四肢躯体，痰火是由内而发伤及神明之心。躯体伤轻可引起麻木不仁，重则瘫痪。痰火上蒙心窍致伤可引起神志昏迷、语言难出甚至失语。中风病应当细分辨为中络、中经、中腑、中脏，并细审其兼虚、兼实、兼寒、兼热、兼痰的不同。若脱证出现真气外脱、两手撒开为脾气将绝，出现张口不闭是为心气将绝，两眼紧闭为肝气将绝，小便失禁为肾气将绝，鼻气鼾声是肺气将绝。若为闭证则两手紧握、牙关紧闭。治疗中风之初应先用通关散吹鼻使其打嚏以开通窍道，如痰涎滞喉间可先采用探吐的方法。

【解读】

体质虚弱时，贼风从外中伤躯体四肢，气血痹阻或体内津液受体内郁火煎熬，凝聚为痰，郁而化火，痰火上扰心神亦可导致中风。中风可分为中经络、中脏腑，本病单病轻，兼病重，应当仔细辨别中络、中经、中腑、中脏及中经络兼中腑脏，并细审是否兼有虚、实、寒、热、痰。中经络多为中风轻证，中络多表现为肌肤麻木不仁，口眼歪斜，言语不利，步履沉重；中经多表现为肢体瘫痪不用，但人的神志尚清楚。中脏腑为中风重证，肢体瘫痪的同时，还可见突然昏仆、不省人事等，多留有后遗症。中脏腑又分为闭证和脱证，闭证表现为突然昏仆，不省人事，牙关紧闭，口噤不开，两手握固，大小便闭，肢体强痉；治则清肝息风，豁痰开窍。脱证主要表现为突然昏仆，不省人事，目合口张，鼻鼾息微，手撒尿遗，汗出肢冷，肢体软瘫，舌痿，脉微欲绝；脱证由于正不胜邪，元气欲脱，病人处于极度危险之势，治则益气回阳，扶正固脱。

中风死候

【原文】　　　　寸口脉平卒中死，生气独绝暴脱之。

五脏几息呼吸泯[①]，譬如堕溺岂能期。

脉来一息七八至，不大不小尚能医。

大小浮昼沉夜死，脉绝不至死何疑。

脱证并见皆死候，摇头上窜气长嘘。

喘汗如油痰拽锯，肉脱筋痛发枯直。

〖注〗寸口脉平，谓寸、关、尺脉俱平之人。忽然卒中而死者，皆因中邪太甚，闭塞九窍天真之气，不能与人之生气相通，则独绝于内也。譬如堕跌溺水，岂能预期其死耶！脉来一息七八至者，不大不小虽困可治。若大而无伦，小而如纤，浮主昼死，沉主夜死，不可治也。五脏脱证，若三脏、四脏并见，及摇头上窜等证，皆死候也。

【提要】阐述中风的死证。

【注释】①泯：mǐn，音敏，消灭、丧失之义。

【白话文】

未病以前，寸口脉象和常人一样。突然中风者容易死亡，这是由于中邪太甚，闭塞九窍天真之气，不能与人之生气相通而暴脱，这种情况的发生就好像失足落水溺死一样，因而事先难以预料。中风脉数一息七八至，如果脉形不大不小是元气未绝，尚可以医治。如果浮大而疾（疾脉一息七八至，脉形躁急），或者沉微细数，浮主昼死，沉主夜死，此是脉象将绝，难以医治。如脱证一并出现亦是一种不治之证，再有项强摇头、张口吹气、气喘、汗出如油、喉间痰鸣如拉锯声、四肢臀部肌肉消瘦将尽、全身筋脉抽痛、头发枯燥失于柔软等，都属中风的凶证。

【解读】

中风是中医内科常见急症，起病急，进展迅速，临床可分为中经络、中脏腑，中经络一般较轻，中脏腑较危重。中脏腑可由中经络传变而来，亦可由邪气直中而发病。一发病即为中脏腑者，病情危重，需及时治疗，否则病人很快就会死亡，即所谓卒中死。本病多属于西医学的脑出血类疾病，发病急，死亡率高，多见于50岁以上人群，大部分在情绪紧张、兴奋、排便、用力时发病，也有少部分静态发病者。有报道称，脉弦滑实而大者，虽病重，经及时治疗，预后良好；脉沉细、沉缓、浮大而结代者，多预后不良；服泻下剂仍大便不通者，顽固性呃逆者，喘息且不受体位影响者，多预后不良。

通关散　开关散　熏鼻法　解语法

【原文】　　通关①星皂细荷半，开关②乌梅冰片南。

巴油纸皂烟熏鼻，龟尿舌下点难言。

〖注〗通关散，南星、皂角、细辛、薄荷、生半夏为末，吹鼻有嚏可治。开关散，乌梅肉、冰片、生南星为末，擦牙，其噤可开。巴豆油纸卷皂角末，烧烟熏入鼻内，人事自省。取龟尿点在舌下，言语自易。

【提要】阐述中风闭证的治疗方法。

3

【注释】①通关：即通关散，由天南星、皂角、细辛、薄荷、半夏组成，等份研细末为散。

②开关：即开关散，由乌梅肉、冰片、天南星组成，研细末为散。

【白话文】

中风闭证的治疗用通关散即天南星、皂角、细辛、薄荷、半夏；或开关散即乌梅、冰片、天南星；或巴豆油浸过的纸卷上皂角粉，烧烟熏鼻，即熏鼻法。如治疗中风不能言语者，亦可用龟尿点舌下的方法，即解语法。

【解读】

中脏腑多见突然昏仆、不省人事、半身不遂、口舌歪斜、舌强言謇或不语、偏身麻木、神识恍惚或迷蒙。通关散具有通关开窍之功效，主治痰浊阻窍所致的气闭昏厥、牙关紧闭、不省人事，运用时取药末少许，吹入病人鼻腔，使其打嚏，以达到开通窍道的目的。开关散具有松缓牙关的作用，使用时运用消毒纱布蘸药末擦牙。使用巴豆油浸过的纸，卷上皂角末，烧烟熏鼻，也具有开窍的作用。古人治疗中风不能言语者，有运用龟尿点舌下的治法，目前临床运用较少，仅供参考。

三圣散① 瓜蒂散② 全蝎散③ 五元散④ 巴矾丸⑤

【原文】 无汗吐宜防藜蒂，有汗瓜蒂入蝎全。

重剂藜豆矾皂胆，痰壅吐以巴矾丸。

〖注〗痰涎壅盛，无汗表实，用三圣散即防风、藜芦、瓜蒂，吐之；有汗里实，用瓜蒂散即瓜蒂、赤小豆，或用全蝎散即瓜蒂散加全蝎，吐之。此皆吐之轻剂也。甚则用五元散，乃藜芦、赤小豆、白矾、皂角、胆矾，巴矾丸即巴豆、枯白矾，吐之。

【提要】中风痰涎壅盛的治疗方法。

【注释】①三圣散：由防风、藜芦、瓜蒂组成。研细末，开水送服，得吐即止。

②瓜蒂散：由瓜蒂、赤小豆组成。上二味，分别捣筛，为散已，合之取以香豉，用热汤七合，煮作稀糜，去滓，取汁合散，温顿服之，不吐者，少少加，得快吐乃止。

③全蝎散：由瓜蒂、赤小豆、全蝎组成。为瓜蒂散加全蝎，具有涌吐风痰

的功效。

④五元散：由藜芦、赤小豆、白矾、皂角、胆矾组成。上为细末，浆水调下，如牙关紧闭，斡开灌之。

⑤巴矾丸：由巴豆（去皮）二粒、枯矾（如拇指大）一块组成。上药于新瓦上煅令巴豆焦赤为度，为末，炼蜜为丸，如鸡子大。每服一丸，用绵裹放病人口中近喉处，良久吐痰立效。

【白话文】

中风痰壅喉间而无汗者宜用防风、藜芦、瓜蒂；有汗则用瓜蒂散或全蝎散；如痰涎壅盛，可用涌吐重剂藜芦、赤小豆、白矾、皂角、胆矾或巴矾丸治疗。

【解读】

中风病人，痰涎壅滞喉间、上脘，可选用吐法，使痰涎从上窍而出。三圣散具有涌吐风痰和发汗的功效，主治中风闭证、失者闷乱、口眼㖞斜或不省人事、牙关紧闭、脉浮滑实，临床多应用于中风痰壅喉间兼有表证无汗者，得吐即止。中风痰涎壅盛，胸满气逆、不能言语、有汗的里证，可选用瓜蒂散治疗，或加全蝎，具有涌吐开噤的作用。五元散、巴矾丸亦可用于治疗痰涎壅盛，其涌吐力强，药性较迅猛。中风昏迷病人不适合应用涌吐法，以免呕吐物阻塞气管，或误吸入气道，引起吸入性肺炎等严重并发症。以上方剂临床应用已较少，鲜有临床应用报道。

乌药顺气散

【原文】　　　　乌药顺气①实中络，㖞斜顽麻风注疼。
　　　　　　　　麻黄枳桔乌蚕共，白芷干姜陈草芎。

〖注〗实中络，谓风邪中络之人，形气实者也。㖞斜，口眼歪斜也。顽麻，肌肤麻木也。风注疼，风气攻注骨节疼也。是方麻黄、枳壳、桔梗、乌药、僵蚕、白芷、陈皮、干姜、甘草、川芎也。

【提要】阐述中络气实证的治疗。

【注释】①乌药顺气：即乌药顺气散，由乌药二钱，陈皮二钱，麻黄（去根节）一钱，白僵蚕（炒、去丝嘴）一钱，川芎一钱，枳壳（麸炒）一钱，甘草（炙）一钱，桔梗一钱，白芷一钱，干姜（炮）半钱组成。上作一服，水二盅，生姜三片，红枣一枚，

5

煎至一盅，食后服。

【白话文】

乌药顺气散治疗中络气实证，症见肌肤麻木不仁、骨节疼痛。方药组成为麻黄、枳壳、桔梗、乌药、僵蚕、白芷、干姜、陈皮、甘草、川芎。

【解读】

乌药顺气散，来源于《太平惠民和剂局方》卷一，由麻黄、陈皮、乌药、白僵蚕等药物组成，具有祛风、通络、顺气的功效。可用于中风中络属气实者，症见口眼㖞斜、肌肤麻木不仁、筋骨不用等。气虚及久病病人不宜使用。

【医案助读】

腔隙性脑梗死 张某，女，69 岁，退休干部。1998 年 10 月 5 日初诊。病人头面、周身麻木不仁 3 年余，时作时休。头颅 CT 报告腔隙性脑梗死，已先后 2 次住院治疗，多次使用脉络宁、尼莫地平、六味地黄丸及中药等，症状时轻时重，近 2 个月来发作频繁。来诊时，形体肥胖，面色微黄，头面眼睑轻度浮肿，周身麻木，皮肤不仁，发作甚时周身如绳绑一般，头重脚轻，阵阵欲仆地，舌暗红、苔薄白、脉浮紧。诊断：中风（中经络），辨证系风痰痹阻脉络。选用乌药顺气散加减。处方：乌药 15g，生麻黄 3g，桔梗 6g，陈皮 6g，枳壳 6g，僵蚕 20g，川芎 10g，白芷 10g，防风、防己各 10g，桂枝 3g，赤、白芍各 10g，生姜 1 片，大枣 3 枚。5 剂，每日 1 剂，水煎服。药用 3 剂即感周身轻松，眼睑浮肿渐消，舌暗苔薄，脉小弦。原方改僵蚕 10g，再服 1 周，症状若失。原方稍事增损，再服 5 剂以巩固疗效。1 年后复查 CT，报告正常。[陈岁. 乌药顺气散新用三则. 江苏中医，2000，21（9）：36.]

大秦艽汤

【原文】　　　　大秦艽汤[1]虚中络，㖞斜偏废减参珍[2]。

　　　　　　　　秦艽生地石膏共，羌独防芷细辛芩。

〔注〕虚中络，谓风邪中络之人，形气虚者也。偏废，谓半身不遂也。减参珍，谓八珍汤减去人参，加入秦艽、生地、石膏、羌活、独活、白芷、防风、细辛、黄芩也。偏废是中经之证，而亦可治之者，以此方能养血荣筋，为久病风人调理之剂。

【提要】阐述中络气血虚证的治疗。

【注释】①大秦艽汤：由秦艽、石膏各一钱，当归、白芍、川芎、生地、熟地、白术、茯苓、甘草、黄芩、防风、羌活、独活、白芷各七分，细辛三分组成。水煎服。

②减参珍：参，指人参；珍，指八珍汤。减参珍，指大秦艽汤中的八珍汤减去人参。

【白话文】

大秦艽汤治疗中络气虚之证，症见口眼㖞斜、四肢偏瘫，其方药组成为八珍汤去人参，加秦艽、生地、石膏、羌活、独活、防风、白芷、细辛、黄芩。

【解读】

大秦艽汤具有疏风清热，养血活血之功效。主治风邪初中经络证。症见口眼㖞斜，舌强不能言语，手足不能运动，或恶寒发热，苔白或黄，脉浮数或弦细。风邪中于经络，多因正气不足，营血虚弱，脉络空虚，风邪乘虚入中，气血痹阻，经络不畅，加之"血弱不能养筋"，故口眼㖞斜、手足不能运动、舌强不能言语；风邪外袭，邪正相争，故或见恶寒发热、脉浮等。方中重用秦艽祛风通络，为君药。更以羌活、独活、防风、白芷、细辛等辛散之品，祛风散邪，加强君药祛风之力，并为臣药。语言与手足运动障碍，除经络痹阻外，与血虚不能养筋相关，且风药多燥，易伤阴血，故伍以熟地、当归、白芍、川芎养血活血，使血足而筋自荣，络通则风易散，寓有"治风先治血，血行风自灭"之意，并能制诸风药之温燥；脾为气血生化之源，故配白术、茯苓、甘草益气健脾，以化生气血；生地、石膏、黄芩清热，是为风邪郁而化热者设，以上共为方中佐药。甘草调和诸药，兼使药之用。本方辛温发散之品较多，若属内风所致者，不宜使用。

【医案助读】

脑血栓形成 王某，女，65岁。于1977年12月入院。右侧偏瘫、言语不清2日。病人2日前工作中突然心里难受，头晕，随即昏倒，不能说话，右半身上下肢不能活动，急送我院诊治。中医辨证为中风证，风中经络。治以祛风通络，活血化瘀。方剂用大秦艽汤加减，具体用药：秦艽15g，当归9g，羌活9g，防风9g，白芷9g，茯苓9g，石膏15g，川芎15g，白芍9g，独活9g，黄芩9g，细辛3g，生地15g，白术9g，甘草6g，熟地9g，丹参15g，桑枝30g。药进6剂，病人神志清醒，上肢已能上举，语言逐渐清楚，舌质红、苔白滑，脉弦滑，诸症明显改善，仍给原方续服，去石膏加牛膝。服药至10天，病人上肢可以自由活动，下肢内旋外展均可。治疗半月已能下床活动，需人搀扶或扶杖。20 天时病人言语清晰，可自己下床活动，基本痊愈而出院。［邵生宽. 大秦艽汤治疗脑血栓形成 20 例疗效观察. 陕西中医学院学报，1978，（2）：19.］

换骨丹

【原文】　　　　　　中经气实宜换骨[1]，㖞斜瘫痪芷芎防。

　　　　　　　　　　冰麝朱香槐苦味，仙人麻首蔓苍桑。

〖注〗中经气实，谓风邪中经之人，形气实也。瘫，左不用也；痪，右不用也。换骨丹，白芷、川芎、防风、冰片、麝香、朱砂、木香、槐角、苦参、五味子、威灵仙、人参、麻黄膏、何首乌、蔓荆子、苍术、桑皮也。麻黄膏者，以麻黄熬成膏，和前药为丸，朱砂滚衣也。

【提要】阐述中经表实证的治疗。

【注释】①换骨：即换骨丹，由苍术、槐实、川芎、白芷、威灵仙、桑白皮、人参、防风、何首乌、蔓荆子各一两，苦参、五味子、木香各五钱，龙脑、麝香各五分组成。上药为末，以麻黄煎膏和捣，每一两分作十丸，朱砂滚衣（将丸药放在朱砂末内拌滚）。每取一丸，温酒送服，服后盖被而卧，得汗后即愈。

【白话文】

　　风邪中经证见口眼㖞斜、四肢瘫痪、无汗表实等症者，宜用换骨丹治疗，药物有苍术、槐实、川芎、白芷、威灵仙、桑白皮、人参、防风、何首乌、蔓荆子、苦参、五味子、木香、龙脑、麝香、麻黄膏、朱砂。

【解读】

　　换骨丹适用于风邪中经证，症见口眼㖞斜、四肢瘫痪及无汗表实证，由风邪直入中经或由中络发展而成，较中络邪气又深了一个层次。方中白芷、蔓荆子、防风疏散风邪；麻黄以发汗解表见长，熬膏以后药性有所缓和，渗透作用较好；五味子敛阴补肾且能缓和麻黄之辛散；龙脑、麝香开窍通络；威灵仙、川芎活血通络；中经气实证日久易化热，方中朱砂能清心安神，苦参能清心肾之火，桑白皮降肺火，槐实清肝火。以上药物多向外散邪，一味祛邪易伤正气，故予人参、木香、苍术、何首乌健脾益气，养血滋阴，以达扶正祛邪之目的。《本草求真》：首乌入通于肝，为阴中之阳药，故专入肝经以为益血祛风之用，其兼补肾者，亦因补肝而兼及也。苍术既可运脾，又可发汗，作用范围较广，《本草纲目》言：大风痹，筋骨软弱，散风除湿解郁。汁酿酒，治一切风湿筋骨痛。目前该方临床应用已较少，鲜有文献摘录。

小续命汤

【原文】　小续命汤①虚经络，八风②五痹总能全。

麻杏桂芍通营卫，参草归芎气血宣。

风淫防风湿淫己，黄芩热淫附子寒。

春夏石膏知母入，秋冬桂附倍加添。

〔注〕虚经络，谓风邪中经、中络之人，形气虚也。八风，谓八方之邪风中人为病也。五痹，详见痹门要诀中。

【提要】阐述小续命汤治疗中风的适应证。

【注释】①小续命汤：由防风一钱半，桂枝、麻黄、杏仁、川芎、白芍、人参、甘草、黄芩、防己各一钱，附子五分组成。入姜三片、枣二枚，煎服。

②八风：《灵枢·九宫八风》云："风从其所居之乡来为实风，主生长养万物；从其冲后来为虚风，伤人者也，主杀主害者。""风从南方来，名曰大弱风……风从西南方来，名曰谋风……风从西方来，名曰刚风……风从西北方来，名曰折风……风从北方来，名曰大刚风……风从东北方来，名曰凶风……风从东方来，名曰婴儿风……风从东南方来，名曰弱风……此八风，皆从虚之乡来，乃能病人。"

【白话文】

小续命汤治疗中风形气俱虚而中经者，八风之邪或五痹（见"痹病总括"）皆可应用，药物组成为麻黄、杏仁、桂枝、白芍、人参、甘草、当归、川芎、防风、防己、黄芩、附子。春夏可加石膏、知母；秋冬、桂枝、附子可倍用。

【解读】

小续命汤具有解肌散寒，祛风清热，益气助阳，活血舒筋的作用，主治中风不省人事，神气愦乱，半身不遂，筋急拘挛，口眼㖞斜，语言謇涩，证属正气内虚，风邪外袭所致者。正如《成方便读》所说："此方所治之不省人事，神气愦乱者，乃邪气骤加，正气不守之象"。故治宜祛风扶正。方中麻黄、防风、杏仁、生姜开表泄闭，疏通经络而祛风邪外出；人参、甘草、附子、桂枝益气温阳以扶正；川芎、芍药调气血，有助正气恢复；并取苦寒之黄芩，一以清泄

9

风邪外望、里气不宣所产生之郁热，一以缓方中诸药之过于温燥。共成祛风扶正、温经通络之剂。

临床应用时当注意，中风由内风引起者，不宜应用本方。古人给方子起名续命汤，有起死回生之意，从另一个角度来理解，就是医生应用此方只能给病人保住性命，其他的生活质量无法保证，病情稳定以后还要根据病人的寒热虚实情况进一步调理。

【医案助读】

中风 何某，男，63 岁。1998 年 7 月 20 日初诊。昨晨突然右半身发麻，活动少力，头晕，口眼轻度向左㖞斜，言语尚清，有痰，舌苔薄腻，脉弦。检查：心率 78 次/分，心律整齐，肺呼吸音正常；血压（BP）：160/106mmHg。心电图诊断：①左心室肥大；②心肌供血不足。诊断：高血压，脑梗死。病机：正气亏虚，风中经络，痰浊内蕴，痹阻筋脉，则肌肤不仁。治法：补气益阴，散风通络，化痰泄浊。方药：小续命汤加减。药用：白附子、桂枝、麻黄、甘草各 3g，苦杏仁、白芍、太子参、炙地龙、竹茹各 10g，防风、防己、陈胆星各 6g，川芎 5g。

7 月 26 日二诊：头晕已轻，右半身发麻略减，有痰，舌淡苔黄腻，脉弦。仍以小续命汤加陈皮 10g、厚朴 3g。服 5 剂。该病例在本院共诊 8 次。方药均以小续命汤为主，最后佐以当归、枸杞子、制何首乌、豨莶草、生地黄等养血柔肝之品，诸症渐平。[鞠奎信，王丽波. 小续命汤治疗中风 2 例. 中医药学报，2001，29（4）：13.]

黄芪五物汤

【原文】　　黄芪五物①虚经络，偏废虚风无力瘫。
　　　　　　心清语謇②因舌软，舌强神浊是火痰。
　　　　　　补卫黄芪起不用，益营芍桂枣姜煎。
　　　　　　左加当归下牛膝，筋瓜骨虎附经添。

〖注〗黄芪五物汤，治因虚召风，中人经络而病半身不遂者。然审其人若舌强难言，神气不清，则是痰火为病，不宜此方。若心清语謇，舌软无力难言者，乃是营卫不足之病，宜用此方。经曰：卫虚则不用，营虚则不仁。此方君黄芪而补卫，以起不用；臣桂枝、白芍而益营，以治不仁；佐生姜、大枣以和营卫也。不仁不用在右者属气，宜倍加黄芪；在左者属血，则加当归；在下两腿两膝软者，则加牛膝；骨软不能久立者，则加虎骨；筋软难于屈伸者，则加木瓜；周身或左或右经络不宣通者，则加炮附子，有寒者亦加之。此方屡试屡效者，其功力专于补外，所以不用人参补内、甘草补中也。

【提要】阐述黄芪五物汤治疗营卫亏虚之中经络证。

【注释】①黄芪五物：即黄芪五物汤，由黄芪、白芍、桂枝、生姜、大枣组成。以水六升，煮取三升，温服七合，日三服。

②謇：jiǎn，语言不顺畅之义。

【白话文】

黄芪五物汤治疗营卫亏虚，中伤经络之证，症见半身不遂，肢体运动无力，神志清醒，舌头痿软，语言困难。若舌强难言、神志不清，是痰火为病，不宜用此方。方用黄芪补卫气，用芍药、桂枝、生姜、大枣补益营气。左瘫加当归；下肢无力加牛膝；四肢筋软，伸屈困难的加木瓜；脚骨无力，不能久立的加虎骨；夹有内寒或全身经络因寒邪阻滞而酸痛的倍加附子。

【解读】

本方出自《金匮要略》，又称黄芪桂枝五物汤，能益气助阳，和血行痹。主治体虚受风证，症见肌肤麻木不仁，甚则瘫痪，脉微细或小紧，舌淡红或略紫。方内黄芪补卫气，桂枝、芍药补营，再加生姜、大枣以和营卫。人的右半肢属气，左半肢属血。如果不用或不仁发生在右半肢的可加重黄芪的用量；如果发生在左半肢的，则加当归以补血；如两腿无力，两膝酸软的加牛膝；脚骨无力不能久立的加虎骨（现已禁用）；四肢筋软，伸屈困难的加木瓜；有内寒者当加附子。

营气具有化生血液，营养全身的作用；卫气敷布全身，内而脏腑，外而皮毛，具有温暖和保卫的作用，是阳气的一部分，能使毛孔开合抵抗外邪。《内经》曰："卫虚则不用，营虚则不仁"，营卫之气充盛则邪不可干。

【医案助读】

脑梗死后遗症 杨某，男，55 岁。因"半身不遂、言语不利、口眼歪斜 1 个月余"于 2016 年 6 月 11 日入院。病人于 1 个月前无明显诱因突然发生脑梗死，在外院住院治疗，行头颅核磁共振成像（MRI）示：①右侧基底节区陈旧性脑梗死；②左侧大脑半球多发梗死。颅脑 MRA 提示：左侧大脑中动脉狭窄。具体治疗不详，本院以"脑梗死后遗症期"收住。入院查体：BP 165/90mmHg，意识清，言语不利，口眼歪斜，右侧肢体瘫痪，以上肢为重，右手不能持物，二便正常。观舌质淡红、苔薄白，脉沉细。中医诊断为：中风病，证属气虚血滞、脉络痹阻，治以益气活血通络之法，方选黄芪桂枝五物汤加减。组方如下：黄芪 30g，党参 15g，桂枝 12g，当归 15g，川芎 12g，白芍 20g，白附子 10g（先煎），僵蚕 10g，杜仲 10g，川牛膝 15g，山药 15g，山茱萸 15g，桑枝 9g，石菖蒲 10g，郁金 10g，水蛭 6g，大枣 3 枚。病人服用本方 2 个疗程后，觉头脑较前清楚，口角歪斜明显改善，言语清楚但语速稍慢、问答切题，右手能持物但力量差，可下地自主行走、稍不稳；诉头昏、心悸、少寐，大便干燥；观舌质红、少苔、脉弦细。原方去黄芪、党参，加柏子仁、火麻仁各 10g，酸枣仁 15g。续治 2 个疗程后，病人右手可握持物，比正常稍差，其他症状消失，生活能自理。［殷育星，任宏强. 黄芪桂枝五物汤加减治疗脑梗塞后遗症 46 例. 内蒙古中医药，2017，（6）：11.］

三化汤　搜风顺气丸

【原文】　　　　三化①气实风中腑，昏冒闭满小承羌。
　　　　　　　　形气俱虚及风燥，搜风顺气②自然康。

〖注〗气实风中腑，谓风邪中腑之人，形气实也。昏冒，谓神昏不知人也。闭满，谓二便阻隔腹满胀也。小承羌，谓小承气汤——厚朴、枳实、大黄，加羌活，即三化汤也。若其人形气俱虚，则当以搜风顺气丸缓缓治之，自然康也。久病风之人，大便多结燥，谓之风燥。或用续命汤汗过，三化汤下过，津液枯干，以致结燥。凡病不论中经络脏腑，但有二便阻隔，形气不足，难堪攻下者，均宜此法，以搜六腑之风，通肠胃中之气，二便自利矣。

【提要】阐述中腑证的主症与治疗。

【注释】①三化：即三化汤，由大黄、厚朴、枳实、羌活各等份组成。

②搜风顺气：即搜风顺气丸，由大黄（九蒸九晒）五两、麻仁、山药、郁李仁、山茱萸、车前子、牛膝、菟丝子各二两，独活、防风、槟榔、枳壳各一两组成。以蜜为丸，梧桐子大，每服二十丸。

【白话文】

三化汤治疗风中腑内有燥实者，症见昏迷、脘腹胀满不通，其方药组成为小承气汤加羌活。如形气虚而风燥者可用搜风顺气丸。

【解读】

三化汤出自《素问病机气宜保命集》，用于治疗中风入腑，邪气内实，热势极盛，二便不通及阳明发狂谵语者。方中大黄苦寒峻下，攻荡积实；厚朴、枳实消痞，且能增加大黄的泻下作用；用羌活以祛除外风。现代临床多用于治疗外感六经形证未解，内有燥屎、大便不通、脘腹胀满之证，或用于治疗脑血栓形成辨证为中焦脾运不健、痰湿阻滞、血瘀气滞者，以及出血性中风的治疗。

现代临床研究表明，出血性中风病人，保持大便通畅非常重要，即使没有便秘现象，亦可常加通腑之品。因本病初起，多为肝阳上亢，血随气涌所致，苦寒清化通腑之品能使上亢之邪随大便而下行，并能起到降低颅内压的作用。

【医案助读】

半身不遂　徐某，女，56岁。1994年12月15日初诊。因患脑梗死，住院治疗月余，渐趋好转，但遗右半身不遂，久治无效。曾服补阳还五汤无效；又予桃红四物汤合温胆汤仍无效。诊见：病人右侧肢体瘫痪，BP135/90mmHg，纳可眠安，大便不实，舌体淡胖、苔中部腻，脉沉细。诊为中风后遗症。证属痰浊阻滞，脉络不通。拟三化汤加味。处方：酒大黄3g，枳实6g，桑枝30g，厚朴、羌活、桃仁、地龙各10g。水煎服。服7剂，下肢可轻微上抬；继服7剂，右下肢可抬离床面，右上肢可轻微上抬。效不更方，继服30余剂，可扶杖慢行。1年后随访，基本康复。[朱树宽,郭月红.三化汤治疗中风举隅.新中医,2000,32（3）：51.]

牛黄清心丸

【原文】　　　　　牛黄清心[①]实中脏，痰壅神昏不语言。
　　　　　　　　　口眼㖞斜形气盛，两手握固紧牙关。

〖注〗牛黄清心丸，治风邪中脏之人，形气俱实。其证痰涎壅塞，神昏不能言语，口眼㖞斜，形气满盛，两手握固，牙关紧急之闭证，皆可服之。

【提要】阐述牛黄清心丸治疗中脏的闭证。

【注释】①牛黄清心：即牛黄清心丸，由白芍、麦冬、黄芩、当归、防风、白术、柴胡、桔梗、川芎、茯苓、杏仁、神曲、蒲黄、人参、羚羊角、麝香、龙脑、肉桂、大豆黄卷、阿胶、白蔹、干姜、牛黄、犀角、雄黄、山药、甘草、金箔、大枣组成。上药共为末，蜜和枣膏为丸，每丸重一钱，金箔为衣，温水化服。

【白话文】

牛黄清心丸治疗中脏的实闭证，症见神志昏迷、痰涎上壅、不能言语、口眼㖞斜、形气俱盛、两手紧握、牙关紧闭等。

【解读】

本方出自《太平惠民和剂局方》，具有益气养血，镇静安神，化痰息风的功效。主治痰热上扰引起的胸中郁热、惊悸虚烦、头目眩晕、中风不语、口眼歪斜、半身不遂、言语不清、神志昏迷、痰涎壅盛等症。方中麝香、羚羊角、犀角（现已禁用）、牛黄、龙脑、雄黄开窍息风化痰浊；白芍、麦冬清心滋阴；黄芩、白蔹、大豆黄卷以清热利湿；白术、当归、川芎、茯苓、阿胶、人参、山药、甘草、大枣以补气血；配以防风、柴胡、桔梗、杏仁以开肺，祛风外出；以肉桂、干姜、蒲黄温经活血，不仅防诸药寒凉伤及正气，亦活血以祛风；金箔定惊以安神。

市面上牛黄清心丸主要分三种，分别为"牛黄清心丸""同仁牛黄清心丸""万氏牛黄清心丸"。其中万氏牛黄清心丸出自明代《痘疹世医心法》，具有清热祛痰，镇静安神的功效，全方以祛邪为主，缺乏补益药，不推荐作为保健用；"牛黄清心丸"较"同仁牛黄清心丸"多出朱砂、雄黄二药，不宜过量久服，长期服用有慢性中毒风险，肝肾功能不全者当慎用。目前，临床多应用"同仁牛黄清心丸"，全方配伍精妙、温凉协调、不寒不热、清中有补、补中有清，无论虚实之人、体质强弱者，皆可服用，为治疗风痰之首选药。

【医案助读】

中风闭证 张某某，女，62岁，工人。头部外伤4小时入院。查体：神志昏迷，左侧瞳孔4mm，对光反应消失，右侧瞳孔2mm，对光反应迟钝；右侧肢体偏瘫，双侧病理征阳性。CT报告：左额颞硬膜下血肿，中线结构右移，同侧脑室受压变形。急诊行血肿清除、去骨瓣减压术。术后昏迷2天，请中医会诊，症见：神志昏迷，呼吸气粗，烦躁身热，两手握固，舌淡苔黄燥，脉细滑数。辨证为气血亏虚，痰火蒙闭心窍。给予同仁牛黄清心丸每次2丸，每日2次鼻饲。3天后病人神志清醒，能简单应答，进少量流食。[李佳，王冰. 同仁牛黄清心丸临床应用. 光明中医，2009，24（10）：1970.]

参附汤

【原文】　　　　　　参附汤①治虚中脏，唇缓涎出不语言。

　　　　　　　　　　昏不知人身偏废，五脱证见倍参煎。

〖注〗参附汤，即人参、附子也。治风邪中脏之人，形气俱虚，其证唇缓不收，痰涎流出，神昏不语，身肢偏废。或与五脏脱证并见，宜大倍人参，先固虚脱，次治风邪可也。

【提要】阐述参附汤用于治疗中风脱证。

【注释】①参附汤：由人参、附子组成。上咬咀，分作三服，水二盏，加生姜二片，煎至八分，去滓，食前温服。

【白话文】

　　参附汤治疗中风入脏形气俱虚的脱证，症见嘴唇不能闭合，口流痰涎，昏迷不醒，半身不遂。如出现五脏虚脱的症状的可加倍人参的量。

【解读】

　　本方源自《济生续方》，为峻补阳气以救暴脱之剂，主治元气大亏，阳气暴脱，汗出黏冷，四肢不温，呼吸微弱，或上气喘急，或大便自利，或脐腹疼痛，面色苍白，脉微欲绝。方中人参甘温，大补元气；附子大辛大热，温壮元阳。二药相配，共奏回阳固脱之功。《删补名医方论》说："补后天之气，无如人参；补先天之气，无如附子，此参附汤之所由立也，二药相须，用之得当，则能瞬息化气于乌有之乡，顷刻生阳于命门之内，方之最神捷者也。"

　　中风脱证首当回阳固脱，应用参附汤时，但一见阳气来复，病情稳定，就当层层分治，不可长期服用，以免纯阳之品服用过多伤阴耗血。其改良剂型参附注射液多应用于危重病人的抢救，具有强心、利尿、改善微循环、升血压、双向调节心率的作用。

千金还魂汤

【原文】　　　　　　经络闭证卒中恶，气促神昏不识人。

　　　　　　　　　　无汗拘急身偏痛，肉桂麻草杏还魂①。

〖注〗经络闭证，谓风邪中经络之闭证也。气促，谓气粗盛也。无汗四肢拘急，身体偏痛，乃表邪固闭。宜用肉桂、麻黄、甘草、杏仁，即还魂汤以开之。

【提要】阐述千金还魂汤治疗中脏腑闭证。

【注释】①还魂：即千金还魂汤，由肉桂二两、麻黄三两、甘草一两、杏仁七十粒组成。

【白话文】

外中风邪，闭塞肌表经络，出现气急，神识昏迷不识人，无汗，四肢拘急，遍身骨节疼痛。治疗以千金还魂汤为主方，组成为肉桂、麻黄、甘草、杏仁。

【解读】

外中风邪，闭塞肌表经络，阳气不得屈伸，导致心气内闭，肺不得宣发。心气内闭则见神识昏迷不识人；肺不得宣发卫阳于表，故见气急、无汗；肌表经络闭塞失养，故见遍身疼痛。千金还魂汤出自《备急千金要方》卷二十五，又称还魂散、追魂汤，具有温阳发表，开宣肺气的作用，主治卒感忤，鬼击飞尸，诸奄忽气绝无复觉，或已死咬口，噤不开。方中麻黄发汗祛风，肉桂温通卫阳，杏仁开肺泄表，甘草和中。

此处指出经络闭证，易误解为中经络，但中经络无闭证，故此处为中脏腑。原文还提出了身体偏痛，知疼痛说明本证也可有不出现昏迷的情况。临床应用此方已较少，久病气虚者不宜用本方。

夺命汤

【原文】　　　　脏腑闭证腹满闭，昏噤痰结在喉间。

危急汤药不能下，夺命①巴芷半葶南。

〖注〗脏腑闭证，谓风邪中脏腑之闭证也。腹满闭，谓腹满二便闭也。兼以神昏口噤不开，结痰喉间不下，宜用是方吐下之，巴豆、白芷、半夏、葶苈、生南星也。

【提要】阐述夺命散的适应证。

【注释】①夺命：即夺命散，由天南星、甜葶苈、半夏、巴豆（去壳不去油）、白芷各等份组成。上药共研为末，用姜汁调服即效。

【白话文】

中脏、中腑出现闭证，临床表现为腹胀满、二便不通、神志昏迷、口闭不开、痰涎壅塞喉咙，病情十分危急，汤药也难下咽，这个时候可选择用夺命散治疗，该方由巴豆、白芷、半夏、葶苈子、生南星组成。

【解读】

夺命散的方子很多，这个组成出自《杨氏家藏方》，治疗卒暴中风，破伤风，小儿急惊风。服药后的效果是"须臾，利下恶涎或吐涎立效"，可见本方攻下的主要是痰涎。方中半夏、天南星散风化痰，白芷祛风，葶苈子泻肺豁痰，巴豆消结下痰，全方具有化痰、息风、通下的功效。

三生饮

【原文】　　　　三生饮①治中风寒，厥逆沉伏涌气痰。

星香乌附俱生用，气虚加参脱倍添。

〖注〗中风寒，谓不论经络脏腑，风邪中脏寒之人也。厥逆，谓四肢冷也。沉伏，谓六脉沉伏也。是方生南星、生川乌、生附子、木香也。惟寒盛气实者宜之，若气虚者加人参，虚极将脱者大倍人参，始可用之而无倒戈之害也。

【提要】阐述中风兼脏寒的主症及治疗。

【注释】①三生饮：由南星一两、川乌（去皮、生用）五钱、附子（去皮、生用）五钱、木香（生用）二钱组成。每服五钱。姜、水煎，加人参一两。

【白话文】

三生饮治疗中风兼脏寒证，临床表现为四肢厥冷，脉沉伏，痰涎上涌。全方由天南星、木香、川乌、附子组成，且全都生用。气虚者，加人参；虚脱者，人参量要加倍。

【解读】

三生饮出自《太平惠民和剂局方》卷一，具有祛除风痰，散寒通络的作用，主治卒中，昏不知人，口眼㖞斜，半身不遂，痰气上壅。临床应用以寒痰壅阻引起的神志昏迷、半身不遂为其辨证要点。方用南星祛除风痰，附子温阳散寒，并配以木香理气，为其配伍特点。本方中生南星、生川乌、生附子等"三生"均为有毒之品，必须注意用法用量，煎煮时间一定要足。

【医案助读】

中风　王某，男，73岁。以"眩晕9年，昏迷、偏瘫半天"为主症（代诉），于 1989 年 5 月 12 日初诊。病人于 9 年前开始出现眩晕，时轻时重，每因劳累或情绪激动时加重，经治疗或休息后减轻，但未坚持正规的系统治疗。近半月来睡眠不好，眩晕加重。今晨起床时，突然昏倒在地，当时家中无人，待家人赶到时，发现病人意识不清，小便失禁，地板及衣服上有呕吐物，右侧肢体瘫痪。现四诊所见：神志不清，张口呼吸，喉间痰鸣，时有呕吐，口唇向左侧歪斜，右侧肢体偏瘫，肌力 1 级，颜面潮红，汗出，大便未解，小便失禁，两侧瞳孔不等大，舌质暗红、苔黄腻，脉弦数。病人年逾古稀，肝肾精血早已不足，阴不敛阳，故常因七情或劳累导致肝阳上亢而发眩晕。病久入络，现舌质暗红，说明气血运行不畅，瘀血阻络的证候早已存在；神志不清，两侧瞳孔不等大，喉间痰鸣，舌苔黄腻，肢体软瘫，颜面潮红，小便失禁，头面汗出，为痰浊内闭，正气外脱，闭脱兼见，邪实正虚之征。似此气血上逆、冲入髓海而致之中风危急重症，急宜开闭固脱，豁痰逐瘀。方用三生饮合甘遂半夏汤加味。药如：生附子 15g，生南星、生半夏、甘遂、红参各 15g，川贝母、天竺黄、三七粉（冲）各 10g，石决明 20g。嘱三生饮另包先煎 1 小时，加余药再煎半小时，煎 2 次，混匀，分 3 次鼻饲。第 1 日服 2 剂，以后每日服 1 剂。服药 3 剂，喉间痰鸣明显减轻，瞳孔趋于正常，汗出呕吐均减轻。服药 5 剂后，神志已清，肌力恢复到 2 级。[杨万章. 张发荣教授对中风辨证论治的几点经验. 陕西中医，1992，13（4）：166–167.]

祛风至宝丸

【原文】 　　祛风至宝①中风热，浮数面赤热而烦。

　　　　　　通圣加蝎天麻细，白附羌独连柏蚕。

〖注〗中风热，谓不论经络脏腑，风邪中腑热之人也。浮数，谓六脉浮数也。热而烦，谓身热心烦也。通圣，谓防风通圣散，方中加全蝎、天麻、细辛、白附、羌活、独活、黄柏、黄连、僵蚕也。

【提要】阐述祛风至宝丸治疗中风腑热证。

【注释】①祛风至宝：即祛风至宝丸，由防风、荆芥、连翘、麻黄、薄荷、当归、川芎、白术、白芍、黑栀子、大黄（酒蒸）、天麻、芒硝、白附子、羌活、独活、黄柏、黄连、僵蚕各五钱，石膏、黄芩、桔梗各一两，甘草二两，滑石三两，全蝎、细辛各二钱半组成。

【白话文】

祛风至宝丸治疗中风兼有腑热证,症见脉浮数,面色发红,身热烦躁。全方由防风通圣散加全蝎、天麻、细辛、白附子、羌活、独活、黄连、黄柏、僵蚕组成。

【解读】

平素饮食不节、嗜酒或肥甘厚腻均易生痰湿,痰郁而化热;素有积热,风邪入中,入里化热,故见脉浮数,面色发红,身热;热扰心神则见心烦;风与痰结合,引动肝风,则可见突然昏仆等。祛风至宝丸目前临床应用不多,鲜有文献报道。

青州白丸子

【原文】　　　　青州白丸①中风痰,喝斜瘫痪涌痰涎。

小儿惊痰为妙药,白附乌星半夏丸。

〖注〗中风痰,谓不论经络脏腑,风邪中表,有痰饮之人也。涌痰涎,谓痰涎涌盛也。是方生白附子、生川乌、生南星、生半夏,法制为丸也。

【提要】阐述中风夹痰的主症、主方及其药物组成。

【注释】①青州白丸:即青州白丸子,由白附子(生用)、南星(生用)各二钱,半夏(水浸、生衣,生用)七钱,川乌(去皮、脐,生用)五钱组成。

【白话文】

青州白丸子治疗中风夹痰者,症见口眼喝斜,身体瘫痪,呕吐痰涎。本方治疗小儿惊风痰厥也有很好的效果。全方由白附子、生川乌、南星、半夏组成。

【解读】

青州白丸子出自《太平惠民和剂局方》卷一,具有祛风痰,通经络的作用,主治风痰入络,手足麻木,半身不遂,口眼歪斜,痰涎壅塞及小儿惊风。方中白附子祛风痰、定惊搐,南星祛风燥湿化痰,半夏燥湿化痰,乌头祛寒除湿。《医方考》有言:“痰之生也,由于湿,故用半夏、南星之燥;痰之滞也,本于寒,故用乌头、白附之温,浸以数日,杀其毒也。”痰热内闭者不宜用本方。

羌活愈风汤

【原文】　　　　羌活愈风①治外中，手足无力语出难。

肌肉微掣不仁用，大秦艽汤参再添。

官桂黄芪杜防己，知枳柴荷蔓菊前。

苍麻半朴杞地骨，调理诸风证可安。

〖注〗治外中，谓风从外中之病也。此病之来，必有先兆，如手足无力、语言謇涩、时有肌肉微动牵掣、大指次指麻木不用，皆风邪外中之先兆也，宜用此汤。大秦艽汤参再添，谓大秦艽汤方中，再添人参、官桂、黄芪、杜仲、防己、知母、枳壳、柴胡、薄荷、蔓荆子、菊花、前胡、苍术、麻黄、半夏、厚朴、枸杞子、地骨皮。调理诸风证可安，谓凡中风内邪将除，外邪渐尽，更服此药调理以行导诸经，久则大风悉去，清浊自分，荣卫自知矣。

【提要】阐述羌活愈风汤治疗风邪直中之中风证。

【注释】①羌活愈风：即羌活愈风汤，由苍术、石膏、地黄各六分，羌活、独活、防风、防己、蔓荆子、当归、川芎、细辛、黄芪、枳壳、人参、麻黄、白芷、甘菊花、薄荷、枸杞子、半夏、柴胡、前胡、厚朴、知母、地骨皮、秦艽、杜仲、黄芩、茯苓、白芍、甘草各四分，肉桂二分组成。上药作一贴，入姜三片水煎，朝夕服。

【白话文】

羌活愈风汤治疗外感风邪直中之证，症见手足无力，言语不利，肌肉牵动，麻木不仁。全方由大秦艽汤加人参、官桂、黄芪、杜仲、防己、知母、枳壳、柴胡、薄荷、蔓荆子、菊花、前胡、苍术、麻黄、半夏、厚朴、枸杞子、地骨皮组成，能起到调和营卫、肃清余邪的作用。

【解读】

外感风邪直中发病必有先兆，如手脚无力，言语謇涩，有时口角肌肉微微牵动，食指麻木不仁，等等，都可以用羌活愈风汤治疗。该方源自《症因脉治》卷一，现已较少选用，其基础方大秦艽汤为临床治风常用方剂。

【医案助读】

中风　某男，62岁。2011年4月27日突然发病，来我院诊治。门诊头颅CT：右侧基底节高密度影，考虑脑梗死。诊见：神志清楚，言语不利，口眼歪斜,食物从嘴角掉出,左侧半身不遂,上下肢不能屈伸,肌力减退,左侧上肢肌力 1 级,左下肢肌力 0 级。舌质红、苔薄白,脉沉细无力。诊为中风。在常规西药治疗的同时,予羌活愈风汤加减。具体处方:羌活 12g,甘草 10g,防风 10g,黄芪 15g,蔓荆子 10g,地骨皮 9g,川芎 10g,细辛 3g,枳壳 6g,红参 10g,麻黄 6g,知母 10g,菊花 12g,薄荷 12g,枸杞子 10g,当归 10g,独活 10g,白芷 6g,杜仲 10g,秦艽 12g,柴胡 6g,半夏 6g,厚朴 6g,熟地 15g,防己 10g,白芍 10g,黄芩 6g,白茯苓 10g,石膏 15g,生地 10g,苍术 10g,官桂 3g,前胡 10g。每日 1 剂,水煎分 2 次服。服 5 剂后,口眼歪斜好转,言语含糊,左侧肢体仍屈伸不利、麻木,自觉肢体胀痛,守方继服 10 剂。药后口眼歪斜恢复正常,语言欠流畅,左手能握物,左下肢稍麻,能扶物走动,活动后有心慌感,大便 3 日一行,加生龙骨、丹参、石菖蒲、远志、大黄。又进 10 剂,病情基本好转,心慌消失,言语变清晰,但仍有跛行,上方加减 3 个月余而愈。[李彬,何国斌. 羌活愈风汤治疗中风 52 例. 实用中医内科杂志,2012,26(7):41.]

清热化痰汤

【原文】 　　清热化痰[①]治内发,神短忽忽语失常。

　　　　　　头眩脚软六君麦,芩连菖枳竹星香。

〖注〗治内发,谓痰火内发之病也。此病之来,必有先兆,如神短忽忽、言语失常、上盛下虚、头眩脚软,皆痰火内发之先兆也。宜用此汤,即人参、白术、茯苓、甘草、橘红、半夏、麦冬、黄芩、黄连、石菖蒲、枳实、竹茹、南星、木香也。

【提要】阐述清热化痰汤治疗痰火内发之中风。

【注释】①清热化痰:即清热化痰汤,由人参、白术、茯苓、甘草、橘红、半夏、麦冬、枳实、石菖蒲、木香、竹茹、黄芩、黄连、天南星组成。上药清水煎,加竹沥、姜汁冲服。

【白话文】

清热化痰汤治疗痰火内发所致中风,临床症状有神识不清,言语失常,头晕目眩,脚软无力。全方由六君子汤加麦冬、黄芩、黄连、石菖蒲、木香、枳实、南星、竹茹组成。

【解读】

清热化痰汤常用于治疗痰火内发之中风。方中六君子汤益气健脾化痰；黄芩、黄连清热燥湿；木香、枳实降气；竹茹、石菖蒲、天南星化痰醒神；麦冬清心火。中风夹寒痰者，不适用本方。但此处之清热化痰汤目前临床已较少使用，同名方剂众多，多取清热化痰之法，而药物组成却大相径庭。

地黄饮子

【原文】　四肢不收无痛痱，偏枯身偏不用疼。

其言不变志不乱，邪在分腠五物能。

甚不能言为喑①痱②，夺厥入脏病多凶。

地黄③桂附蓉巴远，萸斛冬味薄菖苓。

〖注〗风痱、偏枯、喑痱三病，皆属外中，而有微甚浅深之别也。风痱，谓四肢不收，身无痛处。偏枯，谓半身不遂，身有痛处。其言不变志不乱，乃邪微浅，病在分腠荣卫之间，以黄芪五物汤能补荣卫而散风邪也。甚者不能言，志乱神昏，则为喑痱，乃肾虚内夺，少阴不至而厥，其邪已入于脏，故曰病多凶也。地黄饮子是治肾虚内夺之方，是方熟地、肉桂、附子、肉苁蓉、巴戟、远志、山萸、石斛、麦冬、五味子、薄荷、石菖蒲、茯苓也。

【提要】阐述地黄饮子主治病证及药物组成。

【注释】①喑：yīn，音姻，指舌强不能言语。

②痱：fèi，音废，指足废不能行走。

③地黄：即地黄饮子，由熟地黄、巴戟天、山茱萸、石斛、肉苁蓉（酒浸，焙）、炮附子、五味子、官桂、茯苓、麦冬、石菖蒲、远志各等份组成。加姜、枣水煎服。

【白话文】

中风四肢不能举动，不感到疼痛的为风痱。身体某侧上下肢失去活动能力，有痛处的为偏枯。言语如常，神识不乱，为邪在浅表经络肌肉之间，可用黄芪五物汤治疗。更严重的出现言语不利为喑痱。此是由于肾虚内夺，少阴不至而出现厥逆，风邪已入脏，这种情况多凶险，可用地黄饮子治疗。地黄饮子全方由熟地黄、官桂、附子、肉苁蓉、巴戟天、远志、山茱萸、石斛、麦冬、五味子、薄荷、石菖蒲、茯苓组成，加姜、枣水煎服。

【解读】

地黄饮子出自《圣济总录》，具有滋肾阴，补肾阳，开窍化痰的功效，主治下元虚衰，痰浊上泛之喑痱证，症见舌强不能言、足废不能用、口干不欲饮、足冷面赤、脉沉细弱，表现为阴阳两虚者。方中熟地黄、山茱萸滋补肾阴，肉苁蓉、巴戟天温壮肾阳，四味共为君药。配伍附子、肉桂之辛热，以助温养下元，摄纳浮阳，引火归元；石斛、麦冬、五味子滋养肺肾，金水相生，壮水以济火，均为臣药。石菖蒲与远志、茯苓合用，是开窍化痰，交通心肾的常用组合，是为佐药。姜、枣和中调药，功兼佐使。全方具有上下兼治，标本并图，补中有敛，开中有合，滋而不腻，温而不燥的特点。

现代本方常用于治疗晚期高血压病、脑动脉硬化、中风后遗症、脊髓炎、老年性痴呆等慢性疾病过程中出现的阴阳两虚者。

涤痰汤

【原文】　　　　涤痰①内发迷心窍，舌强难言参蒲星。

温胆热盛芩连入，神昏便闭滚痰②攻。

〖注〗内发，谓痰火内发，迷人心窍，令人精神恍惚，舌强难言也。涤痰汤，即人参、菖蒲、南星合温胆汤也。温胆汤，橘红、半夏、茯苓、甘草、竹茹、枳实也。热盛加黄芩、黄连；大小二便闭，用礞石滚痰丸攻之也。

【提要】阐述痰湿中风与痰热中风的主症与治疗。

【注释】①涤痰：即涤痰汤，由姜半夏、胆南星各二钱五分、橘红、枳实、茯苓各二钱，人参、石菖蒲各一钱，竹茹七分，甘草五分组成。上药加姜煎服。

②滚痰：即礞石滚痰丸，由青礞石（同焰硝三合，入阳城罐内，赤石脂封护，煅，过水飞净）一两，沉香（另研）、百药煎各五钱，川大黄（酒蒸少许，翻过再蒸少顷即可取出，不可太过）、黄芩（酒炒）各八两组成。研细末，水泛丸，如梧桐子大。每服八九十丸，或加至一百丸，食后空腹热汤送下。

【白话文】

涤痰汤用于治疗痰湿内犯心窍，临床症见舌强不能言语。全方由人参、石菖蒲、胆南星合温胆汤组成。如果热象较明显，可加入黄芩、黄连；如果神志昏迷，二便不通，可改用礞石滚痰丸攻下。

【解读】

涤痰汤出自《奇效良方》卷一，具有豁痰开窍的功效，主治中风，痰迷心窍，舌强不能言语。方中胆南星祛湿痰，兼祛风，为君药；半夏燥湿化痰，与胆南星相配，祛痰力强；佐以枳实降气化痰，橘红理气化痰，两者相合，提高君药祛痰的功效，以达气顺痰消之功；茯苓健脾渗湿，人参健脾，脾运化正常则湿无由以生；石菖蒲祛痰开窍；竹茹清热化痰；甘草调和诸药。礞石滚痰丸临床常用于治疗精神分裂症、抑郁症、中风、癫痫等。中医学认为"怪病多痰"，此二方常用于各种疑难杂症，临床报道较多。

类中风总括

【原文】　　　　类中类乎中风证，尸厥[①]中虚气食寒。

火湿暑恶皆昏厥，辨在㖞斜偏废间。

〖注〗类中风证，皆名尸厥，谓形厥而气不厥也。故口鼻无气，状类死尸而脉自动也。中虚、中气、中食、中寒、中火、中湿、中暑、中恶等证，虽忽然昏倒，人事不省，类乎真中风病，但不见口眼㖞斜、偏废不仁不用等症，自可辨也。

【提要】阐述类中风的病因病机及与中风的鉴别要点。

【注释】①尸厥：指突然昏倒，不省人事，状如昏死。病人呼吸微弱，脉象极细，或毫不应指，故乍看似死，须认真诊察和及时抢救。

【白话文】

类中风的症状与中风类似，病因有中虚、中气、中食、中寒、中暑、中恶等不同，都可见突然昏倒、不省人事、手足厥冷。本病与中风的鉴别要点在于不伴口眼㖞斜、半身肢体偏瘫、肌肤麻木不仁等。

【解读】

类中风是指风从内生而非外中风邪的中风病证，也称非风。王履《医经溯洄集·中风辨》说："殊不知因于风者，真中风也；因于火、因于气、因于湿者，类中风，而非中风也"，从病因学出发，首创"真中风"与"类中风"，将内风与外风作了本质上的区别。类中风病因有虚、气、食、寒、火、湿、暑、中恶的不同。此处类中风相当于现代厥证，其与中风鉴别点除不伴口眼喝斜、半身肢体偏瘫、肌肤麻木不仁外，还有昏厥时间较短、四肢厥冷，经救治能较快清醒。当然，严重者亦可出现昏迷时间长，甚至死亡。

独参汤　参附汤　星香汤　三物备急丹　夺命散

【原文】　　　尸厥无气而脉动，或脉微细有无间。

缘于病后气血竭，人参①参附星香②痰。

气闭腹满二便闭，或腹急痛备急丹③。

服后转鸣吐下验，喉间痰结夺命④先。

〖注〗尸厥之证，有虚，有实。虚者，以独参汤。虚兼寒者，以参附汤。虚兼痰者，以星香饮加人参汤。实者气闭似死，脉动有力，腹满胀，二便闭或腹急痛，气闭前后不通者，以备急丹。实兼痰者，以夺命散。

【提要】阐述类中风尸厥证的辨证治疗。

【注释】①人参：即独参汤，由单味人参组成，用量随症使用。

②星香：即星香汤，由南星三钱、木香五分、人参分量酌用、生姜十片组成。

③备急丹：即三物备急丹，由大黄二两、干姜二两、巴豆（去皮、研如脂）一两组成。

④夺命：即夺命散，由天南星（炮）一两，白附子、天麻各三钱，黑附子、防风、半夏各五钱，全蝎七只，蜈蚣一条，麝香五分，朱砂二钱五分，僵蚕少许组成。共研末，每服五分。

【白话文】

尸厥元气虚弱，脉微细欲绝而促、没有间歇，是由于病后气血亏虚，可用独参汤或参附汤治疗。夹痰者可用星香汤加人参汤。气闭引起的尸厥，临床表现为腹部胀满，二便不通，或腹部急剧疼痛，可用三物备急丹治疗，服药后出现肠鸣大便通或呕吐则有效。如痰浊壅塞喉间可先用夺命散治疗。

【解读】

尸厥有虚实之分。虚者多见于久病、重病后，气血亏耗，元气虚衰，又因情绪激动或过度疲劳，出现突然昏倒、不省人事、四肢厥冷、脉微细等。当及时治疗，可急煎独参汤以大补气血，挽救元气；虚而夹寒者，可选用参附汤治疗，温补同用，方中人参补气，附子救阳；虚而夹痰者，可用星香汤加人参汤治疗，方中胆南星化痰，木香行气，人参大补元气。

实者多平素体壮，又因饮食不节，伤及脾胃，胃肠阻塞气闭不通，出现腹部胀满、二便不通或腹部急剧疼痛、脉沉实有力或沉伏等症状，可用三物备急丹消除积滞，通调气道；痰湿内生，壅塞喉间可用夺命散化痰开窍，祛风通络。

【医案助读】

1. 心源性休克 某某，女，60岁。因持续心前区疼痛10余小时就诊，经心电图及心肌酶学确诊为急性前壁、下壁心肌梗死。入院后予以持续心电监护及综合治疗。治疗过程中，病人出现面色苍白、口唇紫绀、烦躁不安、四肢湿冷、血压60/45mmHg等休克表现。除常规治疗外，立即予以血管活性药物间羟胺、多巴胺静脉持续滴注，视病情调整剂量，持续4天后，血压仍不能恢复正常状态。至第5天加用人参10g，煎服，每日1剂。至加用后第3天，病人一般情况好转，四肢转暖，并减少血管活性药物用量。共用独参汤6天，完全停用升压药物，血压稳定在82.5/52.5mmHg左右，住院20余天出院。［刘保存. 独参汤治疗心源性休克2例. 实用中西医结合临床，2005，5（4）：57.］

2. 厥证（多脏器衰竭合并肺炎） 王某，男，86岁。2004年10月18日初诊。素罹多种老年病。突然发作胸痹，心痛彻背，3日后又咳嗽、高热、痰黄而稠。采用抗生素及扩冠药物治疗2周后，病情加重，遂请中医会诊。诊时病人昏迷不醒，体温38.0℃，贫血貌，周身浮肿，冷汗出，四肢不温，少尿，脉微欲绝。肺部有实变体征，心率加快，心律不齐。白细胞计数：16×10^9/L，中性粒细胞：0.82，血红蛋白：72g/L，尿素氮升高，尿蛋白（++++），BP：82.5/45mmHg。证属正衰邪炽，阳气虚脱。予参附汤加味。药用：红参、白术、防己各20g，茯苓30g，附子10g，全瓜蒌12g，赤芍15g。每日1剂，水煎取汁100ml，分两次鼻饲。服药5剂，病情即有转机，冷汗止，血压升至正常。坚持继服上方1周，病情日渐改善。守上方继服3周后，病人食纳倍增，浮肿逐步消退，肺部感染逐渐吸收，心、肾功能逐渐恢复，体温、血常规恢复正常。［范同心，范颖颖. 参附汤治疗厥证验案举隅. 山西中医，2005，21（6）：41.］

补中益气汤 生脉补精汤

【原文】 补中益气①疗虚中②，烦劳过度气不升。

虚冒有痰加苓半，欲冒生麦地归茸③。

〖注〗补中益气汤（黄芪、人参、甘草、当归身、橘皮、升麻、柴胡、白术）治虚中之证，即李杲所云：内伤气虚之人，烦劳过度，清气不升，忽然昏冒也。欲冒，谓因房劳过度昏冒也。生脉饮即人参、麦冬、五味子，合熟地、当归、鹿茸，名曰生脉补精汤也。

【提要】阐述类中风之虚中证的主方和兼症的用药加减方法。

【注释】①补中益气：即补中益气汤，由黄芪（蜜炙）钱半，人参、甘草（炙）各一钱，白术（土炒）、陈皮（留白）、当归各五分，升麻二分，柴胡二分，姜三片，枣二枚组成。

②虚中：指元气虚衰，清阳不升，出现突然昏倒，不省人事。

③生麦地归茸：即生脉补精汤，由人参、麦冬、五味子、熟地黄、当归、鹿茸组成。

【白话文】

补中益气汤治疗体虚引起的突然昏倒、不省人事，是由于烦劳过度，清阳不升所致。昏倒气喘有痰可加茯苓、半夏。因房室过度引起的突然昏倒可用生脉饮加熟地黄、当归、鹿茸治疗。

【解读】

补中益气汤出自《内外伤辨惑论》，具有补中益气，升阳举陷的功效，主治脾虚气陷证。饮食减少，体倦肢软，少气懒言，面色萎黄，大便稀溏，舌淡，脉虚为其辨证要点。方中黄芪味甘微温，补中益气，为君药。人参、炙甘草、白术补气健脾，为臣药。当归养血和营，助人参、黄芪补气养血；陈皮理气和胃，使诸药补而不滞，共为佐药。少量升麻、柴胡升阳举陷，协助君药以升提下陷之中气，共为佐使。炙甘草调和诸药，为使药。现代本方多应用于治疗内脏下垂、功能性便秘、重症肌无力、胎动不安等。

木香调气饮

【原文】　　　　木香调气①实气中，暴怒气逆噤昏痰。

　　　　　　　　风浮肢温气沉冷，木藿砂蔻草丁檀。

〖注〗实气中，谓形气俱实之人中气也。因暴怒气逆，忽然昏倒噤急也。风浮肢温气沉冷，谓中风之人，脉浮手足温；中气之人，脉沉手足冷，可别也。是方木香、藿香、砂仁、白蔻、甘草、丁香、檀香也。

【提要】阐述气中实证的治疗。

【注释】①木香调气：即木香调气饮（散），由丁香、檀香各二两，藿香、甘草各八两，木香、白豆蔻各二两，缩砂仁四两组成。以上药作饮服。木香调气散为细末，每服二钱。

【白话文】

木香调气饮治疗气中实证，气中多因过于恼怒，气逆痰壅引起，临床症状可见突然昏倒，牙关紧闭，四肢厥冷。而中风表现为脉浮，手足温；中气之人表现为脉沉，手足冷。木香调气饮由木香、藿香、砂仁、白豆蔻、甘草、丁香、檀香组成。

【解读】

本病发病是由于气机逆乱或阴阳之气不顺接，多因大喜大悲、情志不遂、悲恐恼怒等。木香调气饮又称匀气散，出自宋代《太平惠民和剂局方》。方中丁香、檀香、木香芳香行气；白豆蔻、砂仁化湿和胃；藿香宽中行气；甘草调和诸药。全方温中开郁，行气降气，可使气滞得以调匀，气机升降复常。本方儿科应用较多，文献多有报道。

八味顺气散

【原文】　　　　　八味顺气①虚气中，标本兼施邪正安。
　　　　　　　　　参苓术草扶元气，乌芷青陈利气痰。

〖注〗虚气中，谓形气俱虚之人中气也。宜用此标本兼施，邪正相安之剂也。

【提要】阐述气中虚证的治疗。

【注释】①八味顺气：即八味顺气散，由白术、白茯苓、白芷、青皮、陈皮（去白）、人参、乌药各一两，甘草（炙）五钱组成。研细末，每服三钱或四钱、五钱，清水一盏，煎至七分，温服。

【白话文】

八味顺气散治疗体虚气中，标本兼顾、祛邪扶正同时进行。方药组成为人参、茯苓、白术、甘草扶正气，乌药、白芷、青皮、陈皮利气化痰。

【解读】

八味顺气散出自《医方类聚》卷二十一引《济生方》，又称八物顺气汤、顺气散。本方用于正虚而痰气上逆，主治中风、中气、气滞痰阻、神志昏愦、牙关紧闭、痰涎上壅、腹胀气喘、半身不遂等。方中四君子汤补脾胃中气；白芷祛手阳明经风；乌药降气，通肾胃间气；陈皮、青皮行气消滞化痰。目前该方临床已较少使用，暂未见临床应用报道。

瓜蒂散　姜盐汤

【原文】　　　　　　食中过饱感寒风，或因怒恼塞胸中。

忽然昏厥肢不举，瓜蒂①姜盐②探吐平。

〖注〗瓜蒂散，夹痰者用之。姜汤，夹寒者用之。盐汤，过食者用之。探吐，谓作此汤数钟，令病者饮一钟，随用指探吐，不吐再饮再探，以吐通快为度，可立愈也。

【提要】阐述食中的病因病机及治疗。

【注释】①瓜蒂：即瓜蒂散，由瓜蒂、赤小豆组成。上二味，分别捣筛，为散已，合之取以香豉，用热汤七合，煮作稀糜，去滓，取汁合散，温顿服之。不吐者，少少加，得快吐乃止。

②姜盐：即姜盐汤，由生姜、食盐组成。

【白话文】

食中多因为饮食过饱，感受风寒，或动怒气，导致饮食夹气填塞胸中，出现突然昏倒、不省人事、肢体不能举动，治疗上可选用瓜蒂散或姜盐汤催吐治疗。

【解读】

临床上当根据不同病情，选用适宜的催吐方法。如瓜蒂散适用于夹痰者；姜汤适用于夹寒者；盐汤适用于饮食过饱者。准备数碗催吐汤药，病人饮用后，用手指轻探咽喉以催吐，如果不吐，可以再饮，并再用手指探咽喉催吐，得吐为止，往往能迅速取得疗效。

附子理中汤

【原文】　　　　　　附子理中①疗寒中，腹痛拘急噤牙关。

有汗身寒或吐泻，附子参术草姜干。

无汗身寒加麻细，阴毒②川乌用生煎。

呕吐丁香吴萸入，脉微欲绝倍参添。

〖注〗寒中之证，即腹痛诸证者是也，宜用附子理中汤。若无汗加麻黄、细辛；阴毒加生川乌；呕吐加丁香、吴茱萸；脉微欲绝倍加人参。阴毒寒极也，详在《伤寒心法》。

【提要】阐述寒中之类中风的治疗。

【注释】①附子理中：即附子理中汤，由附子一两、白术（土炒）二两、人参一两、干姜（炮）一两、甘草（炙）一两组成。

②阴毒：即阴毒证，指阴寒之邪侵犯人之血脉，出现面色青黑，咽喉疼痛，腹中绞痛，手足厥冷，全身疼痛如鞭打。

【白话文】

附子理中汤治疗寒中证，临床症状有腹部疼痛，四肢拘急，牙关紧闭，汗出怕冷，甚或呕吐腹泻。全方由附子、人参、白术、甘草、干姜组成。如果无汗而身寒可加麻黄、细辛；阴毒证可加生川乌；呕吐加丁香、吴茱萸；脉微弱，似有似无，人参剂量加倍。

【解读】

附子理中汤出自《太平惠民和剂局方》，具有补虚回阳、温中散寒的作用。主治五脏中寒，口噤，四肢强直，失音不语；下焦虚寒，火土不生，脘腹冷痛，呕逆泄泻。方中附子、干姜拯救阳气，驱寒力强；人参、白术益气健脾；甘草和中。脉象微弱、似有似无时当加大人参用量，挽救元气，防止元气虚脱。

附子理中汤多应用于消化系统疾病，如肠易激综合征、药物性肝损伤、慢性胃炎、溃疡性结肠炎等，但常联合其他中药或进行中西医结合治疗，亦有报道应用此方治疗高血压、脑震荡、目翳、带下病等。

凉膈散

【原文】 凉膈①火中神昏冒，栀翘芩薄草硝黄。

兼治一切胸膈热，便燥谵妄与斑狂。

〖注〗火中之证，即刘完素所云：七情过极，五志之火内发，则令人昏倒无知，筋骨不用也。

【提要】阐述火中之类中风的治疗。

【注释】①凉膈：即凉膈散，由连翘四两，大黄（酒浸）、芒硝、甘草各二两，栀子（炒黑）、黄芩（酒炒）、薄荷各一两组成。每服三钱，加竹叶、生蜜煎服。

【白话文】

凉膈散用于治疗火中引起的神识昏迷，全方由栀子、连翘、黄芩、薄荷、甘草、芒硝、大黄组成。此方治一切胸膈有热，大便干结，神乱谵语和皮肤发斑的实热之证。

【解读】

凉膈散出自《太平惠民和剂局方》，具有泻火通便，清上泻下的功效，主治上中二焦邪热亢盛、胸膈烦热、口舌生疮、面赤唇焦、便秘溲赤等。方中重用连翘，清热解毒，清上焦热，为君药；黄芩泻胸膈郁热，栀子通泻三焦并引火下行，大黄、芒硝泻火通便，共为臣药；薄荷、竹叶轻清疏散，清上焦热，为佐药；甘草、白蜜调和诸药，为使药。凡证属上、中二焦邪热炽盛者，均可用本方加减治疗。

香薷饮　藿香正气散　辰砂益元散　熨脐法
苍术白虎汤　人参白虎汤

【原文】　　　暑中须分阴与阳，阴邪无汗似寒伤。
　　　　　　　壮热心烦或呕泻，香薷①扁朴二香汤②。
　　　　　　　更兼昏愦蒸蒸汗，面垢喘渴证为阳。
　　　　　　　不省熨脐灌蒜水，益元③苍参白虎汤④。

〖注〗阴邪无汗似寒伤，谓暑中阴邪，似伤寒头痛身痛，恶寒无汗，而更壮热心烦，或呕或泻也。得之于受暑纳凉，寒外暑内，宜香薷饮。二香汤，谓香薷饮合藿香正气饮，详在霍乱门。若有如上之证，更兼精神昏愦，蒸蒸自汗，面垢喘渴，则为暑中阳邪，得之于赤日长途，中外皆热。初中昏愦不省者，急以热物熨脐，蒜汁合水灌即省，继以辰砂益元散。气实者苍术白虎汤，气虚者人参白虎汤，选而用之可也。

【提要】阐述暑中的病因病机和治疗。

【注释】①香薷：即香薷饮，由香薷、厚朴、扁豆各一钱五分组成。水煎服。

　　　　②二香汤：指香薷饮合藿香正气散。由香薷、厚朴、扁豆、大腹皮、白芷、

紫苏、茯苓、半夏、白术、陈皮、桔梗、藿香、甘草组成。

③益元：即辰砂益元汤，由滑石六两、甘草一两、辰砂少许组成。上为细末，每服三钱，白汤送下。

④苍参白虎汤：指苍术白虎汤（石膏一斤、知母六两、甘草二两、粳米六合、苍术三两）与人参白虎汤（石膏、知母、甘草、人参）。

【白话文】

暑中要分清阴暑和阳暑。阴暑类似外感伤寒，恶寒无汗，但发热较重，伴心烦或呕吐泄泻，可选用香薷饮或二香汤治疗。出现突然昏倒，不省人事，伴汗出、面色污垢，或喘或口渴，则为中阳暑。初中不久，出现神识昏迷的可用熨脐法，并用蒜汁加水灌服，然后用辰砂益元汤治疗。阳暑夹湿，可用苍术白虎汤治疗；阳暑夹虚，可用人参白虎汤治疗。

【解读】

阴暑指"暑气在内，寒湿在外"，多因在户外暴晒后长期呆在冷气房，或在大汗出时进行冷水浴或进食大量冷饮等引起。阴暑类似外感伤寒，有恶寒无汗，但发热较重，伴心烦或呕吐泄泻等。阳暑多见于长时间在太阳下暴晒的劳动者、运动人士，症状有突然昏倒，不省人事，汗出，面色污垢，或喘或口渴，如不及时补充水分、休息，可能出现热衰竭和休克而危及生命。临床治疗上应仔细辨阴、阳暑之别，治疗原则亦不同。

渗湿汤

【原文】　　　　渗湿①湿中内昏冒，震亨湿热热生痰。

厚味醇酒生冷水，胃苓香附抚砂连。

〖注〗湿中内，谓湿从内生之病，即朱震亨所云：湿热生痰。昏冒之证，得之于伤厚味醇酒生冷水物过节也。渗湿汤即胃苓汤加香附、抚芎、砂仁、黄连。

【提要】阐述湿中（由内而发）之类中风的治疗。

【注释】①渗湿：即渗湿汤，由白术、茯苓、猪苓、泽泻、陈皮、苍术、厚朴、甘草、香附、抚芎（即川芎）、砂仁、黄连组成。煎汤服。

【白话文】

渗湿汤治疗湿中证，症见头晕目眩。朱震亨说："湿生痰，痰生热"，本病多因嗜酒、喜食肥肉油腻或常饮生冷水所致。全方由胃苓散加香附、川芎、砂仁、黄连组成。

【解读】

平素嗜酒、喜食肥肉油腻或常饮生冷水均可伤脾胃，使脾失健运，水湿停滞，郁而发热，煎化为痰。痰湿可阻滞气机，使气血失调，脑府失养，故见头晕目眩。渗湿汤中白术、茯苓、甘草、猪苓、泽泻健脾渗湿；陈皮、苍术、厚朴理气化痰行湿；香附开气郁，川芎调血郁；砂仁行气温胃；黄连清热降火。全方共奏健脾祛湿，行气开郁之功。

现临床多见萆薢渗湿汤、健脾渗湿汤、化瘀渗湿汤、柴胡渗湿汤、清热渗湿汤、清肝渗湿汤等类似方，但其组成及功效与本方均不全相同。目前本方临床应用已较少，未见相关文献报道。

除湿汤

【原文】　　　　除湿①阴雨湿蒸雾，卧湿涉水瘴山岚。

　　　　　　　　头身重痛便溏肿，羌藁升柴防术煎。

〖注〗除湿汤，即羌活、藁本、升麻、柴胡、防风、苍术，治湿因外中。得之于天阴淫雨，晴后湿蒸，早晨雾露，及久卧湿地，远行涉水，瘴气山岚。其证头身重痛，甚而昏冒，大便溏泻，皮肤浮肿也。

【提要】阐述外感湿邪所致类中风的治疗。

【注释】①除湿：即除湿汤，由羌活、藁本、升麻、柴胡、防风、苍术组成。水煎服。

【白话文】

除湿汤治疗由于天阴淋雨受湿或受雾露之湿或久住潮湿之地，水中涉行以及遭受潮湿闷热之地的疫疠之气，出现头昏重疼痛、四肢疼重、大便溏泻、皮肤浮肿等症状。全方由羌活、藁本、升麻、柴胡、防风、苍术组成，水煎服。

【解读】

湿邪易阻滞气机，使气血失调，脑府、肌体失养则头昏重疼痛，四肢疼重；湿溢肌肤则见浮肿；湿困脾胃，脾之运化失调，故见大便溏泻。除湿汤又名除风湿羌活汤、羌活除湿汤，出自《内外伤辨惑论》，主治风湿犯表，发热，一身尽痛，脉浮而缓。方中羌活、柴胡祛风发汗，使湿从汗解；防风除风湿；藁本散寒湿；升麻、柴胡开郁除湿。本方现已少用，鲜有临床应用报道。

调气平胃散

【原文】　　　　调气平胃①疗恶中，庙冢②忤恶卒然昏。

　　　　　　　　　面黑错忘苏合③主，次以木香平胃匀。

〖注〗苏合主，谓中恶之病，以苏合香丸为主也。次以木香平胃匀，谓以中气木香调气散之方，合平胃散之药调理也。

【提要】阐述中恶证的病因病机及治疗。

【注释】①调气平胃：即调气平胃散，由木香、白蔻仁（去壳）、丁香、檀香各二两，藿香、甘草各八两，砂仁四两，苍术二两，厚朴、陈皮各一两组成。

②冢：zhǒng，指坟墓。

③苏合：即苏合香丸，由苏合香、沉香、香附、公丁香、木香、诃子肉、白术、荜茇、白檀香、朱砂、犀角尖、乳香、冰片、麝香、安息香组成。

【白话文】

调气平胃散治疗中恶，因在古庙或坟墓感受秽浊之气而致。症见突然昏倒、面部嘴唇发黑、神志错乱时，当以苏合香丸为主进行治疗，而后再用调气平胃散调理胃气。

【解读】

中恶证多因进入秽浊之地或特殊环境，如古庙、坟墓等，一则接触秽浊之气，邪气内闭，导致气机逆乱；二则因情绪紧张，惊则气乱，恐则气下，亦可导致气机逆乱，而发为本病。阴阳之气不得顺接，故见突然昏倒、面部嘴唇发黑、神志错乱等。这种情况可选用调气平胃散治疗。本方出自《医统》，方中木香、白蔻仁、砂仁理气和中；丁香、檀香化浊辟秽；藿香、陈皮健胃利气；苍术健脾；厚朴散气除湿；甘草和中，调和诸药。未见此方相关文献报道，其基础方平胃散临床应用广泛。

伤风总括

【原文】　　　　　伤风属肺咳声重，鼻塞喷嚏涕流清。

　　　　　　　　　鼻渊脑热不喷嚏，浊涕秽久必鼻红。

〖注〗伤风属肺，故喷嚏也。鼻渊属脑，故不喷嚏也。伤风寒邪，故涕清也；鼻渊热邪，故涕浊也。鼻渊病久或有秽气，则热深，故脑衄鼻血也。

【提要】阐述伤风的病因病机及与鼻渊的鉴别点。

【白话文】

伤风属于肺系疾病，可见咳嗽、声重、鼻塞、打喷嚏、流清涕等症状。鼻渊可出现发热而无喷嚏，鼻涕黄浊，带有臭味，日久可能出鼻血。

【解读】

临床上，伤风与鼻渊都可见头痛、鼻塞等症状。伤风即现今的感冒，为一年四季多发病，多因风热伤人皮毛，症状可见咳嗽、声重、鼻塞、打喷嚏、流清涕等；鼻渊多因风热入脑，可见黄浊涕，还带有臭味，时间长了还可能出鼻血，但没有咳嗽、打喷嚏，故可鉴别。

川芎茶调散

【原文】　　　　　参苏饮①治虚伤风，实者茶调②及头疼。

　　　　　　　　　芎芷薄草羌茶细，荆防痰半热膏清。

〖注〗参苏饮方，在咳嗽门，治气虚之人伤风之病。若气实者，用川芎茶调散，即川芎、白芷、薄荷、甘草、羌活、茶叶、细辛、荆芥、防风；伤风头痛者，亦可用也。有痰者加半夏清痰，有热者加石膏清热可也。

【提要】阐述体虚伤风及实证头痛的治疗。

【注释】①参苏饮：由人参、紫苏叶、干葛根、前胡、半夏（姜汁炒）、茯苓各七钱半，陈皮（去皮）、甘草、枳壳（麸炒）、桔梗、木香各二钱组成。每用五钱，加姜、枣煎服。

②茶调：即川芎茶调散，由薄荷八钱，川芎、荆芥各四钱，羌活、白芷、甘草（炙）、细辛、防风各一钱组成。每次服三钱，用茶调服。

【白话文】

参苏饮治疗体虚伤风。体质不虚且伴有头痛的可用川芎茶调散治疗，本方由川芎、白芷、薄荷、甘草、羌活、茶叶、细辛、荆芥、防风组成。夹痰的加半夏，有热的加石膏。

【解读】

治疗伤风病多采用发汗解表的方法，但也要视病人体质情况而定。体质不虚者可以发汗治疗，方选川芎茶调散；体质虚者则当补虚与发汗解表同时进行，如果只发汗解表，风邪虽可从汗解，但出汗多，体质也更虚，这种情况可选用参苏饮治疗。

【医案助读】

变应性鼻炎　黄某，男，30岁。2016年4月10日初诊。主诉鼻痒，阵发性打喷嚏，流清涕2个月余，伴鼻塞，眼角发痒，头昏嗜睡。舌质红、苔薄白，脉缓。内镜下检查见双侧鼻黏膜苍白水肿，双侧下鼻道大量清稀分泌物。皮肤点刺试验提示螨虫过敏（+++）。诊断为变应性鼻炎。处方：薄荷15g（后下），川芎15g，荆芥15g，防风15g，白芷15g，羌活15，细辛3g，黄芪15g，僵蚕15g，陈皮15g。水煎服，日1剂。服药7剂后，鼻痒、鼻塞好转，喷嚏减少，头昏嗜睡缓解。病人自诉身困不适，又照此方加苍术15g，服药7剂，鼻部症状基本消失。[张富兵，张勤修. 张勤修运用川芎茶调散临床经验. 中医眼耳鼻喉杂志，2017，4（7）：226.]

苍耳散

【原文】　　　　苍耳散①治鼻渊病，风热入脑瞑②头疼。

涕流不止鼻塞热，苍耳辛夷止薄葱。

〔注〕鼻渊病属风热入脑，故目瞑而头疼涕流不止，较之伤风为甚焉。鼻塞，气不利也。热，鼻孔中热也，甚者孔热而痛及其脑也。苍耳散，即苍耳子炒、去刺、研破一两，加辛夷三钱，白芷、薄荷各一钱，葱三茎也。

【提要】阐述鼻渊的主症及治疗。

【注释】①苍耳散：由苍耳子（炒，去刺，掰破）一两，辛夷三钱，白芷、薄荷各一钱，葱三茎组成。上为末，每服二钱，用茶汤调送。

②瞑：míng，一指眼睛昏花，一指闭眼。

【白话文】

苍耳散用于治疗鼻渊病。鼻渊是由风热入脑所导致，临床症状有眼花，头痛，流涕不止，鼻塞，鼻孔灼热感。苍耳散全方由苍耳子、辛夷、白芷、薄荷、葱组成。

【解读】

鼻渊多因风热入脑所导致，本病相当于西医学的慢性鼻炎、副鼻窦炎，临床症状有头痛、鼻塞、流黄涕不止、间断嗅觉减退等。苍耳散出自《重订严氏济生方》，又称芷夷散、辛夷散，具有散风邪、通鼻窍的作用，主治风邪上攻，鼻流浊涕不止，前额疼痛。方中苍耳子宣通鼻窍，散风止痛；辛夷、薄荷散风通窍；白芷祛风宣肺；葱升阳通窍。

【医案助读】

副鼻窦炎 陈某某，女，48岁，纺织品商店职工。1971年2月24日就诊。主诉已有20多年副鼻窦炎病史，眉额疼痛，鼻塞，时流脓性鼻涕，头晕失眠，精神不振。处方：苍耳子、辛夷、菊花、白芷、川芎各9g，薄荷（后下）6g，金银花、连翘、鱼腥草（另包）各30g，栀子、龙胆草各9g。水煎服，服3剂后症状明显减轻，共服8剂。经随访已有5年多没有复发，疗效巩固。［周龙. 苍耳散加味治疗副鼻窦炎. 赤脚医生杂志，1977，（2）：21.］

黄连防风通圣散

【原文】　　　　　　鼻渊初病施苍耳，黄连防风①久病方。

　　　　　　　　　　孔痛胆调冰硼散②，鼻血犀角地黄汤③。

〖注〗鼻渊，风热伤脑之病。初病则风邪盛，故用苍耳散，以散为主。久病则热郁深，故用防风通圣散加黄连，以清为主也。热气涌涕伤其鼻孔成疮，故痛也，宜以猪胆汁调冰硼散敷之。热蕴于脑，伤及所过营血，故衄也，宜以犀角地黄汤凉之可也。

【提要】阐述鼻渊久病的治疗。

【注释】①黄连防风：即黄连防风通圣散，全方由防风、荆芥、连翘、麻黄、薄荷、川芎、当归、白芍（炒）、白术、山栀（炒黑）、大黄（酒蒸）、芒硝各五钱，黄芩、石膏、桔梗各一两，甘草二两，滑石三两，川黄连一两组成。加生姜、葱白煎服。

②冰硼散：由硼砂、玄明粉各五钱，朱砂六分，冰片（研细）五分组成。

③犀角地黄汤：由生地黄一两半、白芍一两、牡丹皮五钱、犀角尖二钱半组成。

【白话文】

鼻渊初起可用苍耳散治疗，鼻渊久治不愈可用黄连防风通圣散治疗，如有鼻孔疮疡疼痛可用猪胆汁调冰硼散敷患处，常流鼻血的可用犀角地黄汤治疗。

【解读】

鼻渊病初起的时候风邪较盛，但尚未深入，治疗时可选用苍耳散疏散风邪、通鼻窍，以散为主。久病不愈，风热已深入，可选用黄连防风通圣散治疗，以清热为主。热郁化火，随鼻涕涌出，灼伤鼻孔而出现溃疡，伴红肿、疼痛等，可用猪胆汁调冰硼散外敷。风热入脑，蕴久可迫血妄行，出现流鼻血不止，可选用犀角地黄汤清热凉血止血。

【医案助读】

鼻窦炎 张某，男，65 岁。2000 年 10 月 7 日就诊。诉鼻流脓浊涕 2 个月，伴头晕头痛、鼻塞、不闻香臭。鼻腔镜检见鼻黏膜充血肿胀，X 线示双上颌窦炎。颧部压痛，舌质红、苔薄黄，脉浮数。证属风热壅肺，上犯鼻窍。治以防风通圣散加减。具体用药如下：荆芥、防风、麻黄、栀子、白芍、连翘、桔梗、当归、川芎、辛夷花、黄芩、白术各 15g，薄荷、甘草各 10g，石膏 20g，滑石 18g。日 1 剂，水煎服，2 剂后症状、体征减轻，续服 5 剂而愈。随访半年未复发。[柏明华，陈友族. 防风通圣散治疗鼻窦炎 60 例. 湖南中医药导报，2002，8（6）：344.]

痉病总括

【原文】　　　　痉病项强背反张，有汗为柔无汗刚。
　　　　　　　　生产血多过汗后，溃疮犬咬破风伤。

〖注〗痉病之证，详在《伤寒心法》，有汗为柔痉，无汗为刚痉。产后去血过多、伤寒发汗过多，则为内因；溃疡、破伤、狗咬，则为外因。皆风邪乘虚入太阳经而成此病也。

【提要】阐述痉病的主症及病因病机。

【白话文】

痉病的主要症状为颈项部强直，角弓反张。有汗的为柔痉，无汗的为刚痉。妇人生产出血过多、伤寒解表发汗过度、溃疡、狗咬伤、刀枪伤等均为发病原因。

【解读】

痉病古代亦称瘛疭、抽搐、抽风、反折。《张氏医通·瘛疭》说："瘛者，筋脉拘急也；疭者，筋脉弛纵也，俗谓之抽。"《温病条辨·痉病瘛病总论》又说："痉者，强直之谓，后人所谓角弓反张，古人所谓痉也。瘛者，蠕动引缩之谓，后人所谓抽掣、搐搦，古人所谓瘛也。"可见，痉病讨论的是全身或局部肌肉强直性或阵发性抽搐发作的病证。痉病发病有内外原因之分，其中产后失血过多、外感伤寒发汗过度属于内因；狗咬伤、溃疡、刀枪伤等导致创口不收属于外因，都是外风侵入太阳经而发病。痉病的预防十分重要，若能有效地预防其发病，对减少病残率、降低病死率具有重要意义，关键在于对易引起痉病的原发病进行积极有效的治疗。

痉病死证

【原文】　　　　痉证脉散多应死，反张离席一掌亡。

眼小目瞪昏不语，额汗如珠命必伤。

〖注〗反张离席一掌，谓离席四五指许也。眼小，谓目睫紧小也。目瞪，谓眼珠不转也。

【提要】阐述痉病的危重证候。

【白话文】

痉病出现散脉，难以治疗，死亡率高；再有项背强直，如同反弓，若离开床面可伸入五个手指，可危及生命。眼皮紧小，两眼直瞪，神识昏迷，不能言语，头额汗出如珠也都极其危险。

【解读】

痉病出现散脉是肾气已衰败，阴阳将耗亡的征象，此时更加难以治疗，死

亡率较高。项背强直，如同反弓，若离开床面可伸入五个手指说明筋脉紧急情
况已十分严重，体内阴液也将枯竭，治疗起来也十分棘手，预后不佳。眼皮紧
小，两眼直瞪，神识昏迷，不能言语，说明邪气盛而精气将竭；额头汗出如珠，
说明阳气将亡，都属于临床危象。

葛根汤　桂枝加葛根汤　小续命汤　桂枝加附子汤
当归补血汤　大承气汤　桃仁承气汤

【原文】　　　　　刚痉葛根汤①发汗，柔痉桂枝加葛②良。

苦兼杂因小续命③，过汗桂枝加附汤④；

伤血桂枝合补血⑤，里实瘀血承气⑥方；

溃疡十全⑦加风药，破伤狗咬另参详。

〖注〗刚痉用葛根汤，即桂枝汤加麻黄、葛根。柔痉用桂枝加葛根汤，即桂枝汤加葛
根汗之。杂因，谓风寒湿杂揉为病，用小续命汤，随风寒湿轻重治之。过汗表虚，汗出
不止，因而成痉，用桂枝加附子汤，即桂枝汤加附子也。伤血，谓产后、金疮大伤血后，
用桂枝汤合补血汤，即当归、黄芪也。里实，谓痉病腹满二便闭，以大承气汤；及产后
恶露不尽，少腹硬急，以桃仁承气汤下之。溃疡去脓血过多，为风所袭者，用十全大补
汤加祛风之药治之。

【提要】阐述痉病的分类和辨证治疗。

【注释】①葛根汤：由葛根、麻黄、桂枝、白芍、甘草、生姜、大枣组成。

②桂枝加葛：即桂枝加葛根汤，全方由桂枝、白芍、甘草、葛根、生姜、
大枣组成。

③小续命：即小续命汤，方见"中风死候"。

④桂枝加附汤：由桂枝、白芍、甘草、生姜、大枣、附子组成。

⑤补血：即补血汤，由黄芪、当归二药组成。

⑥承气：即桃仁承气汤，由桃仁、大黄、芒硝、甘草、桂枝组成。

⑦十全：即十全大补汤，由人参、白术、白芍、茯苓、黄芪、川芎、地黄、
当归、肉桂、甘草组成。

【白话文】

刚痉可用葛根汤发汗治疗，柔痉用桂枝汤加葛根治疗，效果较理想；如兼

杂风寒湿，可用小续命汤治疗；因过度发汗而发病的，可用桂枝加附子汤治疗；出血过多，外感风邪而发病的，可用桂枝汤合补血汤治疗；如因阳明实热，伤阴及所致，且体质不虚的可用大承气汤治疗；恶露不净又受外风而发病的，可用桃仁承气汤治疗；外伤以后，溃疡出脓血多，又外感风邪而发病的，可用十全大补汤加上祛风药治疗；破伤风及狗咬伤的证治详见下列两条。

【解读】

刚痉属于太阳病表实证，临床症状可见恶寒发热、无汗、项背强直、牙关紧闭等，可用葛根汤发汗解表治疗。柔痉属于太阳表虚证，临床症状可见发热而汗出、项背强直、牙关紧闭等，可用桂枝加葛根汤养阴生津，调和营卫。风寒湿邪夹杂，壅滞筋脉而引起的痉病，可用小续命汤治疗，其中风邪较重的可加重麻黄、桂枝的用量；寒邪较重的，加重附子、桂枝的用量；湿邪较重的可加大防己用量。发汗太过，阴阳俱虚而发病者可用桂枝加附子汤治疗，方中桂枝汤调和营卫，附子救阳，兼有敛阴止汗的作用。妇女生产以后，或受刀枪伤而大量出血，外感风邪而成痉病，可用桂枝汤合补血汤治疗，其中补血汤又称当归补血汤，由黄芪、当归二药组成，其中黄芪用量为当归五倍。因阳明实热，高热伤阴所致，且体质不虚的可用大承气汤治疗，使实热清不再伤阴，即所谓"急下存阴"；恶露不净，外感风邪而发病的，当先排尽恶露，可用桃仁承气汤治疗。外伤以后，溃疡出脓血多，气血俱伤，又外感风邪而发病的，可用十全大补汤加上祛风药治疗，补气血与祛风邪同时进行。

【医案助读】

1. 流行性脑脊髓炎 宋某某，男，12 岁。3 月 19 日上午入院。家长代诉：病人昨夜突然起病，恶寒发热无汗，头痛剧烈，颐项强直，旋即昏迷不醒。入院时情况：面色灰白，目呆口噤，呕吐肢冷，脉紧而迟，舌润苔白。病由风寒袭于肌表，阳气阻遏于内，扰乱神明，邪犯太阳阳明经脉。处方：麻黄、桂枝、葛根、生姜、甘草、羌活、藁本、半夏、橘红。服药 1 剂之后，得微汗，身温肢和，昏迷转烦躁，面色转红润。夜间处方：原方去橘红，加吴茱萸、石菖蒲、胆南星。

3 月 20 日，神志半醒，呕吐告止，口渴多饮。邪郁于里，将化为火，扰乱神明，而表邪未除。法宜疏邪于外，安神于内。处方：麻黄、桂枝、葛根、白芍、甘草、半夏、石菖蒲、至宝丹。夜间处方：原方去至宝丹，加全蝎、枳实、菊花。

3月21日，烦躁已安，神志有时尚糊，口渴引饮，大便不解，脉转细涩。外邪渐入于里，将转阳明腑实证。处方：葛根、羌活、菊花、半夏、胆南星、全蝎、朱茯神、甘草、石决明、生大黄、芒硝。

3月22日，大便解后，口渴已减，但神志有时尚糊，头痛项强仍然。腑实虽去，经脉未和，内邪引动肝阳，夹以痰浊，蒙闭清宫，阻滞经络。转从平肝息风，豁痰宁神。处方：葛根、全蝎、地龙、钩藤、菊花、甘草、白芍、石决明、朱茯神、胆南星、枳实。上方服2剂，神志完全清楚，头痛项强亦除，诸症消失。停药观察4天，精神恢复，化验室报告趋正常，于3月28日出院。[许良培. 葛根汤治疗流行性脑脊髓炎的临床介绍. 江苏中医，1964，（11）：17.]

2. 痉病 陶某，女，7岁。发热数日，忽然昏迷不醒，目闭不开，两手拘急厥冷，牙关紧闭，角弓反张，二便秘涩。视诊脉伏不应指，口噤，舌不易察，面色晦暗，手压其腹则反张更甚，其腹必痛。《金匮要略》云："痉为病，胸满口噤，卧不著席，脚挛急，必齘，可与大承气汤。"此为厥深热深，议用急下存阴法。处方：炒枳实5g，制厚朴5g，锦纹大黄（泡）10g，玄明粉（冲）10g。

复诊：开噤，连续灌服，服药后一时许，扰动不安，呻吟一声，泻下黏液夹血的粪便极多，痉止厥回。更进1剂，热退神清，但口渴甚，腹部阵痛拒按，显然"胃家实"也。处方：杭白芍10g，炒栀子5g，淡黄芩5g，川黄连3g，炒枳实5g，牡丹皮5g，天花粉7g，飞滑石10g，粉甘草3g。复诊方服至3剂，渴止，二便畅利而愈。[李聪甫. 李聪甫医案. 长沙：湖南科学技术出版社，1979.]

破伤风

【原文】 破伤亡血筋失养，微伤风入火之端。

燥起白痂疮不肿，湿流污水紧牙关。

〖注〗破伤去血过多，筋失所养，经络空虚，风邪乘之为病，即经曰风邪乘虚而入也。为风虚邪，宜桂枝汤合当归补血汤治之。夫伤重出血过多而病风者常也，然时有微伤浅损，去血甚少，风邪乘之而病者，以其人素热，因风而然，即刘完素曰：热甚风搏并于经络也。为风火邪，宜防风通圣散加蝎尾治之。凡此证不论虚实，风毒内蕴不发于外，疮口周围燥起白痂，疮不甚肿，湿流污黑之水，牙关微紧，不似寻常活动，皆破伤风之先兆也。

【提要】阐述破伤风的病因病机及主症。

【白话文】

外受创伤，流血过多，导致筋脉失养，风邪乘虚而入，或虽受轻微创伤，流血量不多，但风与内火结合，耗伤气血，均可致本病。创口周围干燥，起一层白痂，疮口处不红肿，流出黑色的污水，牙关紧，都是破伤风的先兆。

【解读】

破伤风病名首见于宋代《太平圣惠方》，云："身体强直，口噤不能开，四肢颤抖，骨体疼痛，面目㖞斜，此皆损伤之处中于风邪，故名破伤风。"破伤风是指先有破伤而后风毒之邪由创口侵入而引起惊风的一种疾病。其临床特点是有皮肉破伤史，有一定潜伏期，全身肌肉强直性痉挛，阵发性抽搐，伴发热，但神志清醒，多因并发症死亡。

西医学认为本病是由破伤风梭菌经由皮肤或黏膜伤口侵入人体，在缺氧环境下生长繁殖，产生毒素而引起肌痉挛的一种特异性感染。破伤风毒素主要侵袭神经系统中的运动神经元，因此本病以牙关紧闭、阵发性痉挛、强直性痉挛为临床特征，主要波及的肌群包括咬肌、背棘肌、腹肌、四肢肌等。破伤风潜伏期通常为7～8天，可短至24小时或长达数月、数年。潜伏期越短者，预后越差。

防风通圣散加蝎尾方　全蝎散　左龙丸　斑蝥大黄方

【原文】　　　　　火盛通圣加蝎尾，风盛全蝎①左龙丸②。
　　　　　　　　　外因烧酒火罐法，犬风斑大③酒同煎。

〖注〗破伤火盛者，多阳明证，用防风通圣散加蝎尾治之。风盛者，多太阳证，用全蝎散，即生蝎尾七枚研末，热酒服之。服后不解，渐深入里，用左龙丸，即野鸽粪、江鳔、僵蚕、雄黄、蜈蚣、天麻、朱砂、巴豆霜为丸也，方详在《丹溪心法》诸破伤风门内。皆宜外用砂烧酒壶两个，盛多半壶烧酒，先以一壶上火令滚无声，倾酒即按在破伤疮口，拔出污黑血水，满则自落。再以次壶仍按疮口，轮流提拔，以尽为度，其风立愈。以咬风毒入腹成痉风者，用斑蝥七枚，以糯米拌炒米黄，去米为末，生大黄末一钱合匀，黄酒一盏，煎至半盏，空心温服，取下毒物，弱者减半服之可也。

【提要】阐述破伤风的辨证治疗。

【注释】①全蝎：即全蝎散，由蝎尾七枚组成。研末，热酒送服。

②左龙丸：左蟠龙（炒）五钱、白僵蚕（炒）五钱、江鳔（炒）五钱、雄黄一钱。

③斑大：即斑蝥大黄方，由斑蝥七枚、大黄一钱组成。

【白话文】

破伤风火盛者，可用黄连防风通圣散加蝎尾治疗；风盛者，可用全蝎散和左龙丸治疗。可配合烧酒火罐法外治。因为被狗咬伤、创口受风的，可用斑蝥大黄方加上黄酒同煎。

【解读】

破伤风火盛者，多为阳明证，用防风通圣散加蝎尾治疗；风盛，多属于太阳证，用全蝎散治疗，即生蝎尾七个，研末，热酒送服。服后未能取效，表面邪气已深入里，此时选用左龙丸治疗，具体方剂在《丹溪心法》诸破伤风门内。外用法：可以准备两壶烧酒，先煮沸一壶，倾倒在伤口处，并按压疮口，拔出污黑血水，再用煮沸的第二壶酒倾倒在疮口，然后按压，轮流进行，直到没有污黑血水为止。因为被狗咬、风毒入腹成痉风的，可用斑蝥七枚，糯米拌炒至米黄，去掉米，将斑蝥与生大黄一钱研末调匀，用黄酒一盏，煎至半盏，空腹温服，体质差的可减半服用。

痹病总括

【原文】　　　　　　三痹之因风寒湿，五痹筋骨脉肌皮。

风盛行痹寒痹痛，湿盛着痹重难支。

皮麻肌木脉色变，筋挛骨重遇邪时。

复感于邪入脏腑，周同脉痹不相移。

〖注〗三痹之因，风寒湿三气杂合而为病也。其风邪盛者，其痛流走，故曰行痹。寒邪盛者，其痛甚苦，故曰痛痹。湿邪盛者，其痛重着，故曰着痹。此为病之因而得名，曰三痹也。又有曰五痹者，谓皮、脉、肌、筋、骨之痹也。以秋时遇此邪为皮痹，则皮虽麻尚微觉痛痒也。以夏时遇此邪为脉痹，则脉中血不流行，而色变也。以长夏时遇此邪为肌痹，则肌顽木不知痛痒也。以春时遇此邪为筋痹，则筋挛节痛屈而不伸也。以冬时遇此邪为骨痹，则骨重酸疼不能举也。曰入脏腑者，谓内舍五脏之痹也。以皮痹不已，复感于邪，内舍于肺，成肺痹也。脉痹不已，复感于邪，内舍于心，成心痹也。肌痹不已，复感于邪，内舍于脾，成脾痹也。筋痹不已，复感于邪，内舍于肝，成肝痹也。骨痹不已，复感于邪，内舍于肾，成肾痹也。此皆以病遇邪之时，及受病之处而得名，曰五痹也。所谓邪者，重感于风寒湿之气也。周痹亦在血脉之中，随脉上下为病，故同脉痹，但患有定处，不似脉痹左右相移也。近世曰痛风，曰流火，曰历节风，皆行痹之俗名也。

【提要】阐述痹证的病因病机及主症。

【白话文】

三痹（即行痹、痛痹、着痹）发病是因风、寒、湿三气杂合。五痹指皮痹、脉痹、肌痹、筋痹、骨痹。风邪偏盛的为行痹；寒邪偏重而疼痛为痛痹；湿邪偏盛，疼痛且酸重明显为着痹。风寒湿邪在秋天侵犯人体，容易发展为皮痹，症状以麻为主，但尚感痛痒；在长夏则容易发展成肌痹，肌肤麻木不仁；在夏天则容易发展为脉痹，多见血行迟滞，患部变紫。在春天容易发展成筋痹，筋脉拘挛，关节不能屈伸。在冬天容易发展成骨痹，症见骨重疼痛，不能举动。痹病日久，重复感受风寒湿邪，邪气由肌表深入脏腑而成为肺痹、脾痹、心痹、肝痹、肾痹。周痹同脉痹一样，病在血脉，但周痹痛的部位比较固定，而脉痹疼痛左右移动。

【解读】

《内经》最早提出了痹病名，并专辟"痹论"篇，对其病因、发病、证候分类及演变均有记载，为后世认识痹病奠定了基础。《内经》所言五脏痹、六腑痹、奇恒之腑痹、五体肢节痹，反映了痹病的基本内容，可见痹病有广义和狭义的不同，又分外痹与内痹。痹者闭也。广义的痹病，泛指机体正气不足，卫外不固，风、寒、湿、热等邪气乘虚而入，致使气血凝滞，脏腑经络气血为之痹阻而引起的疾病，包括《内经》所含肺痹、心痹等脏腑痹及肉痹、筋痹等络痹。狭义的痹病，即指其中的肢体经络痹，以肌肉、筋骨、关节发生疼痛、麻木、重着、屈伸不利，甚至关节肿大灼热为主要临床表现的病证。

本病是因正气不足，感受外在的风寒湿热之邪而成。因此，平时注意调摄，增强体质和加强病后调摄护理，便显得格外重要。预防方面，锻炼身体，增强机体御邪能力；创造条件，改善阴冷潮湿等不良的工作、生活环境，避免外邪入侵；一旦受寒、冒雨等应及时治疗，如服用姜汤、午时茶等以祛邪等措施都有助于预防痹病的发生。病后调摄护理方面，更需做好防寒保暖等预防工作；

应保护病变肢体，提防跌仆等以免受伤；视病情适当对患处进行热熨、冷敷等，可配合针灸、推拿等进行治疗；鼓励和帮助病人对病变肢体进行功能锻炼，有助痹病康复。

周　痹

【原文】　　　　周痹患定无歇止，左右不移上下行。

　　　　　　　　　似风偏废只足手，口眼无斜有痛疼。

〖注〗周痹，或痛，或肿，或手，或足，患有定处，痛无歇止。或从上病及于下，或从下病及于上，而不似众痹痛有歇止，左右相移流走也。周痹，或两手，或两足，或只手足，或偏废不仁不用，似中风，但不口眼㖞斜，身有痛疼也。

【提要】阐述周痹的主症及与中风和脉痹的鉴别点。

【白话文】

周痹表现为疼痛部位比较固定，呈持续性疼痛，左右不移，局限于一侧肢体上下转移。类似于中风的半身偏废、不能活动。与中风比较，本病病变仅局限于手足，没有口眼㖞斜，且伴有疼痛。

【解读】

周痹病在血脉，疼痛特点与其他痹证有所不同，周痹的疼痛部位相对固定且疼痛起来常呈持续性，而其他痹证疼痛常间断出现。周痹疼痛局限于一侧肢体，上下转移，如上手臂到下手臂，下手臂到上手臂。周痹疼痛部位局限于双手或双足，或单手，或单足。周痹发展到严重的时候，可出现半身偏废，乃至完全失去行动能力，形同中风。但周痹没有口眼㖞斜，且伴有疼痛，这是周痹与中风的鉴别要点。

痹病生死证

【原文】　　　　痹在筋骨痛难已，留连皮脉易为功。

　　　　　　　　　痹久入脏中虚死，脏实不受复还生。

〖注〗痹在筋骨则受邪深，故痛久难已。痹在皮脉则受邪浅，故易治也。凡痹病日久内传所合之脏，则为五脏之痹。若其人中虚受邪，则难治多死；其人脏实而不受邪，复还于外，则易治多生。假如久病皮痹，复感于邪，当内传肺而为肺痹，若无胸满而烦喘咳之证，则是脏实不受邪。余脏仿此。

【提要】阐述痹病的危重证候。

【白话文】

痹病邪入筋骨，疼痛难忍。如果痹在皮肤、脉络，治疗相对比较容易。痹病日久，外邪由表深入五脏，容易成为虚中，难于治疗，预后不佳。如果病人五脏气血充沛，抗邪能力强，药物治疗效果较理想。

【解读】

疾病由内传外易治，由外传内难治。痹在筋骨说明邪气已深入，所以疼痛难缓解。痹在皮肤、脉络说明受邪尚浅，还比较容易治疗。痹病日久可深入五脏，病情更为严重。体虚的人，受邪后容易传里，治疗起来比较棘手；体质不虚的人则不容易受邪，受邪也不容易传里，相对容易治疗。例如，痹在皮肤，久治不愈，反复受邪，容易传里而为肺痹，如果没有胸满咳嗽等症状，说明脏腑功能正常，邪不可干。其余脏也如此。

痹入脏腑证

【原文】　　　　肺痹烦满喘咳嗽，肾胀尻[①]踵[②]脊代头[③]。

脾呕痞硬肢懈堕，心烦悸噫恐时休。

数饮卧惊肝太息，饮秘胀泻在肠究[④]。

胞秘[⑤]沃痛鼻清涕，三焦胃附胆无忧。

〖注〗久病皮痹，复感于邪，见胸满而烦喘咳之证，是邪内传于肺，则为肺痹也。久病骨痹，复感于邪，而见腹胀，尻以代踵，足挛不伸，脊以代头，伛偻不直之证，是邪内传于肾，则为肾痹也。久病肌痹，复感于邪，而见呕涎心下痞硬，四肢懈堕之证，是邪内传于脾，则为脾痹也。久病脉痹，复感于邪，而见心烦，心悸，嗌干，噫气，有时则恐之证，是邪内传于心，则为心痹也。久病筋痹，复感于邪，而见喜饮小便数多，夜卧则惊，太息之证，是邪内传于肝，则为肝痹也。久痹不已复感于邪，脏实不受而传腑者，凡见喜饮小便秘，不胀则泻，不泻则胀之证，是邪内传于大小肠，则为肠痹也。凡见少腹胞中，按如沃汤状而痛，小便秘涩，鼻流清涕之证，是邪内传于膀胱，则为胞痹也。三焦之痹附于膀胱，从水道也。胃痹附于大、小二肠，从传化也。胆是清净之腑，不受痹邪，故曰无忧也。

【提要】阐述痹证深入脏腑的主症。

【注释】①尻：kāo，指屁股。

②踵：zhǒng，指脚跟。

③脊代头：肾痹主症之一。指头低倒的程度比较严重。

④肠究：指肠痹。出现多饮，小便不利，腹泻。

⑤胞秘：指胞痹。"胞"指膀胱。胞痹指膀胱痹阻致小腹疼痛，小便涩滞的病证。

【白话文】

肺痹表现为烦躁，胸闷气喘，咳嗽；肾痹表现为腹胀，背弯，抬不起头，下肢拘急，不能站直，甚至尾骨着地；脾痹表现为呕吐涎沫，心窝部痞硬，精神倦怠，四肢无力；心痹则表现为心烦心慌，嗳气，有恐惧感；肝痹表现为口干饮多，夜间睡眠有时惊喊，常叹息；如口渴喜饮，小便不通，不胀则泻，不泻则胀为肠痹；风寒湿邪传于膀胱则为胞痹，表现为少腹疼痛，小便涩滞，鼻流清涕。三焦是水道，下通膀胱，所以三焦痹病与胞痹合在一起；胃与大小肠相连，因而胃痹与肠痹合在一起；胆是中清之腑，不受痹邪所侵犯，所以说"胆无忧"。

【解读】

皮为肺之外合，皮痹日久，耗伤肺气，复感于邪，内舍于肺，肺失宣降，故见胸闷气喘、咳嗽等。骨痹日久，复感于邪，内舍于肾，肾阳虚衰，不能温煦筋骨，肾阴亏虚，筋骨失于濡养，加之寒湿内侵，留滞筋骨，气血痹阻，故见背弯、抬不起头、下肢拘急、不能站直甚至尾骨着地等。脾痹多由于肌痹日久，脾气受损，复感外邪，内舍于脾，脾之运化失常，故见呕吐涎沫、心窝部痞硬；脾失健运，气血生化无源，肌体失养，故见精神倦怠、四肢无力。脉痹日久，复感于邪，而出现心烦心慌、嗳气、有恐惧感等，是因为邪气内传于心，发为心痹。筋痹日久，复感于邪，出现口干饮多、夜间睡眠有时惊喊、常叹息，是因为邪气内传于肝，发为肝痹。痹病日久，复感于邪气，脏之功能正常，邪不可内传于脏，转而传腑，如见口渴喜饮、小便不通、不胀则泻、不泻则胀，是因为邪气内传于大小肠而发为肠痹。如见少腹疼痛、小便涩滞、鼻流清涕，是邪气内传于膀胱，发为胞痹。三焦是水道，下通膀胱，所以三焦痹病与胞痹合在一起。胃与大小肠相连，故而胃痹与肠痹合在一起。胆是中清之腑，不受痹邪所侵犯，所以说"胆无忧"。

小续命汤　增味五痹汤

【原文】　　　　痹虚加减小续命[①]，痹实增味五痹汤[②]。

麻桂红花芷葛附，虎羊芪草二防羌。

〖注〗痹虚，谓气虚之人病诸痹也，宜用加减小续命汤。风盛行痹倍防风，寒盛痛痹倍附子，湿盛着痹倍防己，皮痹加黄芪或桂枝，皮脉痹加姜黄或加红花，肌痹加葛根或加白芷，筋痹加羚羊角或加续断，骨痹加虎骨或加狗脊，有汗减麻黄，便溏减防己，寒盛减黄芩加干姜，热盛减附子加石膏，加减治之。痹实，谓气血实之人病诸痹也，宜用增味五痹汤，即麻黄、桂枝、红花、白芷、葛根、附子、虎骨、羚羊角、黄芪、甘草、防风、防己、羌活也。行痹以羌活、防风为主，痛痹以麻黄、附子为主，着痹以防己、羌活为主，皮痹以黄芪、桂枝皮为主，脉痹以红花、桂枝为主，肌痹以葛根、白芷为主，筋痹以羚羊角为主，骨痹以虎骨为主，增味于五痹治之可也。

【提要】阐述痹病虚证和实证的治疗。

【注释】①小续命：即小续命汤，由麻黄、杏仁、桂枝、白芍、人参、甘草、当归、川芎、防风、防己、黄芩、附子组成。

②增味五痹汤：由麻黄、桂枝、红花、白芷、葛根、附子、虎骨、羚羊角、黄芪、甘草、防风、防己、羌活组成。

【白话文】

痹病虚证可用小续命汤进行加减治疗；体质不虚的可用增味五痹汤治疗，该方由麻黄、桂枝、红花、白芷、葛根、附子、虎骨、羚羊角、黄芪、甘草、防风、防己、羌活组成。

【解读】

小续命汤是治疗痹病虚证的常用方剂。其中风邪较盛的行痹，加重祛风药，可加大防风使用量；寒邪较盛的痛痹，重用散寒药，可加大附子使用量；湿邪较盛的着痹，加重利湿药，可加大防己的用量；皮痹可加黄芪或桂枝以调和营卫；脉痹加姜黄或红花以祛风活血通络；肌痹加白芷或葛根以散风除湿气；筋痹加羚羊角或续断；骨痹加虎骨或狗脊。有汗的减少麻黄用量；大便稀的减防己用量；寒邪较盛，减黄芩用量，加用干姜；热邪较盛，减附子用量，加用石膏。

【医案助读】

1. 风湿性关节炎 汪某，男，21岁。1990年8月6日初诊。病人诉昨日起开始发热恶寒，伴全身关节疼痛，神疲乏力，咽痛红肿，体温39.2℃，血清抗链球菌溶血素650U，舌边尖红、苔黄腻，脉弦数。诊为热痹。在使用西药抗生素同时，方用小续命汤加减：麻黄6g，川桂枝10g，生石膏30g，知母12g，当归10g，川芎6g，杏仁10g，赤、白芍各10g，防风10g，羌活10g，生甘草6g，雷公藤10g（先煎）。3剂。1剂后，汗出热退，神清症减。3剂服完，关节疼痛明显减轻。二诊拟上方去石膏、知母，加黄芩10g，继服5剂而收功。［徐人安. 小续命汤治疗痹证举隅. 江西中医学院学报，2001，13（2）：55.］

2. 行痹 王某，女，25岁。1998年7月25日初诊。产后2个月，四肢关节作痛，呈游走性，并伴发小腹疼痛，舌质淡、苔薄白，脉细弱。中医辨证为产后气血不足，为风所袭。法当补养气血，散风固表。方用增味五痹汤化裁。处方：黄芪40g，防风15g，羌活15g，淡附子（先煎）、麻黄（先煎）、桂枝、红花、白芷各10g，葛根15g，续断10g，羚羊角粉0.3g（冲服），防己10g，甘草6g。每日1剂，水煎分早晚2次服。服4剂后，关节疼痛明显减轻，又服3剂后诸症消失。［王作顺. 增味五痹汤临床治验举隅. 河南中医，2003，23（7）：74-75.］

木通汤　附子五苓散　苍术五苓散

【原文】　　　　　　　三痹木通①长流水，湿加防己风羌防。

　　　　　　　　　　　寒痹附麻分汗入，胞肠五苓附子②苍③。

〖注〗三痹，谓行痹、痛痹、着痹也。宜用木通一味，不见水者二两，以长流水二碗，煎一碗，热服取微汗，不愈再服，以愈为度。若其痛上下、左右流走相移者，加羌活、防风以祛风邪。其痛苦甚者，有汗加附子，无汗加麻黄，以祛寒邪。其痛重着难移者，加防己以胜湿邪。其所应加之药，不可过三钱，弱者俱减半服。胞痹宜用五苓散加附子；肠痹宜五苓散加苍术，以利寒饮也。五苓散方在伤寒门。

【提要】阐述三痹证、胞痹、肠痹的辨证治疗。

【注释】①木通：即木通汤，由木通二两组成。以长流水二碗，煎一碗，热服取汗，不愈再服。

②五苓附子：即附子五苓散，由桂枝、猪苓、茯苓、泽泻、白术、附子组成。

③苍：即苍术五苓散，由桂枝、猪苓、茯苓、泽泻、白术、苍术组成。

【白话文】

行痹、痛痹、着痹都可以用木通汤治疗，湿重加防己，风重加羌活、防风，寒痹根据有汗无汗加附子或麻黄。胞痹可用五苓散加附子。肠痹则用五苓散加苍术。

【解读】

三痹即行痹、痛痹、着痹，治疗上都可用木通汤，以长流水二碗，煎一碗，热服，使微微出汗，没效果可以再服。痛势游走不定可加羌活、防风以祛风活血；痛势明显，遇冷加重者，有汗可加附子，无汗可加麻黄，以祛寒邪；痛处固定的，可加防己祛湿。所加的药，不可超过三钱（9g），体质弱的当减半。胞痹可用五苓散加附子；肠痹则用五苓散加苍术，以通阳利水。

【医案助读】

风湿性关节炎 王某某，男，42岁，工人。1985年7月12日初诊。病人患风湿性关节炎十余年，每遇阴雨加重。近因外出打猎，淋雨受凉而诱发。诊见全身关节呈游走性疼痛，伴有微热恶风、头重呕恶、胸闷纳呆等症，舌红、苔黄腻，脉濡。此乃湿热挟风，流注关节，聚而为痹。治宜祛风通络，清利湿热。方选木通汤加味：木通50g，羌活10g，防风10g，滑石12g，苍术10g，半夏10g，忍冬藤12g，甘草6g。上方连服7剂，诸症若失，随访半年未见复发。[贾宗荣. 痹证治验. 山西中医，1988，4（2）：41.]

三痹汤　独活寄生汤

【原文】　　　　三痹①十全无白术，牛秦续杜细独防。

　　　　　　　　独活②加桑除芪续，入脏乘虚久痹方。

〖注〗三痹，谓三痹汤，即十全大补汤无白术，加牛膝、秦艽、续断、杜仲、细辛、独活、防风也。独活，谓独活寄生汤，依三痹汤方加桑寄生，除去黄芪、续断也。此皆治五痹不已，乘虚入脏，反留连日久，调理痹病之方也。

【提要】阐述痹病日久气血亏虚的治疗。

【注释】①三痹：即三痹汤，由人参、黄芪、茯苓、甘草、当归、川芎、白芍、生地黄、杜仲（姜汁炒断丝）、川牛膝、续断、桂心、细辛、秦艽、川独活、防风各等份组成。加姜、枣煎服。

②独活：即独活寄生汤，由独活、桑寄生、秦艽、防风、细辛、牛膝、当归（酒洗）、芍药（酒炒）、川芎（酒洗）、熟地、杜仲（姜汁炒断丝）、人参、茯苓、甘草、桂心各等份组成。

【白话文】

三痹方由十全大补汤去白术，加牛膝、秦艽、续断、杜仲、细辛、独活、防风而成。独活寄生汤由三痹汤去黄芪、续断，加桑寄生而成。这两方都可用于痹病日久，伤及气血而成脏痹者。

【解读】

三痹汤适用于行痹、痛痹、着痹体虚病人及痹病久治不愈，外邪深入，卫气营血俱虚者。本方出自《妇人大全良方》，全方具有益气活血，补肾散寒，祛风除湿的功效；主治肝肾气血不足、风寒湿痹之虚实夹杂者，手足拘挛，或肢节屈伸不利，或麻木不仁，舌淡苔白，脉细或涩。方中人参、黄芪、甘草、当归、川芎、白芍、生地补气养血；杜仲、川牛膝、续断补肾健骨；桂心、细辛散寒；茯苓祛湿；防风、独活、秦艽除风。

【医案助读】

风湿痹　宋某，女，42岁，农民。1996年5月13日就诊。病人肢体酸痛反复发作18年，常因感冒、受凉、遇湿等诱发。近1个月前又类似发病。刻诊：四肢关节、肌肉及腰背酸痛呈游走性，活动不利，肘、膝关节尤甚。神疲乏力，时有心悸不宁，动则益甚。舌淡、苔薄白腻，脉结代。血沉：38mm/h，抗"O"：600单位。久病气血亏虚，今则又遇风寒湿邪侵袭肌肤，流注关节。治拟祛风为主，佐以散寒胜湿、调补气血，以三痹汤主之。药用：防风、秦艽各12g，独活、桂枝、党参、黄芪、当归、川芎、生地黄、白芍、茯苓各10g，细辛3g，生姜3片，大枣1枚。服药7剂后肢体游走性酸痛减轻。又服14剂后自觉症状消失，肢体活动自如，复查血沉12mm/h，抗"O"在500单位以下。3个月后随访，病情稳定。［徐鸿群.三痹汤治疗风湿痹72例.安徽中医学院院报，1997，16（5）：21.］

黄芪益气汤

【原文】　　　　　黄芪益气^①虚皮痹，皮麻不知痒与疼。

补中益气加红柏，味秋芩夏桂加冬。

〖注〗气实麻木，用小续命汤加麻黄治之。气虚麻木，用黄芪益气汤，即补中益气汤加红花、黄柏也。秋加五味子，夏加黄芩，冬加桂枝皮。

【提要】阐述气虚皮痹的治疗。

【注释】①黄芪益气：即黄芪益气汤，由黄芪、人参、白术、甘草、陈皮、当归、升麻、柴胡、红花、黄柏、生姜、大枣组成。

【白话文】

黄芪益气汤治疗皮痹属虚者，临床症状可见：皮肤麻木，不知痛和痒。全方由补中益气汤加红花、黄柏组成。秋燥犯肺可加五味子敛肺阴，夏季炎热可加黄芩清热，冬季寒冷加桂枝散寒。

【解读】

《张氏医通》卷六曰："皮痹者，即寒痹也。邪在皮毛，瘾疹风疮，搔之不痛，初起皮中如虫行状。"多因脾肾阳虚，卫不能外固，风寒湿邪乘虚郁留，经络气血痹阻，营卫失调而成。治宜温经助阳，祛风散寒，调和营卫。皮痹，体质不虚者，可用小续命汤加麻黄治疗；体质虚者可用黄芪益气汤治疗。秋燥犯肺可加五味子敛肺阴，夏季炎热可加黄芩清热，冬季寒冷加桂枝散寒。

蠲痹汤　加味升阳散火汤

【原文】　　　　　蠲^①痹^②冷痹身寒厥，附归芪草桂羌防。

肌热如火名热痹，羚犀升阳散火汤^③。

〖注〗蠲痹汤，即附子、当归、黄芪、炙草、官桂、羌活、防风，治痹病而身寒无热，四肢厥冷，名曰冷痹也。加味升阳散火汤，即内伤门升阳散火汤加羚羊角、犀角，治痹病而肌热如火，名曰热痹也。

【提要】阐述冷、热痹的治疗。

【注释】①蠲：juān，音娟，驱出、祛除之义。

②蠲痹：即蠲痹汤，由附子、肉桂、黄芪、甘草、当归、羌活、防风组成。

③羚犀升阳散火汤：即加味升阳散火汤，由柴胡、葛根、升麻、羌活、独活、防风、人参、甘草、芍药、犀角、羚羊角组成。

【白话文】

蠲痹汤主治冷痹，症见身寒、四肢厥冷等，全方由附子、当归、黄芪、甘草、肉桂、羌活、防风组成。如有肌肤发热，骨节疼痛则为热痹，改用升阳散火汤加羚羊角、犀角（水牛角代替）治疗。

【解读】

若素体阳虚体寒，复感风、寒、湿邪，特别是寒邪，容易发展成为冷痹，出现身寒、四肢厥冷等，可选用蠲痹汤扶阳散寒，活血祛风。风寒湿邪郁于肌肤、脉络之间，郁久化热，或先有郁热在内，复感风、寒、湿邪郁蒸化热，出现肌肤发热、骨节疼痛等症状，发展为热痹，治疗上可选用加味升阳散火汤清热凉血，祛风散火。

【医案助读】

肩周炎　刘某，男，52 岁。2005 年 5 月 15 日初诊。素有右肩外伤史，虽经治愈，凡遇天气变化，肩痛即发。近 3 个月右肩持续疼痛，并延及手臂，上举困难，不能穿衣、梳头。就诊时除上症外，伴有心慌、梦多、痛处畏寒喜温，脉弦细。肩正位 X 线摄片示：有肌腱钙化影像。证属风寒湿邪痹阻，气血两虚。治以益气血，祛风湿。方以蠲痹汤（当归、羌活、姜黄、防风、赤芍、炙黄芪各 10g，炙甘草 5g，生姜 5 片）加党参、黄精、桂枝、桑枝、细辛等，每日 1剂，水煎服。推拿按基本手法，取常用穴位推拿，同时做上肢的被动上举、外展外旋、后伸内旋、内收等运动。每次治疗 20 分钟，3 日治疗 1 次。经治疗 15天，病人临床症状消失，肩关节活动恢复正常。并嘱病人练保健功，每天早晚 1 次，中药服至 1 个月，随访 1 年未发。[杨硕根. 蠲痹汤配合推拿治疗肩周炎30 例. 湖北中医杂志，2011，33（4）：53.]

痿病总括

【原文】　　　　　五痿皆因肺热生，阳明无病不能成。

肺热叶焦皮毛瘁，发为痿躄不能行。

心热脉痿胫节纵，肾骨腰脊不能兴。

肝筋拘挛失所养，脾肉不仁燥渴频。

〖注〗五痿，心、肝、脾、肺、肾之痿也。痿属燥病，故皆因肺热而生也。阳明者，五脏六腑之海，主润宗筋。阳明无病，则宗筋润，能束骨而利机关，虽有肺热不能成痿也。肺热叶焦，阳明虚弱，津液不化，筋骨失养，皮毛瘁痿，发为痿躄不能行也。因而心气热为脉痿，则经节纵而不任地，肺兼心病也。因而肾气热为骨痿，则腰脊不能兴举，肺兼肾病也。因而肝气热为筋痿，则筋失所养，拘挛不伸，肺兼肝病也。因而脾气热为肉痿，则胃燥而渴，肌肉不仁，肺兼脾病也。

【提要】阐述痿病的病因病机及主症。

【白话文】

　　五痿的发病均因肺热，若阳明经功能正常，虽有肺热也不易发为痿病。由于肺热导致肺叶枯焦，皮毛失荣枯焦，肌肉麻木不仁，四肢痿软，不能活动。肺热兼心热称为脉痿，脚筋痿软不能行走。肺热兼肾气热为骨痿，出现腰背弯曲，不能伸直。兼肝气热者为筋痿，出现四肢筋脉拘挛。兼有脾热的称为肉痿，症状有口渴、肌肉麻木不仁等。

【解读】

　　痿病多由于外感、内伤，导致精血受损，肌肉筋脉失养，而致肢体弛缓、软弱无力，甚至日久不用，引起肌肉萎缩或瘫痪的一种病证。因多发生在下肢，故有"痿痹"之称。痿病的病因十分广泛，正如《证治准绳·痿》言："五劳五志六淫尽得成五脏之热以为痿也。"《临证指南医案·痿》强调本病为"肝肾肺胃四经之病"。治疗主要采取调理脾胃、滋肾清热，即"治痿独取阳明"和"泻南方，补北方"两大治则，以达到益气养血、滋阴填精、温煦濡养肌肉筋脉的目的。本病的预后决定于病因、发病过程、病情轻重及治疗是否得当。

痿痹辨似

【原文】　　　　　　痿病足兮痹病身，仍在不疼痛里分。

　　　　　　　　　　但观治痿无风药，始晓虚实别有因。

〖注〗痿痹之证，今人多为一病，以其相类也。然痿病两足痿软不痛，痹病通身肢节疼痛。但观古人治痿，皆不用风药，则可知痿多虚，痹多实，而所因有别也。

【提要】阐述痿病与痹病的鉴别。

【白话文】

　　痿病多表现为双下肢痿软，痹病多表现为全身肢体关节酸痛。痿病患肢多不疼痛也是与痹证的鉴别点。治疗痿病基本不用风药，从此也可以看出两者虚实有别。

【解读】

　　痿病的发病多由于内脏气热，阴津枯竭，气血虚弱，筋脉肌肉失养，出现双下肢或四肢痿软不用，但不伴随疼痛感。痹病的发病多由于风、寒、湿邪闭阻筋脉，气血不畅，导致全身、四肢关节失养出现疼痛。痿病多由于体虚引起，痹病多由于外邪侵入所引起。

痿病治法

控涎丹　小胃丹

【原文】　　　　　　痿燥因何治湿热，遵经独取治阳明。

　　　　　　　　　　阳明无故惟病肺，胃壮能食审证攻。

　　　　　　　　　　控涎[①]小胃[②]湿痰热，阳明积热法三承[③]。

　　　　　　　　　　胃弱食少先养胃，久虚按证始收功。

〖注〗痿属燥病，因何而用治湿热苦燥之药？盖遵《内经》之治法，独取于阳明胃也。故胃家无病，虽有肺热，惟病肺而不病痿也。是知病痿者，胃家必有故也。或湿热，或积热，或湿痰，不论新久，若胃壮能食，当先审证攻之。胃有湿痰，用控涎丹攻之。有湿热者，用小胃丹攻之。有积热者，用三承气汤攻之。此治胃壮能食之法也。若胃弱饮食减少，气血津液不足，当先以补养脾胃为主。其有久病留连，诸虚燥热，或攻下之后调理，当审证治之，始收全功也。

【提要】阐述痿病的治疗原则。

【注释】①控涎：即控涎丹，由甘遂（去心）、大戟（去皮）、芥子各等份组成。三药研末为丸。

②小胃：即小胃丹，由芫花、甘遂、大戟各五钱，大黄一两五钱，黄柏三两，白术组成。煎膏为丸，如萝卜子大，每服一钱。

③三承：即大承气汤（大黄、芒硝、枳实、厚朴），小承气汤（大黄、枳实、厚朴），调胃承气汤（大黄、甘草、芒硝）。

【白话文】

痿病多是由于肺热叶焦，不能输布津液所致，为何要用清热化湿之法呢？《内经》曰："治痿独取阳明。"胃气正常，即使肺热也很难发展为痿病。如果胃纳较好，可根据情况选择使用攻邪的方法。控涎丹、小胃丹用于治疗痰、湿、热证的痿病；阳明积热的，选用三承气汤治疗。胃气虚弱的，应先养胃气；痿病久治不愈，气血亏虚，应按证补虚以收全功。

【解读】

此处"阳明"指足阳明胃经。"治痿独取阳明"是因为，若胃气虚弱，不能生化气血津液，津液枯竭，肌体失养而成痿病；湿热、积热、湿痰碍胃，胃消化水谷功能失常，不能化为血气，也可成为痿病。不论痿病起病多久，只要胃气正常，食纳尚可，可先辨证使用攻邪的方法治疗。控涎丹、小胃丹用于治疗痰、湿、热证的痿病；阳明积热的，选用三承气汤治疗。脾胃虚弱，食纳不佳的当先以补养脾胃为主；久病体虚，或经攻伐后的调理，都应当辨证补虚，方能取得理想效果。

加味二妙汤

【原文】　　　　加味二妙①湿热痿，两足痿软热难当。

防己当归川草薢，黄柏龟板膝秦苍。

〖注〗热难当，谓两足热难当也。膝秦苍，谓牛膝、秦艽、苍术也。

【提要】阐述湿热痿病的治疗。

【注释】①加味二妙：即加味二妙汤，由防己、苍术、草薢、当归、牛膝、黄柏、龟甲、秦艽组成。

【白话文】

加味二妙汤治疗湿热所致的痿病，临床症状可见：双足痿软，不能行走，两腿部有灼热感。全方由防己、当归、草薢、黄柏、龟甲、牛膝、秦艽、苍术组成。

【解读】

加味二妙汤具有清热燥湿，滋阴养血的功效，主治湿热痿痹、双足痿软、不能行走、两腿部有灼热感等。方中防己、草薢、黄柏、苍术清湿热；当归补血；龟甲滋阴；秦艽祛风活血；牛膝引药下行。

【医案助读】

多发性神经炎　陈某，男，53岁。1998年4月3日就诊。嗜酒20余年，平均每日饮酒量相当于高粱酒250g。1个月来出现四肢远端疼痛，夜间加剧，麻木，运动无力，食欲减退，时而腹泻。曾口服维生素 B_1、维乐生等治疗罔效。查体：对称性"手套-袜子"型感觉减退，肌体肌肉压痛，肌张力减低，踝反射减退。舌红、苔黄腻，脉濡数。诊断：慢性酒精中毒性多发性神经炎。证属湿热浸淫成痿，拟清热化湿通络。予黄柏、当归、牛膝、草薢、蚕沙各10g，薏苡仁、木瓜各12g，苍术8g，防己15g，龟甲18g，木通6g。水煎服，日1剂。治疗2周症状消失，并嘱戒酒，至今未复发。[方义顺. 加味二妙散治疗多发性神经炎44例. 四川中医，2000，18（8）：26.]

清燥汤　虎潜丸　十全大补汤　加味金刚丸

【原文】　　　　时令湿热清燥①效，阴虚湿热虎潜②灵。
　　　　　　　　久虚痿软全③金④主，草瓜牛菟杜苁蓉。

〖注〗清燥汤在内伤门。虎潜丸有成方。全金主，谓十全大补汤、加味金刚丸，久病气血虚，以十全大补汤为主；筋骨痿软，以加味金刚丸为主。加味金刚丸，即萆薢、木瓜、牛膝、菟丝子、杜仲、肉苁蓉也。

【提要】阐述痿证的辨证治疗。

【注释】①清燥：即清燥汤，由白术、泽泻、苍术、茯苓、猪苓、人参、黄芪、黄连、黄柏、神曲、升麻、柴胡、陈皮、当归、生地、麦冬、五味子、甘草组成。

②虎潜：即虎潜丸，由黄柏、知母、熟地、龟甲、虎胫骨、锁阳、当归、牛膝、白芍、陈皮、羯羊肉组成。

③全：即十全大补汤，方见"痉病死证"。

④金：即加味金刚丸，由萆薢、木瓜、牛膝、菟丝子、杜仲、肉苁蓉组成。

【白话文】

长夏时节，湿热所致痿病，可用清燥汤治疗；如果是阴虚夹湿热，可用虎潜丸治疗；痿病日久，气血亏虚，可用十全大补汤治疗；因肝肾不足导致筋骨痿软不用的可用加味金刚丸治疗。加味金刚丸全方由萆薢、木瓜、牛膝、菟丝子、杜仲、肉苁蓉组成。

【解读】

外感邪气多与季节时令密切相关，如长夏时节，湿气重，湿邪侵犯人体，久郁化热，留于四肢，可导致四肢痿软无力，且湿热可伤脾，脾主肌肉四肢，所以治疗上当以清热化湿、益气健脾为主，可选清燥汤治疗。若阴虚夹湿热，可用虎潜丸治疗。痿病日久，易耗气血、损肝肾，导致气血亏虚，肝肾不足，出现筋骨痿软不用，治疗上当以补气血、益肝肾为主，可选用十全大补汤、加味金刚丸治疗。清燥汤、加味金刚丸现已运用较少，虎潜丸是现代治疗重症肌无力的常用方剂。

脚气总括

【原文】　　　　脚气风寒湿热病，往来寒热状伤寒。
　　　　　　　　腿脚痛肿热为火，不肿不热是寒干。

〖注〗脚气，内有湿热，外感风寒，相合为病，故往来寒热，状类伤寒。两脚腿痛肿热如火者，是火盛也。不肿不热而痛者，是寒盛也，名曰干脚气。

【提要】阐述脚气的病因病机及主症。

【白话文】

脚气多因内有湿热，外感风寒，相合而为病。临床表现有：寒热往来，类似于伤寒；腿脚红肿热痛的则为湿火内郁；不肿不热的是由于寒邪内郁，是干脚气。

【解读】

脚气病又称为脚弱，临床主要症状有：足胫麻木、酸痛、软弱无力。临床根据其症状可分为干脚气、湿脚气、脚气冲心。其发病主要因风寒和湿热之邪侵袭下肢，流溢皮肉筋脉；或饮食失节，损伤脾胃，湿热流注足胫；或病后体质虚弱，气血亏耗，经脉、筋脉失养所致。如湿毒上攻，心神受扰则心悸而烦，循经犯胃则喘满呕恶。

本病初起仅觉两脚无力，渐渐酸重顽麻而纵缓，而后两下肢或见软细，或浮肿。所以可分为干、湿两类。干脚气偏于虚证，症见足胫肌肉日渐瘦削，冷麻酸重逐渐加重，可兼有便秘，尿黄，舌质淡红、苔黄，脉弦或弦数。如见气逆喘满，心悸烦热，神志昏迷，则为"脚气冲心"，预后凶险。

脚气死证

【原文】　　　　脚气脉急少腹顽，不三五日入心间。

　　　　　　　　呕吐喘满目额黑，恍惚喝语命难全。

〖注〗脚气脉急，少腹顽木，不知痛痒，不过三五日内，其邪必入心间。若入心间，呕吐喘满，是为脚气冲心之证。目额皆黑，恍惚谵妄，则是水来克火之征，故曰命难全也。

【提要】阐述脚气的死证。

【白话文】

脚气病如果出现脉象急数，少腹部麻木，不知痛痒，三天至五天内，便会邪气冲心，症状可见呕吐，胸闷气喘，头额及双眼发黑，神识不清，言语错乱，容易造成死亡。

【解读】

脚气病出现脉象数急（一呼一吸达七八至），且少腹部麻木，不知痛痒，三日至五日内，便会出现脚气冲心。如果已出现脚气冲心，可见呕吐、胸闷气喘、头额及双眼发黑、神识不清、言语错乱，是水克火的表现，预后凶险，容易造成死亡。

攒风散　羌活导滞汤　胜湿饼子　五积散　独活寄生汤

【原文】　　　　　脚气表解攒风散[①]，麻桂杏草草乌良。

里解导滞羌独活[②]，防己当归积大黄。

湿盛重肿胜湿饼[③]，二丑荞面遂成方。

寒湿五积[④]加附子，寒虚独活寄生汤[⑤]。

〖注〗初病脚气，表实无汗，用攒风散汗之，即麻黄、桂枝、杏仁、甘草、萆薢、炮川乌也。里实热盛，二便不利，用羌活导滞汤下之，即羌活、独活、防己、当归、枳实、大黄也。湿盛重肿，用胜湿饼子，即黑丑、白丑头末、甘遂末各五钱，荞麦面一两五钱，水和作饼，三钱，煮熟，空心茶清服逐之。寒湿者，用五积散加附子治之，方在伤寒门。寒虚者，用独活寄生汤补之，方在痹门。

【提要】阐述脚气病的辨证治疗。

【注释】①攒风散：由麻黄、桂枝、杏仁、甘草、萆薢、川乌组成。水煎服。

②羌独活：即羌活导滞汤，由羌活、独活、防己、当归、枳实、大黄组成。

③胜湿饼：即胜湿饼子，由黑丑、白丑、甘遂各五钱，荞麦粉一两五钱组成。加水和作饼，煮熟，早晨空腹用茶水送服。

④五积：即五积散，由白芷、陈皮、厚朴、当归、川芎、芍药、桔梗、茯苓、苍术、枳壳、半夏、麻黄、干姜、肉桂、甘草、姜、葱组成。

⑤独活寄生汤：方见"痹入脏腑证"。

【白话文】

脚气病初起，内有湿郁，外受风寒，表实无汗，可用攒风散治疗，全方由麻黄、桂枝、杏仁、甘草、萆薢、川乌组成。里实热重，小便短少，大便不通的可用羌活导滞汤治疗，全方由羌活、独活、防己、当归、枳实、大黄组成。

表现为湿重而下肢重滞而肿，可选用胜湿饼子治疗，全方由黑牵牛子、白牵牛子、甘遂加荞麦粉组成。寒湿并重的可用五积散加附子治疗；寒重且体质虚的可用独活寄生汤治疗。

【解读】

攒风散由麻黄汤加萆薢、川乌组成，具有祛风散寒、内清湿热的功能，方中麻黄、桂枝解表发散风寒，杏仁降气散邪，甘草和中，萆薢清热化湿，川乌散寒祛风通络。如若里实热重，小便短少，大便不通，可用羌活导滞汤治疗，使湿热之邪从二便解；湿重，下肢困重而肿，可用胜湿饼子逐水、祛湿、消肿；寒湿并重者，可用五积散加附子治疗；寒重而体质虚弱者，可用独活寄生汤补虚散邪。

当归拈痛汤

【原文】　　　　　　当归拈痛①虚湿热，茵陈四苓与羌防。

　　　　　　　　　　人参当归升芩草，苦参知母葛根苍。

〖注〗湿热脚气而形气虚者，宜用当归拈痛汤，即茵陈、白术、茯苓、猪苓、泽泻、羌活、防己、人参、当归、升麻、黄芩、甘草、苦参、知母、葛根、苍术也。

【提要】阐述体虚湿热脚气的治疗。

【注释】①当归拈痛：即当归拈痛散，由茵陈、羌活、防风、升麻、葛根、苍术、白术、甘草、羌活、防风、黄芩、苦参、知母、当归、猪苓、茯苓、泽泻、人参组成。

【白话文】

当归拈痛汤治疗伴有体虚的湿热脚气病，全方由茵陈、茯苓、猪苓、白术、泽泻、人参、当归、升麻、黄芩、甘草、苦参、知母、葛根、苍术组成。

【解读】

体虚的人患湿热脚气，临床可见足部红肿而痛，有灼热感，可选用当归拈痛散治疗。当归拈痛散出自《医学启源》，方中防风、羌活祛风除湿、利关节；升麻、葛根发散风热；白术、苍术、猪苓、茯苓、泽泻燥湿健脾；茵陈、苦参、黄芩、知母清泻内热；人参、甘草补气；当归活血养血。本方既宣通壅滞，又培补正气，消补两顾。

【医案助读】

痛风性关节炎 杨某，男，55 岁，办公室主任。病人常年烟酒过度，于 2007 年 4 月 27 日来诊。主诉：右足第一跖趾关节处肿痛 1 天。现症：病人右足第一跖趾关节红肿灼热，压痛阳性，行走困难，舌质红、苔黄腻，脉滑数。病人既往有痛风病史，肥胖体形。T：38.3℃。实验室检查：血尿酸（UA）：550μmol/L，血沉（ESR）：35mm/h，C 反应蛋白（CRP）：12mg/L。诊断：痛风性跖趾关节炎。处方：当归 6g，防风 6g，黄芪 6g，甘草 3g，黄柏 5g，玄参 5g，人参 5g，茯苓 5g，白术 5g，苍术 5g，干葛根 4g，升麻 4g，知母 4g，茵陈 4g，羌活 4g。上药共碾细末，每次服 5g，每天服药 2 次（用开水冲服）。按上法治疗 1 周后，诸症消除，行走自如。[李金龙. 当归拈痛散治疗痛风性关节炎 86 例. 中国民族民间医药，2009，5（18）：105.]

加味苍柏散

【原文】　　加味苍柏①实湿热，二活二术生地黄。

　　　　　　知柏芍归牛膝草，木通防己木瓜槟。

〔注〕湿热脚气而形质实者，宜用加味苍柏散，即羌活、独活、苍术、白术、生地黄、知母、黄柏、赤芍、当归、牛膝、甘草、木通、防己、木瓜、槟榔也。

【提要】阐述体不虚之湿热脚气的治疗。

【注释】①加味苍柏：即加味苍柏散（汤），由羌活、独活、白术、苍术、当归、生地黄、知母、黄柏、芍药、牛膝、甘草、木通、防己、木瓜、槟榔组成。

【白话文】

加味苍柏散治疗湿热脚气且体质不虚者，全方由羌活、独活、白术、苍术、生地黄、知母、黄柏、芍药、当归、牛膝、甘草、木通、防己、木瓜、槟榔组成。

【解读】

本方出自《医学入门》卷七，具有清热化湿，活血通络的作用。方中羌活、独活祛风通络；苍术、白术健脾祛湿；当归活血养血；赤芍、生地黄清热养血；知母、黄柏泻下焦湿火；甘草清热解毒；槟榔行气化湿；防己、木通行水祛湿；木瓜利湿而治脚气；牛膝逐瘀利水湿，通经络，利关节。

【医案助读】

风湿性结节红斑　王某某，女，34 岁。1993 年 7 月初诊。询知病人 1 年前患化脓性扁桃体炎后继发关节游走性疼痛，伴小腿浮肿及结节性红斑，当时查血沉 80mm/h，诊断为"风湿性关节炎"，经服西药治疗，无明显好转，而转入中医科住院治疗，3 个月后症状缓解出院。半个月前，病人因感冒后关节疼痛及两小腿浮肿再现。1 周前症状加重，并见双下肢结节性红斑，故来我院就诊。该病人形体肥胖，急性痛苦病容，行动迟缓，轻度跛行，发热，咽部红肿，两小腿及足部等处可见结节性红斑，两踝关节肿大、屈伸困难，舌红苔黄，脉沉数。实验室检查：血沉 28mm/h，抗"O"1:400。经综合病情分析诊断为湿热痹，拟清热祛湿、凉血活血祛瘀。具体用药如下：羌活、独活各 30g，黄柏、木通、木瓜、当归、防己、赤芍、槟榔片、牛膝、牡丹皮各 15g，甘草 10g，生地黄、知母各 20g，石膏 40g。经服 10 剂后病人病情明显好转，又嘱病人服用 1 周，复查血沉、抗"O"均恢复正常，结节性红斑全部消失。[吴平. 加味苍柏散加减治疗风湿性结节红斑. 中医药信息，1994，（6）：32.]

大防风汤

【原文】　　　　　两膝肿大而疼痛，髀胫枯细鹤膝风。
　　　　　　　　　大防风①附羌牛杜，十全大补减茯苓。

〖注〗两膝肿大疼痛，膝上至髀，膝下胫足枯细，但存皮骨，两膝状若鹤膝，故名鹤膝风也。宜大防风汤，即防风、附子、羌活、牛膝、杜仲、人参、白术、炙草、当归、川芎、白芍、熟地、炙芪、肉桂也。此病若得之于痢疾病后者，名曰痢风，亦用此方。

【提要】　阐述鹤膝风的主症和治疗。

【注释】　①大防风：即大防风汤，由防风、白术、羌活、人参各二钱，川芎一钱五分，白芍（酒炒）、附子（炮制）、牛膝（酒炒）各一钱，肉桂（去皮）、黄芪（炒）、杜仲（去皮、姜制）、熟地黄（制）、甘草（炙）各五分组成。加生姜三片，清水煎，食前服。一方无肉桂，有当归一钱。

【白话文】

鹤膝风临床表现为两膝肿大疼痛，大、小腿肌肉萎缩。可选用大防风汤治疗，本方由十全大补汤减去茯苓，加上附子、羌活、牛膝、杜仲组成。

【解读】

鹤膝风的发病多因平素肝肾不足，气血亏虚，外邪乘虚而入，流注双膝关节，气血不畅，两腿肌肉、筋脉失养，出现两膝肿大疼痛，大小腿肌肉萎缩、干瘦，仅存皮骨，形同鹤膝，所以叫鹤膝风。治疗上可选用大防风汤以祛风散寒，培补气血。痢疾后患此病者，称为痢风，也可以用本方治疗。

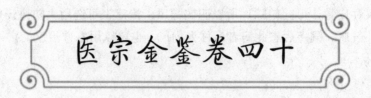

内伤总括

【原文】　　　　　　内伤劳役伤脾气，饮食伤胃伤其形。
　　　　　　　　　　伤形失节温凉过，气湿热暑火寒中。

〖注〗劳役伤气，伤元气也。饮食伤形，伤胃腑也。伤气宜补，有热中、湿热、暑热、火郁、寒中之不同。伤形宜消，有饮食失节、过于温凉之不一也。

【提要】阐述内伤的病因。

【白话文】
　　疲劳过度损伤元气，饮食不节损伤胃腑。饮食伤胃腑的原因有：饮食不节、过食温凉。损伤元气原因有：热中、湿热、暑热、火邪、寒中等。

【解读】
　　过度疲劳造成的内伤，会损伤元气。脾胃是决定元气虚实的根本。元气被伤，治疗定当补元气，但损伤元气的原因有热中、湿热、暑热、火邪、寒中等，所以应用补法时当区别对待。饮食不节可损伤胃腑，伤食当以消法为主，引起伤食的原因有饮食不节、过食温凉等，治疗时也当区别对待。

内伤外感辨似

【原文】　　　　　　内伤脉大见气口，外感脉大见人迎。

头疼时痛与常痛，恶寒温解烈火仍。

热在肌肉从内泛，热在皮肤扪内轻。

自汗气乏声怯弱，虽汗气壮语高声。

手心热兮手背热，鼻息气短鼻促鸣。

不食恶食内外辨，初渴后渴少多明。

〖注〗内伤外感脉皆大，内伤之脉，气口大于人迎，不似外感之脉，人迎大于气口也。内伤外感皆头痛，内伤之头痛有时而痛，有时不痛，不似外感之头痛，常常而痛不休也。内伤外感皆恶寒，内伤之恶寒得就温衣而即解，不似外感之恶寒，虽近烈火而仍恶也。内伤外感皆发热，内伤之发热，热在肌肉，以手扪之，热从内泛，不似外感之发热，热在皮肤，以手扪之，热自内轻也。内伤外感皆自汗，内伤之自汗，气短乏声怯弱，不似外感之自汗，气壮促语声高也。内伤外感手皆热，内伤之热手心热，不似外感之热，手背热也。内伤外感皆鼻不和，内伤之鼻息气短而喘，不似外感之鼻息，气促而鸣也。内伤外感皆不食，内伤之不食口中无味，不似外感之不食，闻食则恶也。内伤外感皆渴，内伤之渴初病即渴，其饮甚少，不似外感之渴，三日后始渴，其饮甚多也。

【提要】阐述内伤与外感的鉴别要点。

【白话文】

内伤的大脉是出现在右手寸口；外感的大脉出现在人迎。内伤的头痛，表现为有时痛，有时不痛；外感的头痛则是持续性头痛。内伤的怕冷，稍加件衣物，就不怕冷；而外感的怕冷，即使靠近炉火，仍怕冷。内伤的发热，热在肌肉，以手去扪，可感觉热从内部蒸发而出；外感的发热是热在皮肤。内伤的自汗，并见病人呼吸微弱而短，语声低微；而外感的汗出，可见到呼吸气粗而壮，声音高大响亮。内伤的热在手心；外感的热在手背。内伤的鼻息，呼吸都短促气喘；外感虽然气也短促，但有鼻鸣声。内伤胃口不开，多是口中无味；外感胃口不开，嗅到食物的气味则恶心。内伤是病开始就口渴，但饮水不多；外感是热甚的时候才口渴，而且饮水量较多。

【解读】

内伤、外感的区别，主要是从脉象和临床症状区分。内伤发热是指以内伤的病因，以气血阴精亏虚、脏腑功能失调为基本病机所导致的发热，临床多表现为低热，少有高热，或自觉发热而体温正常。本病首见于《内经》，《素问·调经论》说："阴虚则内热。"明代秦景明最先明确提出"内伤发热"这一病证名称。《症因脉治》首立专篇，对其分类、治疗进行了详细论述。《素问·至真要大论》指出"诸寒之而热者，取之阴"。《金匮要略·血痹虚劳病脉证并治》以小建中汤治疗"手足烦热"，首创甘温除热法。《医林改错》则提出活血化瘀法治疗内伤发热。历代医家对本病的治疗多有独到见解，从不同角度完善了本病的治疗，至今对临床仍有重要指导意义。

补中益气汤

【原文】　　　　补中益气①升阳清，热伤气陷大虚洪。

头痛表热自汗出，心烦口渴畏寒风。

困倦懒言无气动，动则气高喘促声。

保元②甘温除大热，血归气术补脾经。

佐橘降浊散滞气，升柴从胃引阳升。

阴火肾躁加地柏，阳热心烦安神宁。

〖注〗补中益气汤治内伤，清阳下陷，因劳役过度，热伤元气故脉虚大而洪也。内伤头痛，时作时止也；内伤表热，尝自汗出也。心烦，气虚恶烦劳也；口渴，气陷不蒸化也；畏寒畏风，表气虚失卫也；困倦懒言，气乏不周也；动则气喘上气，不足息也。保元，谓人参、黄芪、甘草，名保元汤也。臣当归和脾血，白术益脾气；佐橘皮降浊，散胸中滞气，升、柴、升清，从胃中引阳也。阴火时显躁热，加黄柏、生地，补水救阴。阳热昼夜心烦，合朱砂安神丸，泻火安神。

【提要】阐述补中益气汤和保元汤主治病证及其加减应用。

【注释】①补中益气：即补中益气汤，方见"类中风总括"。

②保元：即保元汤，方见"虚劳治法"。

【白话文】

补中益气汤可升发清阳之气。清阳下陷的表现有虚热，中气下陷，脉虚大而洪。临床症状可见：头痛时痛时止，表热，自汗，心中烦躁，口渴，怕风畏寒，易疲劳，少气懒言，稍活动则气喘。保元汤有甘温除热的作用；且当归调和脾血，白术益气健脾，佐橘皮降浊气、散胸中滞气，升麻、柴胡升提胃中的清阳之气。如果肾阴虚，肾火上炎，出现烦躁不安、唇红舌赤等虚火现象，可加上黄柏、生地补肾滋阴。阴虚阳亢而热，烦躁不安，可用朱砂安神丸治疗。

【解读】

补中益气汤出自李东垣《脾胃论》。李东垣认为"内伤脾胃，乃伤其气"，气伤则中气不升，或反而下陷。中气亏损，营血亦弱，遂生火热。《脾胃论》有言："火与元气不两立""元气盛则火自灭"，应补益脾胃之气，并升举下陷之气。临床上本方多用来治疗气虚发热、身热有汗、渴喜热饮、头痛恶寒、饮食减少、少气懒言、大便稀溏、脉虚大无力等。方中黄芪补中益气，升阳固表，为君药；人参、炙甘草、白术补气健脾为臣药；当归养血和营，协人参、黄芪补气养血；陈皮理气和胃，使诸药补而不滞，共为佐药；少量升麻、柴胡升阳举陷，共为佐使；炙甘草调和诸药，为使药。

【医案助读】

原发性胆汁性肝硬化　某某，女，36 岁。初诊日期 2012 年 7 月 3 日。确诊原发性胆汁性肝硬化 7 年余。丙氨酸转氨酶（ALT）、谷氨酰转肽酶（GGT）、碱性磷酸酶（ALP）反复升高，胆红素异常。两周前查 ALT：125U/L，AST：55U/L，γ-GT：206U/L，ALP：225U/L。查体：巩膜轻度黄染，肝脾未及，腹水征（−）。中医现症：周身乏力，腰酸背痛，双眼睑浮肿，怕冷畏寒，耳鸣脱发，时有皮肤瘙痒，饮食基本正常，大便溏软黏滞不爽，每日 1 次，受凉后小便频多，月经正常。脉弦滑，舌淡红、苔薄白。证属脾肾两虚，治以健脾温肾。方用补中益气汤加减：黄芪 30g，党参 10g，生白术 10g，升麻 4g，柴胡 10g，炙甘草 6g，陈皮 6g，桑寄生 15g，山茱萸 10g，防风 10g，淫羊藿 10g，锁阳 30g，白芍 30g，仙茅 10g，茵陈 30g。服药半个月后复诊，乏力、腰痛已明显减轻，双眼睑水肿基本消失，仍怕冷畏寒，大便不成形、黏腻不爽，并出现头痛、睡眠不佳。原方去锁阳、茵陈，生白术改为炒白术 10g，加藁本 10g、石菖蒲 10g、川芎 10g。再服 14 剂，已不乏力，腰痛消失，皮肤瘙痒未再出现，余症均有明显好转。3 个月复查肝功能 2 次均正常范围。[刘海柱，刘奕. 徐慧媛教授运用补中益气汤验案举隅. 环球中医药，2014，7（8）：645.]

调中益气汤

【原文】　　　　调中①弦洪缓沉涩，湿热体倦骨酸疼。

气少心烦忽肥瘦，口沫食出耳鸣聋。

胸膈不快食无味，二便失调飧②血脓。

保元升柴苍橘柏，去柏加木亦同名。

〔注〕调中益气亦治内伤，清气下陷，浊气上乘，清浊相干而兼湿热者，故二便不调，飧泻脓血也。此汤与补中益气汤，虽互相发明，然其症脉则不可不分别也。内伤之病，脾胃元气一虚，四脏失其调和，所以五脏之脉，交相混见。故肝弦、心洪、脾缓之脉反见于上；按之沉涩，肺脉而反见于下也。身肢重倦，气不周也；骨节酸疼，血不荣也；气少，中气乏也；心烦，心血少也。忽肥忽瘦者，火乘土位，上并阳分，则血脉上行而上盛，故面赤红而肥；下并阴分，则血脉下行而上虚，故面青白而瘦。即今之虚损病人，早则面青白瘦而恶寒，午后则面红赤肥而发热者是也。口沫，谓口中沃沫，脾不散精也；食出，谓食入反出，胃虚不纳也；耳鸣聋，谓耳鸣、耳聋，阴火上冲也；胸膈不快，浊气滞也；饮食无味，胃气伤也；二便不调，谓大便时泻不泻，小便时利不利，脾湿不分也；飧，谓完谷不化之飧泻，脾虚湿不化也；血脓，谓大便后或见脓见血，脾湿热酿成也。保元，谓保元汤，即人参、黄芪、炙草、升麻、柴胡、苍术、橘皮、黄柏也。去黄柏加木香，亦名调中益气汤，以热少气不和者宜之也。

【提要】阐述调中益气汤的主治病证。

【注释】①调中：即调中益气汤，由人参、黄芪、炙甘草、升麻、柴胡、苍术、橘皮、木香组成。水煎服。

②飧：sūn，音孙，指泄泻伴食物不消化，多因脾虚不能运化水湿。

【白话文】

调中益气汤主治的脉象为弦脉、洪脉、缓脉、沉脉、涩脉。临床表现为身体疲倦，骨关节酸痛，少气乏力，心中烦躁，有时看起来胖，有时看起来又很瘦弱，有时口吐白沫，食入即吐，耳鸣耳聋，胸膈之间不畅快，饮食无味；二便失常，有时解脓血便，小便时利时不利。可用保元汤加升麻、柴胡、苍术、橘皮、黄柏治疗。如果去掉黄柏，加上木香，也称调中益气汤。

【解读】

调中益气汤也可用于治疗内伤，清气下陷，浊气上升，清浊混乱，且夹有湿热，临床症见除虚证外，还可见二便不调，拉脓血便。本方与补中益气汤很多地方相类似，但概括地说明了热中与湿热的区别，辨证的重点仍在于症状和脉象。

内伤病，脾胃元气虚，则其他四脏失去其原本互相资生、互相制约的关系。五脏脉象混乱，如肝弦、心洪、脾缓之脉反常地出现于浮部；涩为肺脉，反常地出现于沉部。身肢重倦，是因为元气未能营养周身；骨节酸疼，是因为血虚不能营养骨节；少气乏力，是因为中气虚；心烦，是因为心血虚。脸部有时看似肥盛，有时又瘦弱，这是因为虚火侵犯了脾胃，乘阳气上行的机会，迫血上行，就会出现面部红赤而肥盛；如果乘阴气下行的机会，血也会随之下行，以致上部空虚，出现脸部青白瘦弱，如虚劳病人一样，上午脸部青白瘦弱而怕冷，到下午则脸部红赤肥盛而发热。脾虚不能散布津液，则从口出而为白沫；胃虚不能纳食，则食入即吐；耳鸣耳聋，是阴火上冲，蒙蔽耳窍；胸膈之间感觉窒闷不畅快，是湿浊之气阻滞于上焦；饮食没有味道，这是胃气损伤的缘故；大、小便不正常，大便时泻时止，小便时利时不利，都是脾受湿困，不能分利清浊；所谓血脓，是在解大便时带有脓或者带有血，是脾蕴湿不化，郁久化热，损伤了血脉所致。

【医案助读】

崩漏　张某，女，35 岁。平素月经正常，1992 年 4 月因阴道不规则流血 1 个月来诊。病人无明显诱因出现阴道流血，量多，色红，有血块，持续半月不净，曾在当地医务室肌内注射止血剂、口服宫血宁等治疗，流血量减少，但一直缠绵不尽达 1 个月之久。面色萎黄，神疲乏力，不思饮食，大便稀溏，形体稍胖，少寐，阴道流血量适中、色红、有小血块，舌质淡、苔白，脉细缓。诊断为崩漏，证属脾虚冲任不固。治宜健脾益气，固冲止血。用调中益气汤加减：党参 30g，黄芪 40g，苍术、柴胡、陈皮各 10g，仙鹤草、山药、煅龙骨、煅牡蛎各 20g，升麻、地榆各 15g，木香 5g，红花 5g，甘草 3g。2 剂。

二诊：流血量明显减少，诸症减轻。守上方去红花，加花蕊石 15g。2 剂。

三诊：流血止，神佳，诸症消除，再守上方 2 剂，巩固治疗。间断随访，月经正常，未复发。［郭芸，葛云芳. 调中益气汤临床运用举隅. 云南中医学院学报，2001，24（1）：50.］

升阳益胃汤

【原文】　　　内伤升阳益胃汤①，湿多热少抑清阳。

倦怠懒食身重痛，口苦舌干便不常。

洒洒恶寒属肺病，惨惨不乐乃阳伤。

六君白芍连泽泻，羌独黄芪柴与防。

〖注〗内伤气虚，湿多热少，遏抑春生清气不得上升脾胃之证，宜服此汤。其证倦怠懒食，身重而痛，口苦舌干。便不常，谓大便不调，小便频数不如常也。洒洒恶寒，卫气不足，属肺皮毛之病也。惨惨不乐，面色不和，乃阳气伤而不伸也。六君，谓人参、白术、茯苓、炙草、橘皮、半夏也。加白芍、黄连、泽泻、黄芪、羌活、独活、柴胡、防风，即是升阳益胃也。

【提要】阐述升阳益味汤的主治病证及其药物组成。

【注释】①升阳益胃汤：由羌活、独活、柴胡、防风、人参、白术、黄芪、炙甘草、茯苓、白芍、半夏、黄连、泽泻、陈皮组成。水煎服。

【白话文】

升阳益胃汤治疗湿多热少，阻遏清阳证。临床症状表现为身体倦怠，不思饮食，全身困重、疼痛，口苦，舌干燥，二便失调，并且怕冷，其原因是阳气因肺气虚弱或忧愁不乐而伤。全方由六君子汤加白芍、黄连、泽泻、羌活、独活、黄芪、防风、柴胡组成。

【解读】

升阳益胃汤可用于治疗气虚、湿多、热少的内伤病。气虚，则人体抵抗力不强，加之湿气郁遏，脾胃生发的功能失调，故见上述症状。其中怕冷如同冷水洒在皮肤上，是因为肺主皮毛，肺气虚弱，卫外之气不固，所以出现怕冷的现象；在情志方面，往往忧愁不乐，面色苍白，这是因为阳气被伤，郁而不得升发。

本方也是李杲补气升阳的著名方剂，其立意类似于补中益气汤。升阳益胃汤集中体现了李氏以补气升阳泻火之法治疗脾胃内伤证候的学术思想，成为后世治疗脾胃虚弱、清阳不升、湿热中阻证候的代表方剂。

【医案助读】

糖尿病肾病 4 期 赵某，男，71 岁。2015 年 3 月 17 日无明显诱因出现双下肢浮肿，于某院查尿常规：尿蛋白（+++）、血浆白蛋白 13g/L，住院输入血白蛋白等对症治疗后症状未见好转，后转于我院住院治疗。入院时症见：周身浮肿，尿量 500ml/24h，腰酸痛，微恶寒，倦怠乏力，恶心，食欲不振，舌质淡、苔白腻，脉沉细。入院查生化系列：总胆固醇 7.14mmol/L，甘油三酯 1.31mmol/L，白蛋白 15g/L；尿常规：尿蛋白（+++），尿微量白蛋白 3750mg/L，尿微量蛋白/尿肌酐 7115.13mg/lg。中医诊断为水肿；辨证为脾肾阳虚，水湿内蕴。治以补肾健脾，利水渗湿。投以升阳益胃汤加味：黄芪 40g，党参 20g，炒白术 20g，黄连 10g，半夏 15g，陈皮 15g，茯苓 30g，羌活 15g，独活 15g，防风 15g，柴胡 15g，升麻 15g，炒山药 30g，菟丝子 20g，桑椹 20g，山茱萸 20g，枸杞子 20g，车前子 30g，泽兰 20g，坤草（即益母草）30g，地龙 20g。7 剂，日 1 剂，水煎，分 2 次服。

服药 7 剂，病人周身浮肿明显好转，尿量增至 1500ml/24h，腰酸痛好转，微恶寒，倦怠乏力好转，食欲不振好转，舌质淡、苔白腻，脉象较前有力。复查生化系列：总胆固醇 6.94mol/L，甘油三酯 1.01mmol/L，白蛋白 18.2g/L；尿常规：尿蛋白（++），尿微量白蛋白 2345mg/L，尿微量蛋白/尿肌酐 5540mg/lg。效不更方，仍服 7 剂。

继服药 7 天，病人浮肿消退明显，只余双下肢浮肿，尿量维持在 1800ml/24h，腰酸痛明显好转，病人诉仍有倦怠乏力，时有恶寒之感。考虑邪气留恋日久，正气不足，故在上方基础上将黄芪改量至 50g，加用桂枝 15g，继服 7 剂。

病人 1 周后复查生化系列：总胆固醇 6.82mmol/L，甘油三酯 1.12mmol/L，白蛋白 20.3g/L；尿常规：尿蛋白（++），尿微量白蛋白 2083mg/L，尿微量蛋白/尿肌酐 3848mg/lg。病人自诉诸症皆好转，然恶寒仍有，虽加厚衣裹被，其寒不解，神疲欲寐；诊其脉沉弱，舌质淡、苔白。以升阳益胃汤合麻黄附子细辛汤加味治疗，方药如下：黄芪 50g，党参 20g，炒白术 20g，黄连 10g，半夏 15g，陈皮 15g，茯苓 30g，羌活 15g，独活 15g，防风 15g，柴胡 15g，升麻 15g，生麻黄 7g，炮附子 10g，细辛 5g，炒山药 30g，菟丝子 20g，桑椹 20g，山茱萸 20g，枸杞子 20g。7 剂药之后，病人自述恶寒明显好转，双下肢轻度浮肿，倦怠乏力明显好转。复查生化系列：白蛋白升至 27g/L；尿常规：尿蛋白（+），尿微量白蛋白 1955mg/L，尿微量蛋白/尿肌酐 2568mg/lg。随后病人出院，嘱其按时服药。［李倩. 升阳益胃汤加味治疗糖尿病肾病 4 期案例 1 则. 黑龙江中医药，2016，45（5）：15–16.］

补脾胃泻阴火升阳汤

【原文】　　　　　补中升阳泻阴火[①]，火多湿少困脾阳。

虽同升阳益胃证，然无泻数肺阳伤。

补脾胃气参芪草，升阳柴胡升与羌。

石膏芩连泻阴火，长夏湿令故加苍。

〖注〗内伤气虚，热多湿少，阴火困脾，阳气不得上升，脾胃之证，宜服此方。此方所治，虽同升阳益胃之证，然无大便不调、小便频数、洒洒恶寒肺病、惨惨不乐阳伤之证也。

【提要】阐述补脾胃泻阴火升阳汤的主治病证及药物配伍原理。

【注释】①补中升阳泻阴火：即补脾胃泻阴火升阳汤，由黄芪、炙甘草、羌活各一两，升麻八钱，柴胡一两半，黄连（酒炒）五钱，黄芩（炒）、人参各七钱，苍术一两，石膏少许组成。其中石膏长夏微用，过时去之；苍术长夏加入，过时去之。每服五钱，姜、枣煎服。

【白话文】

补脾胃泻阴火升阳汤主治热多湿少，困阻脾阳证。其主治证与升阳益胃汤一样，但没有泄泻、小便频数、肺阳伤等症状。补脾胃用人参、黄芪、甘草；升提阳气用羌活、升麻、柴胡；用石膏、黄芩、黄连泻阴火；长夏时令之邪为湿邪，所以加苍术祛湿。

【解读】

内伤疾病，元气下陷不升，阴火乘机扰脾胃，出现脾胃清阳不升症状，与升阳益胃汤的清阳被遏出现脾胃症状类似。不过升阳益胃汤的主治证为湿多热少，本方的主治证为热多湿少。热多是因为元气损伤，阴火上升，所以就没有大便不调、小便频数、洒洒恶寒、惨惨不乐等症状，只有倦怠懒食、身重而痛、口苦舌干、肌肉消瘦等。所以就以气淡而味薄的风药升发阳气；以味苦而性寒药泻阴火。方中的人参、黄芪、甘草补益脾胃，羌活、升麻、柴胡升提阳气；由于热是从阴火产生的，所以用石膏、黄芩、黄连，则阴火被清，清阳上升，各种症状自然消失了。如果本病发生于长夏季节，当加上苍术，以渗湿健脾。

【医案助读】

内伤发热 谭某，女，56 岁，农民。2008 年 8 月 10 日初诊。长期低热 3 年余。体温午后夜间上升至 37.8℃～38.0℃。发热时稍恶寒，无汗，手足心热，胸脘烦闷，胃中嘈杂。大便色黄、质稀，头晕乏力，面色少华，性急易怒。在外院检查诊为慢性胃炎。来诊时病人舌淡红、边有齿印、苔根黄腻，脉濡数。证属脾气虚弱，肝胃郁火。治以益气健脾，泻火散郁，予补脾胃泻阴火升阳汤。处方：黄芪 15g，党参 15g，炒白术 10g，升麻 6g，柴胡 6g，石膏 30g，黄连 3g，黄芩 10g，葛根 10g。7 剂，常规煎服。

服药 7 剂后体温明显下降，大便转干，仍感胃中嘈杂、烦闷。予原方加吴茱萸 3g、焦栀子 10g 清肝泻火，再服 7 剂，体温恢复正常，体力渐进，胃纳转佳，唯感手足心热、性急易怒。上方去石膏、黄连，加牡丹皮 10g，重在清肝经郁火，改颗粒剂调理半月而瘥。[孙益平，武相，包薇萍. 补脾胃泻阴火升阳汤验案 3 则. 江苏中医药，2009，41（10）：52.]

【原文】　　　　　冬加姜桂草蔻益，秋芍白蔻缩槟榔。
　　　　　　　　　夏月气冲芩连柏，春加风药鼓清阳。
　　　　　　　　　长夏沉困精神少，人参麦味泽苓苍。
　　　　　　　　　肺热咳嗽减参去，春加金沸款冬芳。
　　　　　　　　　夏加麦冬五味子，秋冬连根节麻黄。
　　　　　　　　　头痛蔓荆甚芎入，巅脑藁本苦细尝。
　　　　　　　　　沉重懒倦或呕逆，痰厥头疼半夏姜。
　　　　　　　　　口干嗌干或表热，加葛生津清胃阳。
　　　　　　　　　大便燥涩元明粉，血燥归桃熟大黄。
　　　　　　　　　痞胀香砂连枳朴，寒减黄连加炒姜。
　　　　　　　　　胃痛草蔻寒益智，气滞青皮白蔻香。
　　　　　　　　　腹痛芍草芩桂审，脐下痛桂熟地黄。
　　　　　　　　　内外烦疼归和血，胁下痛急草柴良。
　　　　　　　　　身重脚软己苍柏，身疼发热藁防羌。

〖注〗冬加干姜、官桂、草豆蔻、益智，助阳气也。秋加白芍、白豆蔻、缩砂仁、槟榔，助燥收也。夏月加黄连、黄芩、黄柏，降阴火也；或腹中气上冲逆，属阴火冲上，虽非夏月亦加之。春加风药，谓羌活、独活、防风、藁本之类，佐参芪之品，能鼓清阳之气上升也。长夏身肢沉困，精神短少，加人参、麦冬、五味子，恐暑伤气也；加泽泻、茯苓、苍术，祛脾湿也。肺中有热咳嗽，减人参，远肺热也；春加金沸草、款冬花，散肺风也；夏加麦冬、五味子，保肺气也；冬加连根节麻黄，散肺寒也。头痛加蔓荆子，引太阳也；痛甚加川芎，上行捷也。巅痛脑痛加藁本，入督脉也；苦头痛加细辛，走少阴也。痰厥头痛，沉重懒倦，或呕逆痰涎，加半夏、生姜，治痰逆也。口干嗌干，或表发热，加葛根，生津解肌也。大便燥涩加元明粉，血虚燥加当归，血实燥加桃仁，热实燥加大黄。心下痞胀气不快加木香，食不消加砂仁，心下结热加黄连，心下结气加枳实，胃气壅塞加厚朴；如胃中寒，或冬月，减去黄连，加炒干姜。胃痛加草豆蔻，胃寒或唾沫加益智，气满不快加白豆蔻、青皮。腹痛加白芍、甘草，审其有热加黄芩，有寒加官桂；脐下痛加肉桂、熟地黄；腹内身外刺痛，此属血涩不足，加当归以活血也。胁下痛或急缩，加甘草、柴胡，以和肝也。身重脚软，加防己、苍术、黄柏，祛湿热在内也。身痛发热，加藁本、防风、羌活，疏风在表也。

【提要】阐述补中益气汤、调中益气汤、升阳益胃汤的加减应用方法。

【白话文】

冬季是阳气潜藏的季节，可加干姜、官桂、草豆蔻、益智仁等以助阳气。秋季是收藏的季节，可加白芍、白豆蔻、砂仁、槟榔等以助阳气收敛。夏季是生长的季节，可加入黄连、黄芩、黄柏以防止阴火的上升而不利生长；如果阴火已经上升，出现了腹中气上冲逆的症状，即使不在夏天，也应加入以上三药。春季是风木季节，可加入羌活、独活、防风、藁本等祛风药，防止风病的发生，且能帮助参、芪等药鼓舞春生之气上升。夏季暑热最盛时，暑热易伤津液，可出现沉困、精神不佳，可加入人参、麦冬、五味子，以防津液损耗。

症状的不同，用药加减也有所不同。

如脾湿重的，出现头重、四肢酸疼、食纳不佳、大便不调、小便短少等症状，可加入泽泻、茯苓、苍术等以健脾利湿。

肺中有热出现咳嗽，可将方中的人参减去，以免助肺热而加重咳嗽；如果咳嗽发生在春天，可加金沸草、款冬花以降气化痰；发生在夏天，可加入麦冬、五味子以保护肺气；发生在冬天的可加入连根节麻黄，以疏散寒邪。

如头痛可加入蔓荆子，以引入太阳经；头痛严重的，可加川芎，引药上行；伴巅顶痛、脑痛的，可加入藁本引药力入督脉；如经常头痛，可加细辛，以引药力入少阴经，以散其阴火。

如因痰阻清阳而发生昏厥、头痛、身体沉重、精神懒散疲倦，或者出现呕吐痰涎，可加入半夏、生姜以豁痰降逆。口干、咽干而发热，是津液受伤而表有邪，可加葛根生津解肌。

大便干结难下，可加玄明粉润燥通便。因血虚而燥的，加当归；因血滞而燥的，加桃仁，以通血滞；胃肠有热而燥的，加大黄。

因气不化而痞胀的，加木香；因食积而痞胀的，加砂仁；胸部因热而痞塞的，加黄连；胸中气结聚，痞塞不通的，加枳实；如因胃气壅塞的，加厚朴；如因寒凉而致胃气壅塞，或者在冬季，减去黄连加干姜。

如有胃痛，加草豆蔻；胃寒吐涎水白沫的，则加益智仁；气滞胃脘部，不畅快的，加白豆蔻、青皮。腹痛加白芍、甘草，以疏缓肝气，调和阴气；如有热则加黄芩，有寒加官桂；如痛在脐下，则加官桂、熟地黄，以调和下焦的阴阳；腹中及肌表都觉刺痛，是因为血虚夹瘀而不通，可加入当归以养血活血；如胁下疼痛，或者拘急牵引不舒畅，可加甘草、柴胡疏肝气。

如因内有湿热，出现身体沉重，脚疲软无力，则加防己、苍术、黄柏清湿热；如身体疼痛发热，这是风邪在表，应加入藁本、防风、羌活，以疏散风邪。

【解读】

内伤，主要是元气被伤。元气被伤，可出现清阳下陷，或清阳下陷而浊气上升，或者感受湿热、抑遏脾胃清阳等不同情况。应用补中益气汤、调中益气汤、升阳益胃汤等方剂时，应根据时令、症状、病机、引经的不同进行加减，以提高临床疗效。

清暑益气汤　清燥汤

【原文】　　　　　　长夏湿暑交相病，暑多清暑益气①功。

汗热烦渴倦少气，恶食尿涩便溏行。

补中去柴加柏泽，麦味苍曲甘葛青。

湿多痿厥清燥②地，猪茯柴连减葛青。

〔注〕长夏之令，暑湿炎蒸，交相为病。暑多湿少为病，其证则自汗身热，心烦口渴，倦困少气恶食，小便涩少，大便稀溏。宜清暑益气汤，即补中益气汤去柴胡，加黄柏、泽泻、麦冬、五味子、苍术、神曲、甘葛、青皮也。若湿多暑少为病，则成痿厥之证，腰以下痿软，难于转动，行走不正，两足欹侧。宜清燥汤，即本方更加生地、猪苓、茯苓、柴胡、黄连，减去甘葛、青皮也。

【提要】阐述清暑益气汤和清燥汤主治病证的区别。

【注释】①清暑益气：即清暑益气汤，全方由人参、黄芪、甘草、白术、神曲、五味子、青皮、升麻、干葛根、麦冬、黄柏、泽泻、广橘皮、苍术、当归组成。另加姜三片，枣二枚、去核，水煎服。

②清燥：即清燥汤，由黄连、黄柏（酒炒）、柴胡各一分，麦冬、当归身、生地、猪苓、炙甘草、神曲各二分，人参、白茯苓、升麻各三分，橘皮、白术、泽泻各五分，苍术一钱，黄芪一钱五分，五味子九枚组成。方见"痿病治法"。

【白话文】

长夏感受了暑湿之邪，暑多湿少，可用清暑益气汤治疗，其症状可见：自汗，身热，心烦，口渴，疲倦，少气乏力，不思饮食，小便短涩，大便稀溏。全方由补中益气汤去柴胡，加黄柏、泽泻、麦冬、五味子、苍术、神曲、干葛根、青皮而成。如果湿重而暑轻，就成为痿厥，可用清燥汤治疗。全方由清暑益气汤加猪苓、茯苓、柴胡、黄连、生地，减去干葛根、青皮组成。

【解读】

长夏季节，是暑热与潮湿最严重的时候，人们若不慎在这段时期感受了暑湿之邪，就易患暑热病。治疗暑热病，必须区别暑邪重还是湿邪重。暑多湿少的，可用清暑益气汤治疗；而湿邪重而暑邪轻的，就成为痿厥。痿厥，就是腰部以下痿软无力，转动困难，两脚行走也斜躄不正。这是因为湿邪过盛，化热伤肺；肺被热伤，会影响肾；肾主骨，肾亏导致骨弱，这样就出现了痿厥。治疗时要清肺燥，并泻热利湿，可用清燥汤治疗。

【医案助读】

1. 产后杂病 魏某，女，29 岁。2012 年 11 月 1 日初诊。病人于当年 5 月行剖宫产手术产 1 子，7 月因起居不当，吹空调后出现恶风、怕冷、汗出等不适。就诊时诉项背、腰部、肘膝关节怕冷，觉寒气刺骨，恶风，足跟及膝关节疼痛，全身汗出，进食、活动后尤甚，背部汗多，汗后怕风怕冷明显，无头晕，口干口黏不苦，平素不喜饮，饮则喜温，易疲劳，悲伤想哭，纳少，寐差，入睡困难，大便偏稀，小便晨起色黄。产后第一次月经为 10 月 8 日，色暗，有少量血块。舌质稍暗、苔黄，舌下静脉稍粗，脉稍弦寸浮。西医检查风湿化验指标均正常。辨证为产后气血两虚，复感湿热之邪。方用清暑益气汤加减：黄芪 10g，党参 10g，白术 10g，甘草 6g，神曲 10g，升麻 6g，当归 6g，陈皮 10g，青皮 6g，苍术 6g，黄柏 5g，葛根 6g，泽泻 6g，麦冬 6g，五味子 6g，汉防己 10g，浮小麦 15g，生姜 2 片，大枣 1 枚。7 剂。水煎服，日 1 剂。并嘱其畅情志。

2012 年 11 月 9 日二诊：服药后汗出减少，怕冷较前缓解，但腰部、膝关节仍怕冷明显。前方加鹿角片 6g，继服 15 剂。病人坚持治疗，守上方加减，怕冷症状好转，汗出、关节疼痛基本消失。[黎星，伍建光. 伍炳彩活用"李氏清暑益气汤"举隅. 江西中医药，2014，45（6）：53 - 54.]

2. 干燥综合征 郭某，女，58 岁。2002 年 6 月 20 日初诊。病人 1 年前因口眼干涩、身倦疼痛等杂症缠身，多处医治，不仅难以控制，反而日益加重，后到天津某医院诊为干燥综合征，经治疗效果很好，病情稳定后回来，但停药半年病情死灰复燃。现症：口干，口中不和，多处口腔溃疡，全身困倦乏力，食欲不好，伴有腰及两肩疼痛，脉右寸关实、左细、两尺不及，舌暗红、苔白黄厚腻。根据脉症施用下方：柴胡 12g，当归 15g，枳壳 10g，苍术 12g，厚朴 10g，陈皮 6g，丹参 20g，葛根 15g，玄参 12g，泽泻、藿香各 10g，甘草 6g，猪苓 8g，茯苓、白术各 12g，官桂 2.4g，白芍 15g。水煎服，3 剂。

2002 年 6 月 27 日复诊：服上药效果一般，无明显变化，现以腰痛、脚跟痛，咽部稍充血、疼痛，口腔溃疡为主，困倦乏力亦较前加重，病容十分痛苦，右脉沉而小实、左脉细弱、两尺不及，舌质淡红、苔白黄。观其脉症，以虚为主，湿热并存。故选用东垣清燥汤加僵蚕、葛根、玄参，煎服，3 剂。

2002 年 7 月 24 日三诊：服上药诸症大减，精神大增。但症状仍在，续用上方 9 剂，症状全除。后遵上法蜜制丸药一料，以资巩固。时隔 1 年，反映很好。［李荣峰. 东垣清燥汤为主治疗干燥综合征. 中医药学刊，2006，24（1）：162－163.］

升阳散火汤　火郁汤

【原文】　　　　血虚胃弱过食凉，阳郁于脾散火汤[①]。
肌肤筋骨肢困热，扪之烙手热非常。
羌独芍防升柴葛，人参二草枣生姜。
火郁[②]加葱减参独，恶寒沉数发之方。

〖注〗二草，炙甘草、生甘草。恶寒，谓身虽有如是烙手之热而反恶寒。脉来沉数，则可知火郁肌理，宜以此方发之。

【提要】阐述升阳散火汤和火郁汤的主治病证及其药物组成。

【注释】①散火汤：即升阳散火汤，由升麻、柴胡、独活、羌活、白芍、人参、葛根各五钱，炙甘草三钱，防风二钱，生甘草二钱组成。

②火郁：即火郁汤，由升阳散火汤减人参、独活，加葱白组成。

【白话文】

血虚胃弱的人，进食过量寒凉的食物，容易遏郁脾胃的阳气，可用升阳散火汤治疗。全方由升麻、柴胡、羌活、独活、防风、葛根、白芍、人参、炙甘草、生甘草组成。如果出现身体有烙手样的高热，伴恶寒，脉来沉而数，是因为火郁肌肤，去掉人参、独活，加上葱白，称为火郁汤。

【解读】

脾胃虚弱且进食过多寒冷食物，容易阻遏清阳，使清阳不得升发，郁而化火，治疗时当升脾胃之阳气，散遏郁之阴火。以脾胃虚弱为主，火郁较轻的，可用升阳散火汤治疗；脾胃不是很虚，但火郁较重者，则当选用火郁汤治疗。

【医案助读】

咽喉疼痛 某女，38岁，英语老师。自述因讲课过多，过于劳累，并因家事生过闷气，又适逢月经来潮，近日出现咽喉疼痛剧烈，查看咽部红肿不明显，影响讲话，腮部肿痛，前额疼痛，自行服用清肺抑火丸后症状不缓解，反而出现腹泻。自述感觉舌头变大，舌胖大、有齿痕，苔白，脉细弱。处以升阳散火汤原方：党参15g，羌活10g，独活10g，柴胡12g，葛根20g，升麻15g，防风9g，白芍10g，生甘草10g，炙甘草6g。3剂，每日1剂，免煎颗粒，早晚2次分服。并嘱咐病人禁食水果等生冷之品。3剂之后咽喉、腮部、前额疼痛皆止，腹泻亦消。笔者不禁惊叹此方疗效。[田甜，史欣德. 升阳散火汤的临床应用举隅. 环球中医药，2017，10（7）：719.]

白术附子汤　加味理中汤

【原文】　　　　内伤水来侮土病，寒湿白术附子汤[1]。

涎涕腹胀时多溺，足软无力痛为殃。

腰背胛眼脊背痛，丸冷阴阴痛不常。

苍附五苓陈半朴，虚宜理中附苓苍[2]。

〖注〗东垣内伤，热中之病，用补中益气汤；寒中之病，用白术附子汤。寒中为水来侮土，寒湿之病，其证内则腹胀多溺涎涕，外则足软胛脊腰背丸痛。脾胃寒湿而气不虚者，宜用是方，即五苓散加苍术、附子、陈皮、半夏、厚朴也。若脾胃寒湿而气虚者，则宜用理中汤加附子、茯苓、苍术是也。

【提要】阐述内伤寒中的主症、主方及兼症的加减治疗。

【注释】①白术附子汤：由白术、附子、苍术、陈皮、厚朴、半夏、茯苓、猪苓各五钱，泽泻、肉桂各四钱组成。

②理中附苓苍：即加味理中汤，由人参、白术、甘草、干姜、附子、茯苓、苍术组成。

【白话文】

内伤中有一种属于水反侮土的病，叫寒中，由寒湿侵害脾土导致。可选用白术附子汤治疗，其临床症状可见回涎唾涕增多，甚至不时外流，腹部胀满，小便增多，两足软弱无力，肩胛骨、脊柱骨、腰部、睾丸都感觉寒冷疼痛。白术附子汤由五苓散加附子、苍术、陈皮、厚朴、半夏组成。中气虚的，应当用加味理中汤治疗，全方由理中汤加附子、茯苓、苍术组成。

【解读】

对于内伤寒中的治疗，首先要辨别气虚与否，如中气不虚，以补火助阳，散寒止痛为主，方选白术附子汤。方中五苓散通利下焦的水邪；苍术、厚朴、半夏、陈皮化湿醒脾理气；附子鼓舞阳气，以助驱逐寒湿，则湿去脾健，血脉流通，寒中之病自然痊愈。如中气虚，则应当选用加味理中汤，以温中祛寒，益气健脾为主。

【医案助读】

1. 慢性阑尾炎腹痛　梅某某，男，26 岁，已婚。1990 年 5 月初就诊。病人自述右下腹疼痛，时发时止 3 年余。几所医院皆确诊为"慢性阑尾炎"。疼痛加重时，需用青霉素、红霉素以及中草药等治疗，疼痛可暂缓解，但每遇节令、气候变化及饮食不规律等诱因，疼痛又复加剧，外科建议手术切除，故要求服中药。求诊时症见右下腹部疼痛，腹肌稍紧张，阑尾区有压痛，脘腹胀满，食少纳呆，喜热畏寒，形体肥胖，大便时溏时泻，舌淡脉沉。实验室各项检查均正常。诊为脾阳不振，寒湿积滞，肠络痹阻。治以温阳化滞，附子理中汤加减。药用：附子 10g，红参 10g，白术 15g，干姜 10g，炙甘草 10g，苍术 10g，藿香 10g，佩兰 10g，柴胡 10g，砂仁 10g，青皮 10g，枳实 10g，薏苡仁 10g。水煎，日服 1 剂。服 2 剂后疼痛大为缓解，脘腹胀满减轻，饮食增加。继用上方 6 剂，右下腹部疼痛消失，余症均恢复正常，畏寒现象也减轻。后嘱每日服附子理中丸 1 丸，1 个月后畏寒现象消失停药。随访当年疼痛未再出现。[王国田. 王与贤治慢性阑尾炎经验. 内蒙古中医药，1993，（1）：5-6.]

2. 呃逆　某某，女，26 岁。2013 年 11 月 1 日来诊。自述 3 天前吞饮冰凉饮料后出现呃逆症状，初以为偶然现象，未予重视，次日呃逆频发，病情加重，即去本村卫生所诊治，口服温胃舒、胃速乐等中西药均未见好转，今来我院。诊见打嗝频频，难以自制，面色苍白，舌质淡、苔白润，脉沉细。西医诊断为胃肠神经官能症，属中医学"呃逆"之阳虚胃寒证型。治宜温补脾胃，和胃降逆。处方：干姜 15g，党参 15g，白术 15g，附子 30g（先煎），丁香 12g，柿蒂 12g，吴茱萸 12g，旋覆花 15g，代赭石 30g（先煎），高良姜 15g，香附 12g，炙甘草 12g，大枣 12g。共取 3 剂，水煎分 3 次温服，1 剂/日。并用食盐 1000g，葱白 50g，和匀炒热、布包热敷胃脘部，3 次/日，30 分钟/次。日后随访得知服上方 1 剂后打嗝减轻，2 剂后病愈，为巩固疗效，坚持服完 3 剂。［李茜. 附子理中汤加减临床治验 3 则. 中国社区医师，2014，30（22）：118.］

人参资生丸

【原文】   资生①脾胃俱虚病，不寒不热平补方。
        食少难消倒饱胀，面黄肌瘦倦难当。

〖注〗缪仲醇制资生丸方，为脾胃俱虚，不寒不热平补之药。其所治之证，乃饮食减少，过时不化，倒饱胀闷，面色萎黄，肌肉渐瘦，困倦无力也。方见诸书，故不录药味。

【提要】阐述人参资生丸的主治病证。

【注释】①资生：即人参资生丸，由人参三两、茯苓二两、白术三两、山药二两、薏苡仁一两半、莲肉二两、芡实一两半、甘草一两、陈皮三两、麦芽二两、神曲二两、白豆蔻八钱、桔梗一两、川黄连四钱、泽泻四钱、白扁豆一两半、山楂一两半、藿香一两组成。

【白话文】

人参资生丸治疗脾胃虚弱证，本方不寒不热为平补方。适应证是：食纳不振，进食难消化，脘腹饱胀，面色萎黄，全身肌肉瘦削，体力不佳，易困倦。

【解读】

本方出自明代《先醒斋医学广笔记·妇人》，又名保胎资生丸、补益资生丸、资生丸。全方既可补元气，又可调和气机，使补而不滞，脾胃运化自如。方中人参、白术、茯苓、甘草、莲肉、芡实、山药、扁豆、薏苡仁甘平，以补脾胃元气；用陈皮、神曲、麦芽、山楂、白豆蔻、藿香、桔梗的辛香，以调和胃气；用黄连、泽泻的苦寒，以清湿热。

【医案助读】

血小板减少症 潘某，女，26 岁。2014 年 12 月 23 日初诊。病人患有血小板减少症 1 年，曾用激素治疗，现停用后手足冷、胀痛，全身散在出血点，疲乏无力，面色苍白，血小板计数（PLT）：87×10⁹/L，眠差多梦，大便溏。查体：咽部略充血，舌淡苔薄白，脉细数。中医诊断：虚劳。西医诊断：血小板减少症。病人属久病失养，脾气虚弱证。治以益气健脾，摄血止血。方用资生丸方加减，处方：人参、炒白术、茯苓、山楂、山药、黄芪、桂枝、白芍、阿胶、薏苡仁、炒白扁豆、豆蔻、泽泻、芡实、炒麦芽、神曲各 10g，陈皮、桔梗各 6g，甘草 3g。15 剂。中药颗粒，每剂以 80℃温开水 300ml 冲服。每剂分 2 份，每次 1 份，每天 3 次口服。

12 月 30 日二诊：症状好转，已停用激素 2 个月，手足仍略有胀痛，皮肤未见新出血点，睡眠尚可，PLT：127×10^9/L，大便尚可，日 1 次。继服上方 1 个月余，随访至今血小板计数正常，未见不良反应。[杨曦，常晓一. 王有鹏运用资生丸治验 3 则. 江苏中医药，2016，48（1）：51－52.]

清胃理脾汤

【原文】   清胃理脾[①]治湿热，伤食平胃酌三黄。

                    大便黏秽小便赤，饮食爱冷口舌疮。

〖注〗清胃理脾汤，即平胃散加黄连、黄芩、大黄也。酌三黄者，谓有热滞而不实者，不可入大黄也。伤食，谓伤食病证，如痞胀、哕呕、不食、吞酸、恶心、噫气之类。更兼大便黏臭，小便赤涩，饮食爱冷，口舌生疮，皆伤醇酒厚味，湿热为病之证也。

【提要】阐述脾胃湿热证的主症及主方。

【注释】①清胃理脾：即清胃理脾汤，由苍术、陈皮、厚朴、甘草、黄芩、黄连、大黄组成。

【白话文】

清胃理脾汤治疗脾胃湿热证，全方由平胃散酌加黄芩、黄连、大黄组成。脾胃湿热证的临床症状有大便黏滞臭秽，小便短赤，喜欢吃冷的东西，口舌生疮。

【解读】

清胃理脾汤全方由平胃散酌加黄连、黄芩、大黄组成，之所以要酌加，是因为湿热滞留脾胃，但没有食积的情况并不适合添加使用大黄。脾胃湿热的治疗，在健脾祛湿的同时，还要兼顾清热。清胃理脾汤中，平胃散具有健脾祛湿的作用；黄芩、黄连，清热燥湿；大黄清热泻下。全方共奏清胃热、祛脾湿的作用。本方现已少用，未见相关文献报道，其基础方平胃散临床应用广泛。

理中汤

【原文】　　　　　理中①治虚寒湿伤，食少喜热面青黄。

腹痛肠鸣吐冷沫，大便腥秽似鸭溏。

〖注〗白术附子汤，治脾胃寒湿形气实者也。理中汤，治脾胃寒湿形气虚者也。虚者，其证食少，喜食热物，面色青黄，腹痛肠鸣，吐冷涎沫，大便腥秽不臭，似鸭粪澄彻清溏也，故宜此汤。

【提要】阐述理中汤的主治病证。

【注释】①理中：即中汤，由人参、白术、干姜、炙甘草各三两组成。

【白话文】

理中汤治疗寒湿郁滞脾胃，临床症状表现为虚证者。其适应证有：不思饮食，偏好吃热的食物，面色青黄，腹痛肠鸣，呕吐冷的涎沫，大便腥秽，如同鸭粪。

【解读】

白术附子汤与理中汤均治疗寒湿郁滞脾胃，白术附子汤适宜临床表现为实证者；理中汤治疗临床症状表现为虚证者，临床表现有：不思饮食，面色青黄有晦色，腹痛伴肠鸣，呕吐冷的涎沫，大便腥秽不伴浊臭，如同鸭粪一般。理中汤出自《伤寒论》，具有温中祛寒，健脾益气的功效。方中干姜温胃散寒，为君药；人参补气益脾，为臣；白术健脾燥湿，为佐药；甘草和中补土，为使药。

【医案助读】

妊娠恶阻　某某，女，30岁，广州人。2013年9月12日初诊。病人妊娠3个月，呕吐不止，西医抑酸、止呕等对症治疗后无效，恐胎儿不保故来求诊。症见病人面色萎黄，舌淡苔白，脉细如丝。问诊间病人猛然呕吐，急投垃圾桶，见呕吐物为清水状。追问病史，知病人平素脾胃较弱，便多溏泄，近1个月来呕吐不止，食入即吐，且食欲较差，多方治疗后未见疗效，苦恼不已。处以理中汤：小红参6g，干姜6g，炒白术18g，炙甘草6g。5剂，水煎服，日1剂，早晚分服，嘱忌生冷。3天后电话回复：呕吐已止，纳食好转，表示万分感谢，问是否继续服药。再嘱其平日忌生冷饮食，服完剩余两剂药即可。

［李飞，门九章，冯顺顺. 门九章运用理中汤治验撷要. 世界中西医结合杂志，2015，10（5）：698.］

消食健脾丸

【原文】　　　　　胃强脾弱脾胃病，能食不化用消食[①]。

平胃炒盐胡椒共，麦柏楂曲白蒺藜。

〖注〗脾胃病中，有胃强脾弱一证，胃强所以能食，脾弱不能消化。宜服消食健脾汤丸，助其消化。用苍术、陈皮、厚朴、甘草、炒盐、胡椒、山楂、神曲、麦芽、白蒺藜，末，蜜丸服之。更节其饮食，自然脾胃和而能健运矣。

【提要】阐述消食健脾丸的主治病证和药物组成。

【注释】①消食：即消食健脾丸，由苍术、陈皮、厚朴、甘草、炒盐、胡椒、山楂、神曲、麦芽、白蒺藜组成。研末，白蜜为丸。

【白话文】

胃强脾弱造成的脾胃病，食纳较好，但是不能消化，可用消食健脾丸治疗。全方由平胃散加炒盐、胡椒、山楂、神曲、麦芽、白蒺藜组成。

【解读】

在脾胃病中，有属于胃强脾弱型的。胃强，所以食欲好，进食多；脾弱，脾的运化功能失调，食物得不到较好消化。因脾失健运，脾之运化精微失调，故见脘腹胀、四肢倦怠、少气懒言、嗳气、食多而不知味、大便不畅等，这种情况可以用消食健脾丸治疗。配合控制饮食，脾胃自然调和而消化功能恢复。

开胃进食汤

【原文】　　　　　开胃进食[①]治不食，少食难化胃脾虚。

丁木藿香莲子朴，六君砂麦与神曲。

〖注〗此方治不思饮食，少食不能消化，脾胃两虚之证。方即六君子汤，加丁香、木香、藿香、莲子、厚朴、缩砂、麦芽、神曲也。

85

【提要】阐述开胃进食汤的主治病证及药物组成。

【注释】①开胃进食：即开胃进食汤，由党参、白术、茯苓、炙甘草、半夏、陈皮、丁香、木香、藿香、莲子、厚朴、缩砂仁、麦芽、神曲组成。

【白话文】

开胃进食汤治疗不思饮食、进食量少也觉得饱胀、难消化的脾胃两虚证。全方由六君子汤加上丁香、木香、藿香、莲子、厚朴、缩砂仁、麦芽、神曲组成。

【解读】

开胃进食汤中六君子汤加莲子益气健脾，丁香、木香、藿香、厚朴、缩砂仁、麦芽、神曲芳香开胃，提高食欲，帮助消化。本方临床应用较普遍，但本方总体偏温燥，容易耗气伤阴，气阴两虚的病人当慎用。

【医案助读】

小儿厌食症 某某，女，8岁。2001年7月8日就诊。病人食少纳差3年余，形体日趋瘦小，气促咳嗽，倦怠思卧，伴骨蒸潮热、动则汗出、盗汗等症，在某医院曾以"结核"治疗数月罔效，又服多种助消化药物，效果均不显，来我院就诊。此为脾不健运，胃不受纳，脾胃两虚，生化乏源，气血不足之证。治宜健脾开胃，以助运化。以开胃进食汤加减，处方：白术12g，党参、茯苓、陈皮、神曲、麦芽各10g，半夏6g，丁香、木香各3g，砂仁（后下）、藿香各5g，炙甘草4g。水煎服，每日1剂，早晚各1次。守上方调理1个月余，病人精神转佳，体重日增，食欲好转，诸症消失告愈。［朱东奇，王志辉. 开胃进食汤在临床中的应用. 陕西中医，2005，26（10）：1103.］

平胃散

【原文】　　　　一切伤食脾胃病，痞胀哕呕不能食。

吞酸恶心并噫气，平胃①苍朴草陈皮。

快膈枳术痰苓半，伤谷二芽缩神曲。

肉滞山楂面菜菔，滞热芩连柏大宜。

〖注〗伤食等证，宜用平胃散，即苍术、厚朴、甘草、陈皮也。快膈加枳实、白术；有痰加半夏、茯苓；伤谷滞者，加麦芽、谷芽、缩砂、神曲；伤肉滞者，加山楂；伤面滞者，加莱菔；有热者，加黄芩、黄连、黄柏、大黄，酌而用之。

【提要】阐述伤食的主症、主方及其兼症的加减治疗。

【注释】①平胃：即平胃散，由苍术（米泔浸七日）五斤，厚朴（姜汁炒）、陈皮（去白）各三斤，甘草（炙）三十两组成。上为末，每服二钱，姜汤下，日三服。或水煎，每服五钱。

【白话文】

一切伤食所致的脾胃病，症见胃脘痞塞饱胀、恶心干呕、食纳不佳、吞吐酸水、嗳气频作的都可用平胃散治疗。全方由苍术、厚朴、陈皮、甘草组成。如胸膈痞塞不通畅，可加枳实、白术；痰多可加半夏、茯苓；因吃米饭伤食的，可加麦芽、谷芽、缩砂仁、神曲；因吃肉类伤食的，可加山楂；因吃面食伤食的，可加莱菔子。如兼有身体发热，可按照具体情况，酌加黄芩、黄连、黄柏、大黄。

【解读】

平胃散出自宋代《太平惠民和剂局方》，是治疗脾胃不和的基本方剂。该方具有燥湿运脾，行气和胃的功效。主治脾土不运，湿浊困中，胸腹胀满，口淡不渴，不思饮食，或有恶心呕吐，大便溏泻，困倦嗜睡，舌不红、苔厚腻。方中苍术燥湿健脾为君药，厚朴除湿散满为臣药，陈皮理气化痰为佐药，炙甘草益气健脾、调和诸药。平胃散衍生方剂众多，临床可根据病情需要酌情选用。

【医案助读】

1. 胆汁反流性胃炎 李某，男，20 岁。2006 年 8 月 6 日初诊。上腹痛反复发作 1 年余，查胃镜诊断为胆汁反流性胃炎（重度），B 超肝胆脾胰等未见异常。经西药结合胆汁、保护胃黏膜、调节胃肠动力及中药清热化湿和胃等治疗效果不显。目前上腹痛明显，恶心呕吐清水痰涎，嗳气脘胀，纳食少进，大便质烂，舌质淡红、苔白腻而滑，脉细弦。辨证为寒湿中阻，胃失和降。治予温化寒湿，降逆和中。用药：炒柴胡 10g，炒苍术 10g，厚朴 10g，姜半夏 10g，茯苓 15g，陈皮 5g，炒白术 10g，煨木香 10g，炮姜 10g，淡吴茱萸 3g，小茴香 8g，甘草 3g。药进 7 剂，上腹痛明显好转，恶心呕吐已止，纳谷增加。原方加减共治疗 3 个月，诸症消失，体重增加，复查胃镜示浅表性胃炎，病告痊愈。〔孙蓓，顾庆华. 平胃散加味治疗消化系统急症举隅. 中国中医急症，2011，20（5）：847.〕

2. 肠易激综合征 潘某，男，28 岁。病人腹痛即泻、泻后痛减 4 年余，腹泻多发生于早晨和中餐后，遇工作紧张或旅行前多有发生，苦不堪言。曾在本院行肠镜检查未见异常，无糖尿病、高脂血症等病史，平时注意体育锻炼，但工作繁忙，心理压力较大。切其腹，软而无压痛，诊其脉稍虚，舌淡胖、苔薄。辨证：肝郁脾虚，湿滞脾胃。治法：健脾燥湿，缓急止痛。方用平胃散加减。处方：苍术 15g，马齿苋 30g，厚朴 10g，陈皮 6g，甘草 6g，生白芍 20g，黄芩 10g，广木香 10g，防风 10g，炒白术 12g，六神曲 10g，八月札 10g，绿萼梅 6g，佛手柑 6g。每日 1 剂，水煎服。病人服药 7 剂后，腹泻次数明显减少，腹痛减轻。药已中的，原方续服 15 剂后，病人已无腹痛腹泻，但见乏力、大便溏，舌体胖、苔薄白。原方加白扁豆 30g，续服 15 剂后大便如常，体力渐复。原方加减继服 1 个月后停药，随访 1 年，诉偶尔发作 1～2 次，但均可不药而愈。[刘波. 平胃散应用之发挥. 上海中医药杂志，2011，45（6）：63－64.]

葛花解酲汤

【原文】　　　　　　葛花解酲①发酒汗，懒食热倦呕头寒。
　　　　　　　　　　参葛四苓白蔻缩，神曲干姜陈木青。

〖注〗伤酒宜用葛花解酲汤汗之，汗出立愈。其证头痛懒食，呕吐身热，倦怠而烦，似乎外感而实非外感，皆因酒所致也。方即人参、葛花、白术、茯苓、猪苓、泽泻、白蔻、缩砂、神曲、干姜、陈皮、木香、青皮也。

【提要】阐述葛花解酲汤的主治病证及药物组成。

【注释】①葛花解酲：即葛花解酲汤，由莲花青皮三分，木香五分，橘皮（去白）、白茯苓、人参、猪苓各一钱五分，神曲（炒）、泽泻、干姜、白术各二钱，白蔻仁、葛花、砂仁各五钱组成。

【白话文】

葛花解酲汤治疗饮酒过度，症见不思饮食、身体发热、神疲乏力、恶心干呕、头痛等。全方由葛花、青皮、木香、橘皮、茯苓、人参、猪苓、神曲、泽泻、干姜、白术、白蔻仁、砂仁组成。

【解读】

葛花解酲汤出自《内外伤辨惑论》，具有分消湿热，温中健脾的功效。方中以葛花为君，解酒醒脾。臣以神曲消食和胃，消酒食陈腐之积。砂仁、白蔻仁理气开胃，芳香醒脾，增食欲；茯苓、猪苓、泽泻渗湿利湿，引酒湿从小便而去；人参、白术补中健脾；干姜温运化湿；木香、青皮、陈皮行气燥湿，共为佐药。饮酒过度可用葛花解醒汤发汗治疗，汗出后临床症状可迅速好转。饮酒过度导致的头痛、不思饮食、呕吐、身体发热、神疲乏力、烦躁等症状有点像外感引起的，而实际是饮酒过度引起的。

【医案助读】

慢性酒精中毒　卢某，男，30岁，经商者。1998年5月9日初诊。病人自浙江来武汉经商多年，因工作需要常出入于酒家、宾馆美食豪饮，每次可饮白酒500g左右。近年来渐觉食量减少，睡眠不好，易疲劳，日益消瘦（1个月瘦了2.5kg），全身畏风怕冷，四肢发凉。曾至市内各大医院经CT、钡餐、B超等检查，没有病理显示；取血、便、痰等化验，也不见异常。然而病人身体不适感却日渐加重，服用西药效果不良，故忧心忡忡，经人介绍来余处求中药治疗。

诊视：病人精神不振，脸色灰暗，眼眶下陷，双手自指至掌凉如触铁，指尖更甚，触摸颈部、腋下淋巴结不肿大，触肝区稍有不适感。脉象沉涩，舌苔灰黄稍滑，舌质绛、边有少许瘀点。口涩不欲食，大便时干时稀，小便有时带黄，性欲较以前减退。脉症互参，乃湿热伤及肝脾，气血瘀滞经络所致。治宜醒酒化湿，理气导滞，活血通络。方药用葛花解醒汤化裁：葛花15g，香砂仁、白蔻仁、木香、茯苓、猪苓、青皮各10g，白术、神曲各15g。根据该病人的具体情况，将方中人参改为丹参30g，并加桂枝、桑枝、谷芽、麦芽各10g，山楂25g。大剂量5剂，1剂/日，水煎，分3～5次稍凉服。

1998年5月15日二诊：自述手指、身体寒的症状大减，睡眠好转，食量稍增加，精神较前爽朗，对治病抱有信心。依前方加何首乌、肉苁蓉、莱菔子、泽泻。10剂，服法同前。

1998年5月26日三诊：病人自己驾车而来，述服药后，身体觉很轻松，每餐可吃一大碗饭，体重不仅没减轻，反而增加了0.5kg，脸色已稍润红。继服5剂巩固疗效，并嘱其今后切勿忘形贪杯，应起居有节。此后，病人带人来余处诊病时，得知其病2年来未复发，并见形体白胖矣。[李永谦. 葛花解醒汤治慢性酒精中毒举隅. 时珍国医国药，2002，13（9）：538.]

秘方化滞丸

【原文】　　　　秘方化滞①寒热滞，一切气积痛攻方。

巴豆醋制棱莪术，青陈连半木丁香。

〖注〗秘方化滞丸，治不论寒热一切气滞积痛，攻下之妙药也。即巴豆、三棱、莪术、青皮、陈皮、黄连、半夏、木香、丁香也。此方出《丹溪心法》附余书中，屡试屡验，按证随引，量其老少虚实，增损进退，以意用之，久久自得其效。

【提要】阐述秘方化滞丸的主治病证及其药物组成。

【注释】①秘方化滞：即秘方化滞丸，由巴豆、三棱、莪术、青皮、陈皮、黄连、半夏、木香、丁香组成。

【白话文】

秘方化滞丸具有攻下的作用，治疗气滞而造成腹中有积块疼痛，不论寒热属于实证均可用。全方由巴豆（醋制）、三棱、莪术、青皮、陈皮、黄连、半夏、木香、丁香组成。

【解读】

秘方化滞丸出自《丹溪心法》，治疗气滞引起的腹中有积块疼痛，不论寒热，属于实证均可用，是攻下的妙药。临床实际应用时，当根据年龄的老少及体质的强弱进行加减，坚持服用，多能取得疗效。

【医案助读】

不完全性肠梗阻　孔某，男，20岁。2002年8月15日因"腹胀、腹痛、黑便7天，发热1天"入院。症见：腹痛呈阵发性加剧，发热，呕吐，解少量黑稀便。查体：T 39.0℃；全腹压痛，无反跳痛，无腹肌紧张，肠鸣音减弱。检血常规：WBC41.1×10^9/L，GRA0.87。检腹平片：回盲区及降结肠出现液气平面。诊断：不完全性肠梗阻。入院初予静脉滴注菌必治、甲硝唑、能量液组等，中药先后服用番泻叶（焗服）、大承气汤、硝菔通结汤等泻下通便，并给予清洁灌肠治疗。病人用上述方法治疗3天，有时症状缓解，腹胀痛减轻，发热消退，每日大便1～2次，为少量水样大便，伴羊矢状粪块。但腹胀痛仍反复发作，多次检血常规WBC、GRA持续偏高，检腹平片仍见液气平面。病人住院第4日，改服"秘方化滞丸"方。病人服药后，即多次泻下黑色水样夹粪块大便，量较多，腹胀腹痛症状舒缓。次日守方再进，病人自觉症状消失，复检腹平片、血常规正常。此后未再出现不适症状，于8月22日痊愈出院。[杨越，吴军君. 秘方化滞丸方治疗不完全肠梗阻34例. 中医研究，2003，16（3）：25－26.]

虚劳总括

【原文】　　　　虚损成劳因复感，阳虚外寒损肺经。

阴虚内热从肾损，饮食劳倦自脾成。

肺损皮毛洒寒嗽，心损血少月经凝。

脾损食少肌消泻，肝损胁痛懒于行。

肾损骨痿难久立，午热夜汗骨蒸蒸。

从下皮聚毛落死，从上骨痿不起终。

恐惧不解则伤精，怵惕思虑则伤神。

喜乐无极则伤魄，悲哀动中则伤魂。

忧愁不已则伤意，盛怒不止则伤志。

劳倦过度则伤气，气血骨肉筋精极。

〖注〗虚者，阴阳、气血、荣卫、精神、骨髓、津液不足是也。损者，外而皮、脉、肉、筋、骨，内而肺、心、脾、肝、肾消损是也。成劳者，谓虚损日久，留连不愈，而成五劳、七伤、六极也。因复感者，谓不足之人，阳虚复感外寒，则损从皮毛肺始；阴虚更生内热，则损从骨髓肾始；内伤饮食劳倦，则损从肌肉脾始。此虚损成劳之因，然其证有五：一损皮聚毛落，洒淅恶寒咳嗽，肺劳也；二损血脉虚少，男子面无血色，女子月经不通，心劳也；三损饮食减少，肌肉消瘦，大便溏泻，脾劳也；四损两胁引胸而痛，筋缓不能行，肝劳也；五损骨痿不能久立，午后发热，盗汗骨蒸，肾劳也。从下肾脏损起者，损至皮聚毛落则死也。从上肺脏损起者，损至骨痿不能起于床则终也。从脾脏损起者，或至皮聚毛落，或至骨痿不起皆死也。

虚损为七伤之证：一、恐惧不解则伤精，精伤则骨酸痿厥，精时自下，盖五脏主藏精者也，不可伤，伤则失守而阴虚，阴虚则无气，无气则死矣。二、怵惕思虑则伤神，神伤则恐惧自失，破䐃脱肉，毛瘁色夭，死于冬也。三、喜乐无极则伤魄，魄伤则狂，狂则意不存人，皮革焦，毛瘁色夭，死于夏也。四、悲哀动中则伤魂，魂伤则狂妄不精，不精则不正，阴缩而挛筋，两胁骨不举，毛瘁色夭，死于秋也。五、忧愁不已则伤意，意伤则悗乱，四肢不举，毛瘁色夭，死于春也。六、盛怒不止则伤志，志伤则喜忘其前言，腰脊不可以俯仰屈伸，毛瘁色夭，死于季夏也。七、劳倦过度则伤气，气伤则火愈壮，壮火则食气，故无气以动，喘乏汗出，内外皆越，则气日耗，气日耗则死矣。

虚损为六极之证：一、数转筋，十指爪甲痛，筋极也。二、牙齿动，手足痛，不能久立，骨极也。三、面无血色，头发坠落，血极也。四、身上往往如鼠走，削瘦干黑，肉极也。五、气少无力，身无膏泽，翕翕羸瘦，眼无精光，立不能定，身体苦痒，搔之生疮，精极也。六、胸胁逆满，恒欲大怒，气少不能言，气极也。

【提要】阐述虚劳的病因病机及症状。

【白话文】

长期虚损，未能得到恢复，逐渐成为劳病；阳虚的人，容易感受寒邪而损伤肺；阴虚的人，易导致内热，而损伤肾；饮食不节，疲倦过度，容易损伤脾。肺劳症状有皮肤枯燥皱聚，毛发脱落，畏寒，咳嗽；心劳症状有血虚，女子月经不通；脾劳症状有食纳不佳，肌肉瘦削，大便溏；肝劳症状有两胁肋隐痛，四肢筋脉弛缓，双下肢不能行走；肾劳症状有骨骼痿软不能久立，下午发热，如从骨髓里蒸发而出的热，夜间汗出。肾劳发展到肺，则可见皮肤皱聚、毛发脱落，预后不佳；肺劳发展到肾，出现骨痿弱、卧床不起，预后也不好。恐惧不消除则容易伤精；恐惧警惕和思虑太过，易损心神；过度的喜乐，则伤魄；悲伤过度，则伤魂；经常忧愁则伤意；时常盛怒则伤志；劳倦过度则伤气。长期虚损将会导致气、血、骨、肉、筋、精的极度虚衰。

【解读】

虚劳，又称虚损，是由于禀赋薄弱、后天失养及外感内伤等多种原因引起的，以脏腑功能衰退，气血阴阳亏损，日久不复为主要病机，以五脏虚证为主要临床表现的多种慢性虚弱证候的总称。《理虚元鉴·虚证有六因》说"有先天之因，有后天之因，有痘疹及病后之因，有外感之因，有境遇之因，有医药之因"，对引起虚劳的原因作了比较全面的归纳。多种病因作用于人体，引起脏腑气血阴阳的亏虚，日久不复而成为虚劳。结合临床所见，引起虚劳的病因病机主要有以下五个方面：禀赋薄弱、烦劳过度、饮食不节、大病久病、误治失治。

由于虚损性质的不同而有气、血、阴、阳虚损之分。气虚损者主要表现为面色萎黄、神疲体倦、懒言声低、自汗、脉细；血虚损者主要表现为面色不华、唇甲淡白、头晕眼花、脉细；阴虚损者主要表现为口干舌燥、五心烦热、盗汗、舌红苔少、脉细数；阳虚损者主要表现为面色苍白、形寒肢冷、舌质淡胖有齿痕、脉沉细。

虚劳死证

【原文】　　　　　阴劳细数形尽死，阳劳微革气脱终。

枯白颧红一侧卧，嗽哑咽痛咯星红。

五脏无胃为真脏，形肉虽存不久停。

一息二至名曰损，一息一至行尸名。

大骨枯槁大肉陷，动作益衰精髓空。

真脏未见一岁死，若见真脏克期凶。

喘满动形六月死，一月内痛引肩胸。

身热破䐃肉尽脱，十日之内不能生。

真脏脉见目眶陷，目不见人顷刻倾。

若能见人神犹持，至所不胜日时终。

〔注〕阴虚之劳脉细数，则必形消着骨而后死者，阴主形也。阳虚之劳脉微革，则不待瘵尽忽然而脱者，阳主气也。五脏之脉无和缓象，为无胃之真脏脉，即形肉虽存，亦必不久于人世也。一息二至，损病之脉也。一息一至，行尸之脉也。大骨，颧、肩、股、腰之大骨也。大肉，头、项、四肢之大肉也。枯槁者，骨瘘不能支也；陷下者，肉消陷成坑也。动作精神渐衰，真脏脉不见，期一岁死，若真脏脉见，遇所不胜之时日凶可期也。若真脏脉不见，有是证者，喘满动形，六月而死；有是证者，五脏内损，痛引肩胸者，一月而死；有是证者，肉尽之处，皆枯燥破裂，谓之破，身热不已，十日内死。真脏脉见，目眶下陷，视不见人，顷刻而死。若能见人，则神尚未去，至所不胜之日时而死也。

【提要】阐述虚劳死证的辨证要点。

【白话文】

阴虚病人，如脉象细而数，全身肌肉瘦削，甚至明显露出骨骼，这是将死之征兆。阳虚病人，出现脉微弱无力，浮部反现弦硬，面部枯萎晄白，两颧红赤，睡眠常靠向一面侧卧，咳嗽声哑，咽喉疼痛，咯出的痰带少许鲜血，这是将死之征兆。五脏的脉象没有胃气，是真脏脉，如出现这种脉，即使形体肌肉没有明显消瘦，预后也是不好的。一呼一吸，脉搏跳动二至，可诊为虚损病；

如一呼一吸，跳动一至，这是阴阳气血已竭，形体虽然还是活着，其实人已死亡。如果大骨枯槁，大肉尽脱，颧骨、肩胛骨、股骨痿弱不能支持全身，头部、颈项、四肢肌肉消瘦陷下，身体的动作和精神，都表现出逐渐衰退和呆钝的样子，但真脏脉还没有出现，最多可活一年。如果真脏脉已经出现，其死亡的日期，可以按照脏腑相互制约和相互滋生的关系进行推算。伴随胸闷，呼吸时身体随着呼吸而动摇不定，活不过 6 个月的时间；出现肩胛骨和胸部疼痛的，存活时间不超过 1 个月；如大骨枯槁，大肉尽脱，在大肉陷下的边缘表现枯燥，并有皮破肉裂的现象，身体发热，存活时间不超过 10 天。如真脏脉出现，眼眶都凹陷，视力完全消失，甚至连人也看不见，就会马上死亡；如还能够看见人形，说明神还没有完全消失，他的死亡日期，与上面所讲的一样，碰到受克制的时候就将死亡。

【解读】

虚劳病有阴阳、气血、荣卫、精神、骨髓、津液等虚损的不同。人体的生长发育，是有先天和后天的分别，肾为先天，它是阴阳的根本；脾为后天，它是气血生化之源。所以阴阳调和、气血不虚，则荣卫、精神、骨髓、津液都是充盈饱满的，一旦阴阳气血虚损，就会随着致病因素的不同而出现各种不同症状。虚劳病的辨证，以气血阴阳为纲领；更何况要预测生死，尤其当以阴阳为主。

辨别五脏虚损情况，从脉象来说，缺乏柔软中和的脉象，就是没有胃气。所谓真脏脉，就是没有胃气的脉。如果出现这种真脏脉，即使形体肌肉没有消瘦，预后仍不佳，这是从脉象上预测虚劳病预后的一个关键问题。

虚劳治法

【原文】　　　　　　后天之治本血气，先天之治法阴阳。

　　　　　　　　　　肾肝心肺治在后，脾损之法同内伤。

〖注〗后天脾胃水谷生化荣卫，故治法本乎气血。先天肾脏精气生化之源，故治法本乎阴阳。五脏虚损治法，俱在于后，而脾脏虚损治法已载内伤，故曰同内伤也。

【提要】阐述虚劳的治疗方法。

【白话文】

脾胃为后天之本，劳病由于后天虚损，治疗当从气血着手。肾为先天之本，劳病由于先天虚损，治疗当从阴阳着手。心、肝、肾、肺虚损的治法将在后面章节分别说明，脾虚损已在前面内伤篇详细讨论过。

【解读】

《金匮要略·血痹虚劳病脉证并治》首先提出了虚劳的病名。《诸病源候论·虚劳病诸候》比较详细地论述了虚劳的原因及类型，对五劳、六极、七伤的内容作了说明。李中梓《医宗必读》强调脾肾在虚劳中的重要性。汪绮石《理虚元鉴》为虚劳专书，对虚劳的病因、病机、治疗、预防及护理均有较好的论述。对于虚劳的治疗，以补益为基本原则，正如《素问·三部九候论》说"虚则补之"。在进行补益的时候，一是必须根据疾病属性的不同，分别采取益气、养血、滋阴、温阳的治疗方药；二是要密切结合五脏病位的不同而选方用药，以加强治疗的针对性。西医学的多种慢性消耗性疾病均可参照虚劳治疗，如免疫功能低下、营养不良、代谢紊乱、内分泌功能紊乱、自主神经功能紊乱等等。

拯阴理劳汤

【原文】 阴虚火动用拯阴[①]，皮寒骨蒸咳嗽侵。

食少痰多烦少气，生脉归芍地板贞。

薏苡橘丹连合草，汗多不寐加枣仁。

燥痰桑贝湿苓半，阿胶咳血骨热深。

〖注〗此方即人参、麦冬、五味、当归、白芍、生地、龟甲、女贞、薏苡、橘红、丹皮、莲子、百合、炙草也。汗多不寐，俱加枣仁；咳而嗽痰，加桑皮、贝母；嗽而湿痰，加茯苓、半夏；咳嗽，咯血，加阿胶；骨蒸热深，加地骨皮也。

【提要】 阐述阴虚型虚劳的症状及治疗。

【注释】①拯阴：即拯阴理劳汤，由人参六分、麦冬一钱、五味子三分、当归一钱、白芍七分、女贞子一钱、莲子三钱、橘皮一钱、百合二钱、炙甘草四分、生地二钱、龟甲三钱、牡丹皮一钱、薏苡仁三钱组成。水二盅，枣一枚，煎一盅，分二次服。

【白话文】

阴虚火动用拯阴理劳汤治疗，症状有：皮肤怕冷而内部反觉发热，纳食少，咳嗽痰多，心烦，少气乏力。全方由生脉散加当归、白芍、生地、龟甲、牡丹皮、女贞子、莲子、薏苡仁、橘皮、百合、炙甘草组成。如果汗多，难以入眠，可加酸枣仁；如咳黏痰，可加桑白皮、贝母；咳嗽白色泡沫湿痰，加茯苓、半夏；如咳嗽咯血，可加阿胶；如骨蒸潮热，则加地骨皮。

【解读】

虚劳病有五劳、七伤、六极的区别，但其根本不外乎气血阴阳。阴虚易致火动，症见皮肤怕冷而内部反觉发热、纳食少、咳嗽痰多、心烦、少气乏力等，可用拯阴理劳汤治疗。方中生脉散养阴生津；生地、牡丹皮、龟甲清热；当归、白芍养血；女贞子、莲子助生脉散养阴；橘皮、百合止咳化痰；甘草补脾胃，调和诸药。阴得补则火自降，火清则阴自然恢复，使阴阳平衡。

【医案助读】

绝经前后诸证 某某，女，42岁，贵州德江人。两年前因家事出现月经紊乱，周期延长。4个月前月经来潮，来潮时量少、色暗、两天即净，伴心悸，急躁易怒，失眠多梦，面、颈、胸部潮热汗出，五心烦热，感觉异常，两目干涩，视物模糊。曾服谷维素片、艾司唑仑治疗，症状未见明显好转，2011年9月6日求诊于我院门诊。检查甲状腺功能正常。性激素全套示：FSH：50U/L，LH：40U/L，E_2：10pmol/L。舌红、干燥、少苔，脉细数。诊断为：绝经前后诸证，肝肾阴虚型。治疗上予：桔梗10g，牡丹皮12g，莲子15g，百合10g，甘草6g，麦冬10g，五味子15g，生熟地各20g，白芍12g，龟甲10g，女贞子15g，枸杞子15g，山茱萸10g，菊花10g，徐长卿15g。水煎服，每日1剂，分3次服，嘱病人保持心情舒畅。2个疗程后病人自觉症状较前明显好转，继与拯阴理劳汤随症加减，服用6个疗程后症状消失。[杨风，王琪. 拯阴理劳汤加减配合心理疗法治疗肝肾阴虚型绝经前后诸症的临床疗效. 北方药学，2013，10（8）：47.]

拯阳理劳汤

【原文】 阳虚气弱用拯阳[①]，倦怠恶烦劳则张。

表热自汗身酸痛，减去升柴补中方。

更添桂味寒加附，泻入升柴诃蔻香。

夏咳减桂加麦味，冬咳不减味干姜。

〖注〗此汤即人参、黄芪、炙草、白术、陈皮、肉桂、当归、五味子也。倦怠，懒于动也；恶烦劳，动则气张而喘乏也。恶寒加附子；泄泻仍入升麻、柴胡，更加诃子、肉蔻、木香也；夏月咳嗽，减肉桂，加麦冬、五味子；冬月咳嗽，不减肉桂，更加五味子、干姜也。

【提要】阐述肾阳虚型虚劳的主症、主方及兼症的加减治疗。

【注释】①拯阳：即拯阳理劳汤，由人参二钱、黄芪二钱、炙甘草五分、肉桂七分、当归一钱半、白术一钱、陈皮一钱、五味子四分组成。水二盅，姜三片，枣肉二枚，煎一盅服。

【白话文】

肾阳虚和肾气虚可用拯阳理劳汤治疗。常见症状有：神疲乏力，懒于言语，活动则症状加重，感觉发热，常自汗，身体感觉酸痛。本方由补中益气汤减去升麻、柴胡，添加肉桂、五味子而组成。兼有怕冷，加附子；兼有泄泻，加升麻、柴胡及诃子、肉豆蔻、木香；夏季兼有咳嗽，减去肉桂，加入麦冬、五味子；冬季兼有咳嗽，不减肉桂，并加上五味子、干姜。

【解读】

拯阳理劳汤即补中益气汤减去升麻、柴胡，加入肉桂以扶阳、五味子敛阴。畏寒明显，脉沉迟的可加上附子；泄泻的则保留补中益气汤中的升麻、柴胡以升清阳，并加上诃子、肉豆蔻、木香温气固脱；如果夏季兼有咳嗽，则应该去掉肉桂之温燥，加上麦冬、五味子以保肺阴；如果冬季兼有咳嗽，保留肉桂，加上五味子和干姜收敛肺气，暖脾胃。本方是现代治疗重症肌无力的代表方剂之一。

【医案助读】

重症肌无力 钟某某，女，33 岁，务农。因生活艰辛，过度劳累，复酒后冒雨挑重，当即腰痛不能任力，渐至头晕乏神，肢体麻痹，懈怠无力，曾多方治疗无效。及至半年后，终日卧床不起，生活不能自理，症见：形体消瘦，精神萎靡，少气懒言，语声低微，腰膝酸软，经行量多如崩，带下清稀，手软不能握物，足不能步履，面色苍白，双眼睑重度下垂，纳食差，咀嚼及吞咽无力，饮水呛咳从鼻中出，大便溏泄，舌质淡、苔薄白，脉细缓无力。西医诊断：重症肌无力。中医诊断：①痿证；②虚损。证属酒后伤湿，雨湿浸淫，脾为湿困，日久导致脾阳不振，中气下陷，加之强劳伤肾，为脾肾虚损兼夹湿热之候。初用健脾补气佐清利湿热法，选补中益气汤合三妙散加减：黄芪 120g，人参 10g，陈皮 9g，柴胡 9g，升麻 9g，当归 15g，白术 15g，苍术 15g，炒黄柏 6g，薏苡仁 30g，甘草 6g。

服本方半个月，肌力有所恢复，饮食稍增，精神好转。此脾阳渐振，湿热已除，但疗效尚难稳定。因思"五脏使人痿"及"五脏虚损，穷必及肾"之训。病人脾虚气弱诸症悉具，且其腰痛、带下、崩漏等肾亏之候亦昭然可见，遂采用脾肾双补之法，取补中益气汤合拯阳理劳汤加减：黄芪 120g，人参 10g，白术 15g，柴胡 9g，升麻 9g，当归 15g，肉桂 6g（后下），山茱萸 15g，杜仲 15g，阿胶 20g（烊化），鹿胶 15g（烊化），炙甘草 6g。连续服药 10 余剂，果得疗效倍增，再守方服药月余而获稳定疗效。随访 3 年，病人已能从事轻体力劳动。［邓斌. 邓毓漳治疗重症肌无力经验. 江西中医药，2010，41（4）：23.］

六味地黄汤　都气汤　七味地黄汤　生脉地黄汤
桂附地黄汤　知柏地黄汤　金匮肾气汤

【原文】　　　　肾虚午热形消瘦，水泛为痰津液伤。

咳嗽盗汗失精血，消渴淋浊口咽疮。

熟地药萸丹苓泽①，加味劳嗽都气汤②。

引火归元加肉桂③，火妄刑金生脉④良。

桂附⑤益火消阴翳，知柏⑥壮水制阳光。

车牛桂附⑦名肾气，阳虚水肿淋浊方。

〖注〗午热，午后发热也。水泛为痰，谓日食饮食所化津液，肾虚不能摄水，泛上为痰也。盗汗，谓睡而汗出，觉而即止之汗也。失精，遗精也。消渴，谓饮水而即消，渴仍不止也。淋者，尿淋漓不利也。浊者，尿之前后有浊液也。口咽生疮，虚火炎也。均宜六味地黄汤治之。劳嗽加味，谓加五味子，名都气汤也。引火归元加肉桂，名七味地黄汤。火妄刑金加生脉饮，名生脉地黄汤。桂附，谓加肉桂、附子。知柏，谓加知母、黄柏。车牛桂附，谓加车前、牛膝、肉桂、附子，名桂附知柏肾气等汤也。

【提要】阐述肾阴虚型虚劳的主症、主方及兼症的加减。

【注释】①熟地药萸丹苓泽：即六味地黄汤，由熟地四钱、山茱萸二钱、白茯苓一钱半、干山药二钱、牡丹皮一钱半、泽泻一钱半组成。

②都气汤：即七味都气汤，由六味地黄汤加五味子组成。

③加肉桂：即七味地黄汤，由六味地黄汤加肉桂组成。

④生脉：即生脉地黄汤，由六味地黄汤加人参、麦冬、五味子组成。

⑤桂附：即桂附地黄汤，由六味地黄汤加附子、肉桂组成。

⑥知柏：即知柏地黄汤，由六味地黄汤加知母、黄柏组成。

⑦车牛桂附：即桂附知柏地黄汤、金匮肾气汤，由知柏地黄汤加附子、肉桂、车前子、牛膝组成。

【白话文】

肾阴虚出现午后发热，人消瘦，水泛为痰，津液减少，咳嗽，盗汗，遗精，口渴饮水不能止渴，小便淋漓不断、不能畅快排出，及口咽生疮等症状，可以用六味地黄汤治疗。全方由熟地、山茱萸、白茯苓、山药、牡丹皮、泽泻组成。有咳嗽症状者，则可加五味子，名为七味都气汤；有盗汗或者口咽生疮症状者，则可用引火归元法，加入肉桂，名为七味地黄汤；如虚火上炎，克伐肺金，可加生脉散，名为生脉地黄场；如肾阳虚，可加肉桂、附子以补阳，名为桂附地黄汤；肾阴虚，火又盛，发生消渴或者遗精者，可加知母、黄柏以壮水制火，名为知柏地黄汤；本方加车前子、牛膝、肉桂、附子，名为桂附知柏肾气汤，用于治疗阳虚水肿或者淋浊病。

【解读】

六味地黄汤出自宋代钱乙《小儿药证直诀》，具有滋阴补肾之功效。用于肾阴亏损、头晕耳鸣、腰膝酸软、骨蒸潮热、盗汗遗精、消渴等。方中重用熟地黄以滋阴补肾，填精益髓，为君药。山茱萸补养肝肾，兼有涩精之功；山药补益脾阴，亦可固精，共为臣药。三药相伍，称为"三补"，可滋养肝脾肾。泽泻可利湿泄浊，并防熟地黄之滋腻恋邪；牡丹皮清泄相火，并制山茱萸之温涩；茯苓淡渗脾湿，并助山药之健运。三药为"三泻"，渗湿浊，清虚热，平其偏胜以治标，均为佐药。六味合用，三补三泻，其中"补药"用量重于"泻药"，是以补为主；肝脾肾三阴并补，以补肾阴为主。

现代药理研究表明六味地黄汤具有增强免疫、抗衰老、抗疲劳、降血压、降血糖等作用，可用于治疗慢性肾炎、高血压、糖尿病、神经衰弱、更年期综合征等等。

【医案助读】

更年期综合征 任某，女，48 岁。2008 年 7 月 12 日就诊。病人近 3 年来常感腰酸胀，头晕心悸、动则尤甚，时感悲伤欲哭，心烦易怒，颜面烘热，易出汗，多梦，月经不规则，经行时间无常，经量渐偏少，舌质红少苔，脉细数略弦。妇科检查：阴道、子宫及附件正常。西医诊断为更年期综合征。曾多次就诊，予以安定、谷维素、乙烯雌酚等治疗，效果欠佳。中医辨证属肝肾阴虚，精血不足，心失所养。治当滋补肝肾，疏肝理气，清心除烦。处方：生地黄、山茱萸、山药、白芍、丹参各 15g，牡丹皮、当归、茯苓、黄柏各 10g，菟丝子、麦冬各 20g，柴胡 12g，浮小麦、炒酸枣仁各 30g。1 日 1 剂，水煎服。服 1 个疗程痊愈，嘱其继续服用六味地黄丸以巩固疗效。3 个月后其月经回归正常，少有心烦、潮热之感，精神未见不适，情绪乐观稳定，随访半年无恙。[杨敏生，胡海兵. 六味地黄汤加减治疗肝肾阴虚型更年期综合征 68 例. 陕西中医，2012，33（3）：273－274.]

大补阴丸　滋阴降火汤

【原文】　大补阴丸①制壮火，滋阴降火②救伤金。

龟板知柏地髓剂，二冬归芍草砂仁。

咳加百味汗地骨，血痰金贝虚芪参。

虚热无汗宜散火③，有汗骨蒸亦补阴。

〖注〗阴虚火旺，无水以制，宜用大补阴丸滋水制火。方即龟甲、知母、黄柏、生地，为末，猪脊髓炼蜜为丸。若火旺无制，妄行伤金，肺痰咳嗽，宜用滋阴降火汤救其伤金。方即大补阴丸加麦冬、天冬、当归、白芍、炙草、缩砂。咳甚加百合、五味子，盗汗加地骨皮，咯血加郁金，痰多加川贝母，气虚加人参、黄芪。凡虚热如火烙手，无汗者为火郁，宜升阳散火汤；有汗者为骨蒸，亦宜大补阴丸及滋阴六黄等汤也。

【提要】　阐述阴虚火旺证的主方及其兼症的加减治疗。

【注释】①大补阴丸：由黄柏（盐、酒炒）、知母（盐、水炒）各四两，熟地（酒蒸）、龟甲（酥炙）各六两组成。猪脊髓和，炼蜜为小丸。每服三钱，淡盐汤下。

②滋阴降火：即滋阴降火汤，由黄柏、知母、熟地、龟甲、麦冬、天冬、当归、白芍、炙甘草、砂仁组成。

③散火：即升阳散火汤，由升麻、葛根、独活、羌活、白芍、人参、柴胡、防风、炙甘草、生甘草组成。

【白话文】

大补阴丸治疗火旺，滋阴降火汤治疗肺灼伤。大补阴丸由黄柏、知母、熟地、龟甲、猪脊髓组成。滋阴降火汤由大补阴丸加麦冬、天冬、当归、白芍、炙甘草、砂仁组成。伴咳嗽，加百合、五味子；伴盗汗，加地骨皮；咯血加郁金；痰多加川贝母；气虚加人参、黄芪。如果发热如同火烫手，但却没有汗，属于火郁，可用升阳散火汤治疗；有汗的是骨蒸潮热，可用滋阴法治疗。

【解读】

阴虚火旺，是因为无水制约，可选用大补阴丸滋水制火。如果火旺未得到有效制约，容易灼伤肺，出现咳嗽、痰多，治疗上可选用滋阴降火汤治疗。咳嗽较剧烈的可以加百合、五味子；伴盗汗，加地骨皮；咯血加郁金；痰多加川贝母；气虚加人参、黄芪。如果只是发热而没有汗，当用升阳散火汤治疗；有汗的是骨蒸潮热，可选用大补阴丸及滋阴六黄汤治疗。

【医案助读】

血尿　倪某，男，92岁。2012年10月9日因肉眼血尿就诊。病人自诉患"膀胱癌"多年，曾行多次化疗并膀胱冲洗。就诊时见身形瘦弱，精神尚可，口干，舌质绛红、少苔，脉沉细。此属肾阴亏虚，虚火伤及血络所致。拟养阴止血法，以大补阴丸加味。处方如下：龟甲20g，黄柏10g，生地20g，知母10g，冬凌草20g，地榆20g，石韦20g，瞿麦20g，王不留行20g。上方加水适量，水煎分3次服用，每日1剂。

服药7剂后于2012年10月16日二诊。诉肉眼血尿明显减轻，感觉尚好，舌脉同前。处方如下：龟甲20g，黄柏10g，知母10g，生熟地各20g，冬凌草20g，玉竹20g，旱莲草20g，女贞子20g，大小蓟各20g。煎服方法同前，以本方继续调理月余后血尿消失，阴虚之象消失。[孙波. 刘尚义教授应用大补阴丸临证经验. 贵阳中医学院学报，2015，37（3）：80.]

保元汤

【原文】　　一切气虚保元汤[①]，芪外参内草中央。

加桂能生命门气，痘疮灰陷与清浆。

〖注〗保元汤，即人参、黄芪、炙草也。黄芪补表气，人参补里气，炙草补中气，加肉桂能生命门真气，且能治小儿痘疮灰白、顶陷、清浆。

【提要】阐述气虚证的主方及兼症的加减。

【注释】①保元汤：由人参、黄芪、炙甘草组成。

【白话文】

一切气虚证，都可用保元汤治疗。全方由人参、黄芪、炙甘草组成。其中黄芪固卫表之气，人参补元气，炙甘草补中气。本方加肉桂能够升发命门真气，可以用来治疗天花呈现灰白色，顶陷或者不灌脓浆的病证。

【解读】

保元汤即取四君子汤中人参、炙甘草，加上黄芪，增强补气之功。方中人参大补元气；黄芪补气生阳，益气固表；炙甘草益气和中，调和诸药。加上肉桂，可升发命门真气，可用于治疗小儿天花呈现灰白色、阳虚顶陷落、血虚浆清等。

【医案助读】

末梢神经炎 某某，男，63岁。病人四肢麻木4年余，久治无效，遂来我院求治。症见：营养差，少气懒言，四肢对称性膝、肘以下麻木，如手套袜状，感觉迟钝，遇冷麻木感加重，但行走自如，小便自利，大便溏，舌淡苔白，脉细无力。证属气血阳气俱亏，瘀阻脉络。方用保元汤加减。药用：炙黄芪30g，党参10g，肉桂5g，当归15g，地龙10g，细辛5g，炙甘草6g，生姜5枚。每日1剂，水煎服，早晚分服。服6剂后麻木感减轻，遇寒已不感病情加重，效不更方，继续服25剂后告愈。[唐林，尹小星.保元汤临证应用三则举隅.实用中医内科杂志，2010，24（7）：91－92.]

四君子汤　五味异功汤　六君子汤　七味白术散　四兽饮

【原文】　　　　　脾胃气虚四君子①，脉软形衰面白黄。

　　　　　　　　　倦怠懒言食少气，参苓术草枣姜强。

　　　　　　　　　气滞加陈异功散②，有痰橘半六君汤③。

　　　　　　　　　肌热泻渴藿木葛④，虚疟六君果梅姜⑤。

〖注〗治气虚兼气滞不快，依四君加陈皮，名五味异功散。治气虚兼有痰饮，依四君加橘红、半夏，名六君子汤。治气虚肌热渴泻，依本方加藿香、木香、葛根，名七味白术散。治气虚久疟留连不愈，依六君子汤，加草果、乌梅、生姜，名四兽饮。

【提要】阐述脾胃气虚证的症状及其治疗。

【注释】①四君子：即四君子汤，由人参、白术、茯苓、甘草各二钱组成。加姜、枣，水煎服。

②异功散：即五味异功散，由四君子汤加陈皮组成。

③六君汤：即六君子汤，由四君子汤加橘红、半夏组成。

④藿木葛：即七味白术散，由四君子汤加藿香、木香、葛根组成。

⑤六君果梅姜：即四兽饮，由六君子汤加草果、乌梅、生姜组成。

【白话文】

脾胃气虚可用四君子汤治疗。脾胃气虚的临床表现有：脉软弱无力，形体瘦弱，面色萎黄，精神倦怠，少气懒言，食欲不佳。四君子汤由人参、白术、茯苓、甘草组成，煎药时加入生姜、大枣。兼有气滞的，可用五味异功散治疗，即四君子汤加上陈皮；如因气虚生痰，可用六君子汤治疗；因气虚出现肌肤发热、口渴、大便泄泻的，可用七味白术散治疗；因气虚而患疟疾的，且经久不愈的，可用四兽饮治疗。

【解读】

四君子汤是治疗脾胃气虚的常用方，也是补气的基础方剂。方中人参甘温益气，健脾养胃，为君药；白术健脾燥湿，加强益气助运之力，为臣药；佐以甘淡之茯苓，健脾渗湿，茯苓与白术相配，则健脾祛湿之功加强；炙甘草益气和中，调和诸药，为使药。本方出自宋代《太平惠民和剂局方》，脱胎于《伤寒论》中的"理中丸"，去掉燥烈之干姜，换为性味平和的茯苓，由驱寒的主效转变为温中补气。方中四药均为平和之品，具有冲和之义，所以称为"四君子"。

【医案助读】

萎缩性胃炎 吴某，男，51 岁。初诊日期：2010 年 10 月 14 日。主诉：胃中嘈杂 2 个月，加重 1 周。病史：病人半年前无明显诱因出现胃中嘈杂不安，偶有胃痛，无恶心呕吐等症状。就诊查胃镜示萎缩性胃炎，经对症治疗（具体治法不详），有所好转。2 个月前无明显诱因胃中嘈杂加重，遂来诊。现症见：胃中嘈杂，甚则痞闷、疼痛，昼轻夜重，纳呆，二便如常，舌色紫暗、苔薄白，脉沉弦。中医诊断：胃脘痛。证型：肝胃不和。治疗原则：疏肝理气，和胃止痛。处方：香砂四君子汤加减。药用：党参 20g，云茯苓 15g，焦白术 15g，木香 5g，砂仁 10g，枳壳 10g，厚朴 10g，丹参 20g，延胡索 10g，鸡内金 15g，藿香 10g，甘草 10g。上诸药服 7 剂，1 剂/日，水煎分 3 次口服。

二诊：诸症悉减，但觉食后胃中嘈杂，舌淡苔薄白，脉沉弦。处方：香砂四君子汤加减。药用：党参 20g，云茯苓 15g，焦白术 15g，木香 5g，砂仁 10g，吴茱萸 10g，黄连 10g，丹参 15g，延胡索 10g，鸡内金 15g，莱菔子 10g，甘草 10g。上诸药服 7 剂，每日 1 剂，水煎分 3 次口服。

三诊：诸症悉减，偶有腰膝酸软，两目干涩，舌淡、边有齿痕、苔薄白，脉沉弦。处方：四君子汤加减。药用：党参 20g，云茯苓 15g，焦白术 15g，砂仁 10g，香橼 10g，佛手 10g，藿香 10g，枸杞子 15g，菊花 15g，鸡内金 15g，柴胡 10g，甘草 10g。上诸药服 7 剂，1 剂/日，水煎分 3 次口服。药后诸症均减，随访至今，未见复发。［钱冬，郑一，于睿. 李德新妙用四君子汤加减治疗验案举隅. 辽宁中医杂志，2016，43（6）：1158.］

芎归汤　开骨散

【原文】　　　　一切血病芎归汤①，产后胎前必用方。

气虚难产参倍入，交骨难开龟发良。

〖注〗芎归汤，即川芎、当归，又名佛手散。气虚产难或时久伤气，依本方倍加人参。临产交骨难开，依本方加整龟甲一具，本人梳下乱发一团，他人梳下之发亦可，名开骨散。

【提要】阐述血病的主方及兼症的加减应用。

【注释】①芎归汤：由川芎三钱、当归五钱组成。

【白话文】

各种血病，都可以应用芎归汤作为基础方进行治疗，是妇女胎前产后的必用方。如果妇女因气虚难产，人参需要加倍使用。妇女初次生产，耻骨联合不开，可运用本方加龟甲和乱发治疗，名开骨散，效果良好。

【解读】

芎归汤，由川芎、当归两味药组成，又叫佛手散。各种血病，都可以应用本方作为基础方进行加减治疗，是妇女胎前产后必用方剂。气虚难产或临盆时间过久伤气，可应用本方并加倍使用人参，气得补，血自行，有利于胎儿的顺利娩出。初产妇或气血虚弱者，耻骨联合难开，可用本方加上整龟甲一具、乱发一团，名叫开骨散。

芎归汤具有活血补血的功效，临床应用广泛，用于各种气滞血瘀、气血亏虚疾患，很少单用。开骨散临床已很少选用，文献报道也较少。

【医案助读】

宫缩乏力 汪某，女，24岁，农民。1989年3月20日入院。入院前自觉腹痛3天，入院后产科检查：足月妊娠，头盆相称，产道正常，宫口已开2cm。劝其静养，并以西医常规用药，第一产程超过16小时，宫口无进展，考虑宫缩乏力，劝其行剖宫产，家人不同意，故于21日邀我会诊。查：两脉沉细，言语无力，舌苔薄白。脉症合参，属气阴两虚，用力劳乏。效先贤之法，用"古开骨散"：当归、龟甲各30g，川芎15g，黄芪100g，血余20g（烧炭）。嘱其立服。服后3小时左右，宫口开全，在助产下产一男婴。［张洪春. 古开骨散治疗宫缩乏力验案二则. 安徽中医临床杂志，1997，9（2）：90.］

四物汤　圣愈汤　六物汤　加味四物汤　地骨皮饮

【原文】　　　　　　调肝养血宜四物[①]，归芎芍地酌相应。

气虚血少参芪[②]补，气燥血热知柏[③]清。

寒热柴丹炒栀子[④]，但热无寒丹骨[⑤]平。

热甚芩连寒桂附，止血茅蒲破桃红。

〖注〗调肝养血宜四物汤，即当归、川芎、白芍、熟地黄。酌相应，谓补血用白芍、熟地，破血用赤芍，凉血用生地；气虚血少，宜加参、芪，名圣愈汤。气燥血热，宜加知、柏，名六物汤。血虚寒热往来，宜加味四物汤，即本方加柴胡、丹皮、炒栀子也。血虚惟发热不恶寒，宜地骨皮饮，即本方加地骨皮、牡丹皮也。血分热甚，依本方加黄芩、黄连。寒甚加肉桂、附子，破血加桃仁、红花，止血加茅根、蒲黄炒黑。

【提要】阐述四物汤的加减应用。

【注释】①四物：即四物汤，由熟地、白芍、当归、川芎组成。

②参芪：即圣愈汤，四物汤加人参、黄芪。

③知柏：即六物汤，四物汤加知母、黄柏。

④柴丹炒栀子：即加味四物汤，四物汤加柴胡、牡丹皮、炒栀子。

⑤丹骨：即地骨皮饮，四物汤加地骨皮、牡丹皮。

【白话文】

调肝养血用四物汤，全方由熟地、白芍、当归、川芎组成。气虚血少者，加人参、黄芪，以补气血。兼有气燥血热者，加知母、黄柏以养阴清热。兼有寒热往来者，加柴胡、牡丹皮、炒栀子。仅有发热，没有怕冷现象者，加地骨皮、牡丹皮。如果发热较重，加上黄芩、黄连。如寒证明显者，加附子、肉桂。伴血瘀者，加桃仁、红花以破血化瘀。伴出血者，加茅根、蒲黄炭以止血。

【解读】

四物汤是补血养血的经典方剂，全方由当归、川芎、熟地、白芍组成。补血时用白芍、熟地；破血时用赤芍；凉血时可改用生地。气虚血少时，可添加人参、黄芪加强益气补血之力，名为圣愈汤。气燥血热，症见唇干、渴不欲饮、手足心热、小便短少不清等，可加用知母、黄柏，养阴清热，名六物汤。血虚寒热往来者，加柴胡、牡丹皮、炒栀子，名为加味四物汤。如仅有发热没有寒证，可加牡丹皮、地骨皮，名为地骨皮饮。如果发热较重，可加上黄芩、黄连。如寒证明显者，可加上附子、肉桂。伴血瘀者，可加上桃仁、红花以破血化瘀。伴出血者，可加茅根、蒲黄炭以止血。

【医案助读】

老年性震颤 张某某，女，54 岁。2014 年 10 月 3 日初诊。主诉：头部震颤进行性加重 10 余年。病人头部不自主颤动，面色萎黄，时有烘热汗出，纳寐可，二便调，舌质淡暗、苔薄白，脉沉细。既往有精神刺激的发病诱因，否认高血压、冠心病、糖尿病，无药物过敏史。查体：神志清，精神尚可，语言流畅，头颈部姿势性震颤，肌张力不高。BP：110/70 mmHg。查颅脑核磁共振、甲状腺功能全项未见明显异常。西医诊断为老年性震颤。中医辨为颤证，血虚风动证。治以养血柔肝，舒筋止颤。方用四物汤加减，药用：当归 20g，熟地 15g，川芎 12g，白芍 10g，防风 6g，钩藤 10g（后下），伸筋草 10g，盐益智仁 15g，丝瓜络 10g，鸡血藤 15g，菟丝子 15g，酒女贞子 15g，墨旱莲 10g，茯苓 15g，炒白术 10g，糯稻根 30g，炙甘草 6g。7 剂，水煎服，日 1 剂，早晚 2 次温服。

二诊：头部震颤稍减轻，烘热汗出次数减少，大便偏稀，故在原方基础上加丹参 10g，茯苓加量至 20g，再予 14 剂。

三诊：头部震颤明显减轻，烘热汗出较少出现，余症兼消。[常伟，张景凤. 四物汤加减运用验案 2 则. 中医药通报，2015，14（1）：63－64.]

八珍汤　十全大补汤　人参养荣汤

【原文】　　　　一切气血两虚证，八珍①四物与四君。

　　　　　　　　　气乏色枯毛发落，自汗盗汗悸忘臻。

　　　　　　　　　发热咳嗽吐衄血，食少肌瘦泄泻频。

　　　　　　　　　十全大补②加芪桂，荣③去芎加远味陈。

〖注〗气虚，四君子汤。血虚，四物汤。气血两虚，八珍汤。八珍者，即四君、四物也。若有气乏色枯、毛发脱落、自汗盗汗、心悸健忘、发热咳嗽、吐血、衄血、食少肌瘦、泄泻等证，则宜十全大补汤，即八珍汤加黄芪、肉桂也。人参养荣汤，即十全大补汤减去川芎，更加远志、五味子、陈皮也。

【提要】阐述气血两虚证的主方及其兼症的加减应用。

【注释】①八珍：即八珍汤，由人参、白术、茯苓、甘草、熟地、白芍、当归、川芎组成。

②十全大补：即十全大补汤，由八珍汤加黄芪、肉桂组成。

③荣：即人参养荣汤，由人参、白术、茯苓、甘草、黄芪、陈皮、当归、熟地、白芍、桂心、远志、五味子组成。上十二味，加姜三片，枣二枚，水煎服。

【白话文】

　　一切气血两虚证，都可以用由四君子汤和四物汤组成的八珍汤治疗。气血两虚病人，出现少气乏力、面色枯槁不润泽、毛发脱落、自汗或盗汗、心悸健忘、发热咳嗽、吐血或鼻血、食纳不佳、人日渐消瘦、常泄泻等症状，则应选用十全大补汤治疗；十全大补汤去川芎加远志、五味子、陈皮名人参养荣汤。

【解读】

　　十全大补汤与八珍汤均由四君子汤、四物汤组成，均具有益气养血的功效。十全大补汤较八珍汤多黄芪、肉桂，二药均为温热之品，温补气血之力强，故本方尤其适宜气血两虚兼有畏寒肢冷的虚寒证。人参养荣汤与十全大补汤药物组成类似，人参养荣汤无行气动血之川芎，而添加养心安神之远志、五味子，且重用芍药，药性偏寒，更适合气血两虚偏热者。

【医案助读】

低血压性头痛　丁某，女，40 岁，干部。反复头痛头晕、气短 3 年，每因疲劳及气候变化而发作，屡治未愈。有低血压病史 10 年。近日因出差疲劳，旧疾又作，经中西药治疗，效果欠佳。症见：头痛头晕，站立不稳，伴有心悸气短，胸闷纳差，神疲乏力。血压 80/50mmHg，脉搏 120 次/分。舌淡、苔薄白，脉沉细无力。脑血流图提示脑血管扩张。证属脾失健运，气血不足。治宜补益气血，方选八珍汤加减：党参 30g，白术 18g，茯苓 25g，当归 15g，合欢花 20g，丹参 25g，川芎 15g，黄芪 40g，防己 15g，酸枣仁 15g，甘草 10g。服药 3 剂后，头痛头晕减轻，原方加砂仁 12g，连服 20 余剂后头痛头晕止，纳食增加，精神恢复正常。血压升高（120/90mmHg），脑血流图复查提示脑血管扩张消失。嘱其长期服用补中益气丸巩固疗效。1 年后追访未复发。[李中平，李小平. 八珍汤治疗低血压性头痛 30 例. 湖南中医杂志，1996，12（6）：22.]

小建中汤　黄芪建中汤　当归建中汤　双和饮

【原文】　　　　虚劳腹痛小建中[1]，悸衄之血梦失精。

手足烦热肢酸痛，芍草饴桂枣姜同。

卫虚加芪黄芪建[2]，荣虚当归建中[3]名。

温养气血双和饮[4]，三方减饴加地芎。

〖注〗诸虚劳极，里急腹痛，宜以小建中汤温和脾胃。并治里虚心悸、衄下亡血、夜梦失精、手足烦热、四肢酸痛、血液亏损等证。是方白芍药、甘草、饴糖、中桂、大枣、生姜也。若卫气虚者，加黄芪，名曰黄芪建中汤。若里不急、腹不痛有是证者，则当以温养气血，用双和饮，即此三方减去饴糖，加入熟地、川芎，乃八珍汤减人参、白术、茯苓，加黄芪、中桂，盖以补阴血为主也。

【提要】阐述阴阳两虚型虚劳病的主方及其兼症的加减应用。

【注释】①小建中：即小建中汤，由桂枝三两、芍药六两、生姜三两、甘草二两、胶饴一斤、大枣十二枚组成。

②黄芪建：即黄芪建中汤，由小建中汤加黄芪组成。

③当归建：即当归建中汤，由小建中汤加当归组成。

④双和饮：由桂枝七分、芍药二钱、生姜三片、甘草七分、大枣二枚、黄芪一钱半、当归一钱、川芎七分、熟地一钱组成。

【白话文】

虚劳病阴阳两虚，出现腹痛的，可用小建中汤治疗。本方还用于治疗心悸、衄血或下血、梦遗、手脚热、虚烦不宁、四肢酸痛等疾病。全方由桂枝、芍药、生姜、炙甘草、大枣、饴糖组成。卫气虚，可用小建中汤加上黄芪治疗，名为黄芪建中汤；荣血虚，可用小建中汤加当归治疗，名为当归建中汤；温养气血则可用双和饮，此方由小建中汤、黄芪建中汤、当归建中汤三方减去饴糖加入熟地、川芎而成。

【解读】

小建中汤具有温中补虚、和里缓急的功效。主治中焦虚寒，肝脾不和证。症见腹中拘急疼痛，喜温喜按，神疲乏力，虚怯少气，心悸，虚烦不宁，面色无华，四肢酸楚，手足烦热，咽干口燥，舌淡苔白，脉细弦。方中重用饴糖为君，温补中焦，缓急止痛；桂枝、白芍为臣，其中桂枝温阳祛寒，白芍养营阴、缓肝急、止腹痛；生姜、大枣为佐，其中生姜温胃散寒，大枣补脾益气；炙甘草益气和中，调和诸药，为佐使之用。呕吐、腹胀满及阴虚火旺型胃脘痛不宜使用本方。黄芪建中汤是治疗虚劳的名方，适用于中气虚寒、阴阳气血俱虚的多种疾病；当归建中汤较小建中汤补血之力加强；双和饮较上三方温养血气之力更强。

【医案助读】

心肌炎 王某，女，34 岁。2004 年 12 月感冒痊愈后心悸、胸闷、心慌，兼耳穴心反应区痒痛，经西医诊为心肌炎，因信奉中医拒西医来我处。病人面黄无华，心悸胸闷、活动后加剧，言语低微，脉稍细数无力，舌质淡红、苔薄白。处方：桂枝 15g，芍药 30g，生姜 10g，炙甘草 10g，大枣 4 枚，黄芪 15g，党参 15g，麦冬 15g，五味子 15g。7 剂，每日 1 剂，水煎，早晚两次温服。服药 1 周后，病人诉症状消失，不欲再服药。1 个月后，病人因耳穴心反应区痒痛来诊，要求再服原方 7 剂。2005 年 5 月病人再次因耳穴心反应区痒痛求诊，继续守原方 7 剂。2005 年 9 月病人单位体检示心电图正常。[吕沛宛. 小建中汤新用验案举隅. 辽宁中医杂志，2010，37（3）：537.]

补肝汤

【原文】 　　　　补肝汤[①]治肝虚损，筋缓不能自收持。

　　　　　　　　目暗眈眈[②]无所见，四物酸枣草瓜宜。

〖注〗补肝汤，即当归、川芎、白芍、熟地、酸枣仁、炙草、木瓜也。

【提要】阐述补肝汤的主治病证及药物组成。

【注释】①补肝汤：由当归、川芎、白芍、熟地、酸枣仁、炙甘草、木瓜组成。水煎服。

②眈眈：huáng huáng，指视物模糊。

【白话文】

补肝汤治疗肝血虚损，筋脉失养，四肢筋脉弛缓，懈怠无力，双眼暗淡，视物模糊不清。补肝汤由四物汤加酸枣仁、甘草、木瓜组成。

【解读】

肝主藏血，开窍于目，在体合筋，肝血不足时，筋脉与双目失养，故见四肢筋脉弛缓，懈怠无力，双眼暗淡，视物模糊不清。补肝汤具有补肝养筋明目的功效。方中当归、川芎、白芍、熟地补血调血，补肝固本；酸枣仁养心安神；木瓜舒筋活络养肝；炙甘草调中益气，调和诸药。

【医案助读】

小儿夜啼 吴某，男，11 个月。2003 年 5 月 8 日初诊。患儿 1 个月前无明显诱因出现每晚哭闹，哭声洪亮，常通宵达旦，白天则安静，故而来我处就诊。诊见患儿面红唇赤，无口腔疾病，无发热，大便干结，小便黄赤，手足心热。舌红、苔黄，指纹现青。证属肝心火旺，热扰心神。观其病历，前医已用过"导赤散"加味 7 剂罔效。前车之辙，未敢复蹈，而遵"诸寒之而热者取之阴"之旨，治拟补肝阴、养肝血、安心神，予补肝汤加减：当归、川芎、生白芍、生地黄、熟地黄、麦冬、木瓜、酸枣仁各 10g，白菊花、钩藤各 6g，黄连、灯心草各 3g。每日 1 剂，水煎服。3 剂后患儿夜啼之症状明显减轻。效不更方，原方再进 5 剂，夜啼未作。［卢伟. 补肝汤临床运用举隅. 浙江中医杂志，2009，44（6）：453.］

加味救肺饮

【原文】 加味救肺①治肺损，嗽血金家被火刑。

归芍麦味参芪草，百花紫菀马兜铃。

〖注〗加味救肺饮，即当归、白芍、麦冬、五味子、人参、黄芪、炙草、百合、款冬花、紫菀、马兜铃也。

【提要】阐述加味救肺饮的主治病证及药物组成。

【注释】①加味救肺：即加味救肺饮，由当归、白芍、麦冬、五味子、人参、黄芪、炙甘草、百合、款冬花、紫菀、马兜铃组成。

【白话文】

加味救肺饮治疗心火灼伤脉络而导致咳血的肺损伤，全方由当归、白芍、麦冬、五味子、人参、黄芪、炙甘草、百合、款冬花、紫菀、马兜铃组成。

【解读】

元气受损可导致心火亢盛，克伐肺金，灼伤津液及肺之脉络，则血溢脉外，随咳嗽而出，发为嗽血。治当滋阴降火，兼补元气。肺气得补，心火得降，则肺不受火刑，嗽血自止。加味救肺饮中人参、甘草、黄芪可补养元气，当归、白芍补血，麦冬、五味子降心火，百合、款冬花、紫菀、马兜铃补肺止咳。

天王补心丹

【原文】　　　　天王补心①心虚损，健忘神虚烦不眠。

柏子味苓归地桔，三参天麦远朱酸。

〖注〗是方，即柏子仁、五味子、茯苓、当归、生地、桔梗、丹参、人参、玄参、天冬、麦冬、远志、朱砂、酸枣仁。

【提要】阐述心血虚的主症、主方。

【注释】①天王补心：即天王补心丹，由人参一两、酸枣仁一两、当归一两、生地黄四两、麦冬一两、天冬一两、柏子仁一两、远志五钱、五味子一两、丹参五钱、玄参五钱、茯苓五钱、桔梗五钱、朱砂五钱组成。上为末，炼蜜丸如椒目大，朱砂为衣，每服二钱至三钱，白汤下。

【白话文】

天王补心丹治疗心血虚损，临床症见健忘，心悸，烦热不得安眠。全方由人参、酸枣仁、当归、生地、麦冬、天冬、茯苓、柏子仁、五味子、桔梗、丹参、玄参、远志、朱砂组成。

【解读】

天王补心丹是中医经典补心安神方，具有滋阴清热，养血安神的功效，主治心血不足，虚烦失眠，神志不宁，津液枯竭，健忘怔忡，大便干结，口舌生疮，舌红少苔，脉细数。方中重用甘寒之生地，入心能养血，入肾能滋阴，故可壮水以制虚火，为君药。天冬、麦冬滋阴清热，酸枣仁、柏子仁养心安神，当归补血润燥，共助生地滋阴补血、养心安神，为臣药。玄参滋阴降火；茯苓、远志养心安神；人参补气以生血，并能安神益智；五味子之酸以敛心气，安心神；丹参清心活血，合补血药使补而不滞；朱砂镇心安神，以上共为佐药。桔梗载药上行，为使药。本方中含朱砂，而朱砂为汞的硫化物，长期服用可蓄积，产生不良反应，故不宜久服。

【医案助读】

焦虑状态 某某，女，31岁。2012年11月27日初诊。病人于2010年产后因受惊吓，并生气出现抑郁、焦虑症状，应用舍曲林治疗至今，因为失眠还间断用安定类催眠药。自2012年8月开始头晕，腿软，胸闷，容易紧张，总是放心不下，并出现了严重的失眠，入睡困难，易醒及多梦共存。另外，病人办事失去以往的果断，提心吊胆，容易被激惹，情绪也容易陷入极端，表现过度的恐慌和抑郁不舒。检查：脉沉细稍数，舌淡红、苔白。院外西医已明确诊断：焦虑状态。中医辨证：郁病。周老师认为，该病人因日久多虑，暗耗心阴，且气血运行迟滞，宜从心治。治则：养心安神，解郁除烦。用天王补心丹加减，处方：柏子仁10g，天冬、麦冬各10g，生地15g，当归12g，酸枣仁30g，党参15g，玄参10g，五味子6g，远志6g，茯神30g，凌霄花10g，代代花10g，柴胡10g，香附10g，龙齿30g，紫石英30g，浮小麦30g，大枣10g。

2012年12月18日二诊：睡眠及情绪均明显好转，夜晚能入睡8小时，白天精神好，和家人交流较好。自诉1周前已经停用舍曲林，也未用安定类催眠剂，舌脉与前一致。处方：加柴胡10g，莲子心5g，去掉浮小麦、大枣。处方的变化是加强清心除烦。

2013年2月19日三诊：病人坚持服药，心情相对较好，但有时入睡困难，无口苦，耳鸣，有时燥热。检查：脉沉细数，舌尖红、苔薄黄。处方：加夜交藤30g，合欢皮30g，炒栀子10g，石菖蒲10g，去掉凌霄花、代代花、紫石英。之后病人只服中药，心情、睡眠保持较好，半年后失访。[吕宣新，吕迪阳，周绍华.天王补心丹的临床应用.中西医结合心脑血管病杂志，2014，12（6）：764.]

归脾汤

【原文】　　　　　　　归脾①思虑伤心脾，热烦盗汗悸惊俱。
　　　　　　　　　　　健忘怔忡②时恍惚③，四君酸远木归芪。

〖注〗悸，心自跳动也。惊，目触物骇也。健忘，言事易忘也。怔忡，心冲动甚也。恍惚，心时不明也。方乃四君子，加酸枣仁、远志、木香、当归、黄芪。

【提要】阐述心脾两虚的主症、主方。

【注释】①归脾：即归脾汤，由人参、龙眼肉、黄芪、甘草、白术、茯苓、木香、当归、酸枣仁、远志组成。姜三片，水煎服。

②怔忡：zhēng chōng，指心脏跳动剧烈，不得安宁。

③恍惚：指神志不清，精神不集中。

【白话文】

归脾汤治疗因思虑过度而伤心脾的病证。其临床症状可见虚热、心烦、盗汗、心悸、健忘、怔忡、恍惚。全方由四君子汤加上酸枣仁、远志、木香、当归、黄芪组成。

【解读】

归脾汤具有益气补血，健脾养心的功效，主治心脾气血两虚证，症见心悸怔忡、健忘失眠、盗汗、体倦食少、面色萎黄、舌淡、苔薄白、脉细弱及脾不统血等。方中人参、黄芪、白术、甘草补脾益气以生血；当归、龙眼补血养心；木香理气醒脾，又可防大量补气补血药滋腻碍胃，使补而不滞，滋而不腻；姜、枣调和脾胃。

【医案助读】

抑郁症　某某，女，28岁。2014年1月20日初诊。病人2年前因生气而出现心烦，忧郁不畅，易怒，情绪低落，时悲伤欲哭，对周围人群和事物丧失兴趣，甚则卧床不欲见人，悲观绝望，有自杀倾向。在当地某医院精神科诊断为抑郁症，服用氯硝西泮症状稍减，但近来服药后胃不适。现症见：病人抑郁，心烦，失眠，多梦，时头痛，时或悲伤欲哭，厌世，月经延后，大便时干时稀，舌质淡红、苔白腻，脉细涩。西医诊断：抑郁症。中医诊断：郁证，证属心脾两虚兼有郁热。治宜养血安神，补益心脾兼清虚热。处方：党参15g，炒白术

12g，炙黄芪 40g，当归 12g，云茯苓 15g，制远志 10g，炒酸枣仁 12g，广木香 6g，龙眼肉 12g，淮小麦 30g，夜交藤 30g，栀子 10g，淡豆豉 15g，炙甘草 15g，大枣 5 枚为引。10 剂，每日 1 剂，水煎服。

2014 年 2 月 26 日二诊：病人诸症均有减轻，但近来胆小易惊。继服 15 剂，病人自诉心情渐佳，抑郁心烦、失眠多梦等症状全部消失。[吴明阳，孙华妤，张国海，等. 李发枝运用归脾汤治疗抑郁症经验. 中华中医药杂志，2016，31（1）：124-126.]

人参固本汤丸　保元生脉固本汤

【原文】　　　固本①肺肾两虚病，肺痿咳血欲成劳。
　　　　　　　二冬二地人参共，保元生脉②脾同调。

〖注〗人参固本汤、丸，即人参、天冬、麦冬、生地、熟地也。依本方再加保元之黄芪、炙草、生脉之五味，三方合一，名保元生脉固本汤。同调，谓同调脾、肺、肾三经虚也。

【提要】阐述肺肾两虚的主症、主方及加减运用。

【注释】①固本：即人参固本丸，由人参、天冬、麦冬、熟地、生地组成。研末，杵为丸，如桐子大，每服三钱。

②保元生脉：即保元生脉固本汤，由人参、天冬、麦冬、生地、熟地、炙甘草、黄芪、五味子组成。

【白话文】

人参固本丸治疗肺肾两虚证，如肺痿、咳血，且有发展成痨趋势。全方由人参、天冬、麦冬、生地、熟地组成。加上保元汤、生脉散即为保元生脉固本汤，此方可用于治疗肺、脾、肾三脏俱虚。

【解读】

人参固本丸具有滋阴益气，固本培元的功效，主治肺肾两虚，症见：阴虚气弱，虚劳，咳嗽，心悸气短，骨蒸潮热，腰酸耳鸣，盗汗，大便干燥。方中二地滋肾益肾，麦冬、天冬、人参润肺益气。保元生脉固本汤由保元汤、生脉散、人参固本丸三方组成，适用于肺、脾、肾三脏俱虚的久咳、咳喘等。此二方现代应用已较少，未见相关文献报道。

逍遥散

【原文】　　　　　　逍遥①理脾而清肝，血虚骨蒸烦嗽痰。

　　　　　　　　　　寒热颊赤胁不快，妇人经痛脉虚弦。

　　　　　　　　　　术苓归芍柴薄草，加味栀丹肝热添。

　　　　　　　　　　肝气滞郁陈抚附，热加吴萸炒黄连。

〖注〗是方，即白术、茯苓、当归、白芍、柴胡、薄荷、甘草也。肝气热，依本方加炒栀子、丹皮，名加味逍遥散。肝气滞加陈皮，肝气郁加抚芎、香附。肝气郁热，加吴茱萸、炒川黄连。惟薄荷只可少许为引，不宜多用。

【提要】阐述逍遥散的主治病证、药物组成及其加减应用。

【注释】①逍遥：即逍遥散，由白术（炒）、白芍（炒）、炙甘草、柴胡、茯苓、当归组成。引用煨姜三片、薄荷少许，煎服。

【白话文】

逍遥散具有调理脾土、清肝热的作用。其治疗表现为血虚的症状，烦热骨蒸，咳嗽咳痰，寒热往来，面红赤，胸胁胀满不适；妇女还表现为痛经，脉象虚弦。全方由芍药、当归、白术、茯苓、甘草、柴胡、薄荷组成。如果肝郁火盛，可加牡丹皮、栀子，称为加味逍遥散；兼有肝郁气滞，可加陈皮、川芎、香附。如肝气郁而生内热，可加吴茱萸、炒川连。

【解读】

逍遥散出自《太平惠民和剂局方》，具有调和肝脾，疏肝解郁，养血健脾的功效，主治肝郁血虚脾弱证，症见两胁作痛、头痛目眩、口燥咽干、神疲食少，或月经不调、乳房胀痛、脉弦而虚等。方中柴胡疏肝解郁为君药。当归甘辛苦温，养血和血；白芍养血敛阴，柔肝缓急，为臣药。白术、茯苓健脾祛湿，使气血有源；炙甘草益气补中，缓肝之急，为佐药。用法中加入薄荷少许，疏散郁遏之气；煨生姜温胃和中，为使药。现代临床多用于慢性肝炎、胆囊炎、胆道结石、乳腺增生、月经不调、不孕症、神经衰弱、抑郁症等。

【医案助读】

乳腺增生　刘某，女，37岁。2005年11月15初诊。左侧乳房胀痛6个月余，当地医院诊为乳腺增生。其经前乳房胀痛较甚，不敢碰触，烦躁易怒，口苦寐差，大便于 4～5 日 1 次，舌质红、苔黄腻薄，脉弦滑。中医诊为乳癖，证属肝气郁结。治宜疏肝理气，散结止痛。予以丹栀逍遥散加减：柴胡、白芍、当归、白术、茯苓各 10g，牡丹皮、栀子、制香附各 10g，薄荷 3g，蒲公英 20g，皂角刺 10g，川芎 6g，决明子 30g，生地黄 30g，胆南星 6g，生甘草 6g。水煎分 2 次服，日 1 剂，行经停服。服 10 剂后月经来潮，自觉乳房胀痛明显减轻，余症亦有好转。继服 3 个月症状消失，嘱其每逢月经前再服逍遥丸 7 日，连续 3 个月，以巩固疗效。[崔璨. 逍遥散验案 4 则. 河北中医，2007，29（6）：523.]

痨瘵总括

【原文】 痨瘵①阴虚虫干血，积热骨蒸咳嗽痰。
肌肤甲错目黯黑，始健不泻下为先。

〖注〗久病痨疾而名曰瘵。瘵者，败也，气血两败之意也。有阴虚干血者，有阴虚积热者，当以诸补阴药治之。肌肤甲错，谓皮肤干涩也。目黯黑者，谓目黑无光也。始健，谓初病尚壮；不泻，谓久病不泻也，二者皆可以攻下为先治也。

【提要】阐述痨瘵的病因和临床症状。

【注释】瘵：zhài，音债，指气血衰败。

【白话文】

痨瘵分为阴虚干血型和阴虚积热型。阴虚干血型，皮肤多粗糙干燥不滑润，伴有眼眶四周黯黑、视物无光、骨蒸潮热、咳嗽痰多或咳血等症状。阴虚积热型，无皮肤粗糙干燥不滑润、眼眶四周黯黑现象。本病初期体格还较健壮且没有泄泻症状的，可用攻下法治疗。

【解读】

肺痨又称痨瘵，古称"尸注"、"传尸"等，是痨虫侵蚀肺脏所致的具有传染性的一种慢性虚弱性疾病，以咳嗽、咯血、潮热、盗汗及身体逐渐消瘦为主要临床特征。华佗《中藏经·传尸》"传尸者……问病吊丧而得，或朝走暮游而逢……中此病死之气，染而为疾"，已认识到本病具有传染的特点，认为因与病人直接接触而得病。《普济本事方》明确提出本病的病因为"肺虫"。《十药神书》收录 10 方，是我国现存第一部治痨专著。《医学正传·劳极》提出"一则杀虫，以绝其根本，一则补其虚，以复其真元"为其两大治则。本病分为阴虚干血型和阴虚积热型，初期体格还较健壮且没有泄泻症状的，可用攻下法治疗。

痨瘵治法

【原文】　　　　痨瘵至泻则必死，不泻能食尚可痊。

初取利后宜详审，次服柴胡清骨煎。

虚用黄芪鳖甲散，热衰大补养荣参。

皮热柴胡胡连入，骨蒸青蒿鳖甲添。

阴虚补阴诸丸剂，阳虚补阳等汤圆。

咳嗽自同咳嗽治，嗽血成方太平丸。

〖注〗痨瘵之人，病至大便泄泻，则必死矣。若不泻能食，尚堪任药攻治，故可痊也。初取利后，审其热之微甚，人之强弱。若热甚人强，宜用柴胡清骨散；热不甚人弱，宜用黄芪鳖甲散；热微人弱，宜用十全大补、人参养荣等汤。若皮外发热，加柴胡、胡连；骨内蒸热，加青蒿、鳖甲。午后阴虚发热，宜用补阴诸丸汤药；阳虚恶寒清瘦，宜用补阳诸丸汤药。咳嗽不已，同咳门方参而治之。嗽血者，宜用成方太平丸可也。

【提要】阐述痨瘵的辨证论治。

【白话文】

痨瘵发展到泄泻则预后不佳；如果没有泄泻，食纳也较好，预后良好。在初阶段应用下法以后，其积热或瘀血已去，还应该审察其内热的轻重和病人的元气强弱。热盛而元气尚强，可选用柴胡清骨散治疗；热不盛而元气虚弱，则用黄芪鳖甲散；如热轻微而元气虚衰，则宜用十全大补汤或人参养荣汤。如果热在肌肤，可加柴胡、胡黄连；热在骨内，则加青蒿、鳖甲。阴虚发热，可按照具体情况，在各种补阴方剂中，选择适当的方子治疗；阳虚恶寒且人消瘦，也可在补阳方剂中，选择适当的方来治疗。咳嗽可参考"咳嗽门"的治法；咯血可选用《十药神书》中的太平丸。

【解读】

补虚培元和治痨杀虫是肺痨的基本治疗原则。《医学正传·劳极》提出"一则杀虫，以绝其根本；一则补其虚，以复其真元"为其两大治则。根据病人体质强弱而分别主次，但尤需重视补虚培元、增强正气，提高抗痨杀虫的能力。在治疗时可根据具体情况选用补阴剂或补阳剂。无泄泻、体质尚强的病人可应用下法以祛其积热或瘀血。

大黄䗪虫丸　大黄青蒿煎　传尸将军丸

【原文】　　　　　干血大黄䗪虫①治，积热蒿黄胆便煎②。

　　　　　　　　　　癸亥腰眼灸七壮，后服传尸将军丸③。

〖注〗大黄䗪虫丸有成方。大黄青蒿煎，即青蒿、大黄、猪胆汁，童便煎。痨瘵日久，有生恶虫，身死之后，多遭传染，甚而灭门，名曰传尸痨。宜癸亥日灸两腰眼各七壮，后服传尸将军丸，此方载《丹溪心法》书中。

【提要】阐述痨瘵有干血和积热的治疗。

【注释】①大黄䗪虫：即大黄䗪虫丸，由大黄（酒蒸）十两、桃仁（去皮、尖，炒）四两、杏仁（去皮、尖，炒）四两、黄芩（炒）二两、甘草三两、芍药（炒）四两、地黄十两、干漆（炒）一两、虻虫（去翅、足，炒）一两五钱、水蛭（炙黄）百枚、蛴螬（炒）一两五钱、䗪虫（去头、足，炒）一两组成。上十二味为末，蜜丸如小豆大。酒服五丸，日三服。

②蒿黄胆便煎：即大黄青蒿煎，由青蒿、大黄、猪胆汁、童便组成。

③传尸将军丸：由大黄（九蒸，晒）、管仲、牙皂（去皮，醋炙）、桃仁（去皮，炒）、槟榔、雷丸各一两，芜荑五钱，鳖甲（醋炙黄）一两，麝香一钱组成。

【白话文】

痨瘵有干血用大黄䗪虫丸治疗。有积热的，则选用大黄青蒿煎治疗，全方由青蒿、大黄、猪胆汁、童便组成。并且于癸亥日艾灸两腰眼各七壮，然后服用传尸将军丸。

【解读】

大黄䗪虫丸出自《金匮要略》，用于治疗痨瘵有干血。有积热的，则选用大黄青蒿煎治疗。古人认为，虚劳是由瘵虫传染引起的，痨瘵病人死后，瘵虫可传染给其他人，如果传染未控制好，严重的可造成全家族感染，全家相继死亡，所以称为传尸痨。病人应当在癸亥日灸两腰眼各七壮，然后服传尸将军丸。大黄䗪虫丸现多应用于肿瘤的辅助治疗，特别是消化系统肿瘤；大黄青蒿煎、传尸将军丸现已少用。

柴胡清骨散

【原文】　　　　清骨①骨蒸久不瘥，热甚秦知草胡连。

　　　　　　　　　鳖甲青蒿柴地骨，韭白髓胆童便煎。

〖注〗此方乃秦艽、知母、炙草、胡连、鳖甲、青蒿、柴胡、地骨皮、韭白、猪脊髓、猪胆汁、童便也。

【提要】阐述阴虚内热型痨瘵的主方。

【注释】①清骨：即柴胡清骨散，由秦艽、知母、炙甘草、胡黄连、鳖甲、青蒿、柴胡、地骨皮、韭白、猪脊髓、猪胆汁、童便组成。

【白话文】

柴胡清骨散治疗痨瘵阴虚骨蒸，经久不愈，且热较盛者。全方由秦艽、知母、鳖甲、炙甘草、胡黄连、青蒿、柴胡、地骨皮、韭白、童便、猪脊髓、猪胆汁组成。

【解读】

柴胡清骨散主治痨瘵热较盛而人的元气尚未明显虚弱，骨蒸经久不愈，具有养阴退热、疏肝泻火的功效。方中柴胡和解退热；胡黄连、青蒿、秦艽、地骨皮、知母清虚热；鳖甲养阴清热；加上佐使药物韭白、猪脊髓、猪胆汁、童便，则清热之功更佳。

【医案助读】

术后发热　崔某，男，74岁（外院会诊病人）。因"跌伤致右股骨干上段骨折，失血性休克"于2008年12月5日入院。经对症治疗2周后行右股骨干切开复位内固定术，术后第7天开始，每日下午4点以后出现发热，以夜间为甚，体温波动在37.5℃～38.5℃。既往有结核性胸膜炎病史，疑为低毒性感染，曾先后应用先锋霉素Ⅴ、加替沙星、克林霉素等抗生素，病人症状未见好转。会诊时已术后3周，刻见：纳差，口渴，自汗较多并伴有盗汗，小便频数，大便干。查体见：老年男性，精神差，形体消瘦，两颧潮红，发热，以夜间为甚，体温波动在37.5℃～38.5℃。

血常规示：血沉 36mm/h，血红蛋白 80g/L，WBC $11×10^9$/L，NEUT 0.73，C 反应蛋白阳性，结核菌素试验阴性。B 超示：右股总静脉、左右股浅静脉、左右腘静脉、左右胫后静脉内血栓形成。舌质红、苔白，脉弦细数。辨证属阴虚发热。治以养阴清热，佐以益气活血。方用清骨散加味：银柴胡 8g，胡黄连 8g，秦艽 10g，鳖甲 10g，地骨皮 12g，青蒿 12g，知母 20g，甘草 10g，生地黄 30g，沙参 10g，麦冬 10g，当归 12g，牡丹皮 10g，黄芪 10g，太子参 12g。2 剂，每日 1 剂，水煎 500mL，分 2 次温服，每次 250mL。

二诊：病人服药后，体温降至正常，食纳好转，二便正常，自汗减少但仍有盗汗，舌质淡、苔白、脉弦细数。血沉：30mm/h。乃虚热未清，气阴两虚。上方加重黄芪及太子参用量，黄芪 30g，太子参 15g，余药同上。再服 6 剂。电话随访得知，病人体温降至正常，纳食及二便好转，血沉：18mm/h，血红蛋白：90g /L，WBC：$8×10^9$/L，NEUT：0.65，C 反应蛋白阴性。[李引刚，刘艳平，王妮. 清骨散治疗术后发热举隅. 四川中医，2011，29（6）：98 - 99.]

黄芪鳖甲散

【原文】 黄芪鳖甲[①]虚劳热，骨蒸晡热渴而烦。

肌肉消瘦食减少，盗汗咳嗽出血痰。

生地赤芍柴秦草，知芪菀骨半苓煎。

人参桂桔俱减半，鳖甲天冬桑倍添。

〖注〗此方即生地、赤芍、柴胡、秦艽、炙草、知母、黄芪、紫菀、地骨皮、半夏、茯苓、人参、桂枝、桔梗、鳖甲、天冬、桑白皮也。

【提要】阐述气阴两虚型痨瘵的主方。

【注释】①黄芪鳖甲：即黄芪鳖甲散，由生地黄、赤芍、柴胡、秦艽、炙甘草、知母、黄芪、紫菀、地骨皮、半夏、茯苓、人参、桂枝、桔梗、鳖甲、天冬、桑白皮组成。

【白话文】

黄芪鳖甲散治疗虚劳病阴虚生内热。临床症见骨蒸潮热、口渴、心烦、肌肉消瘦、饮食减少、盗汗、咳嗽、咯血等。全方由生地黄、赤芍、柴胡、秦艽、炙甘草、知母、黄芪、紫菀、地骨皮、半夏、茯苓、人参、桂枝、桔梗、桑白皮、鳖甲、天冬组成。

【解读】

黄芪鳖甲散具有益气养阴，清虚热的功效，适用于气阴两虚型虚劳，症见潮热、口渴、心烦、肌肉消瘦、饮食减少、盗汗、咳嗽、咯血等。方中黄芪益气固表、天冬滋肾清肺、鳖甲滋阴除蒸，三药共为君药；人参助黄芪大补元气、生地黄、知母助天冬滋阴清热，秦艽、地骨皮助鳖甲清虚热，五药共为臣药；半夏、茯苓、桔梗健脾化痰、宣降肺气，紫菀、桑白皮下气止咳，柴胡、白芍疏肝养血、调畅气机，少用肉桂以促阳生阴长，并防阴药过于滋腻，八药共为佐药；炙甘草调和诸药，为使药。本方是治疗虚劳烦热的良方。

【医案助读】

渗出性胸膜炎 周某某，男，25岁。1984年5月12日就诊。2年前患结核性渗出性胸膜炎，经治疗缓解。近因劳累过度而病情复发前来就医。经X线摄片报告：右胸水在第5肋间。病人诉午后低热已2个月余，乏力、胸痛、咳嗽，曾用利福平、利福定、雷米封、链霉素等抗结核药物及退热药治疗无效。诊见：面色萎黄，神倦无力，低热（体温38.3℃），右侧胸痛，咳唾引痛加剧，气急，脉细数无力。证属虚劳气阴两虚。治宜益气养阴以清热。拟黄芪鳖甲散治之。药用：黄芪12g，鳖甲10g，沙参12g，地骨皮9g，知母8g，生地黄10g，百部10g，银柴胡9g，甘草5g，紫菀6g，天冬10g，桔梗12g，桑白皮9g，白芍10g，茯苓10g。服4剂后，低热已退（体温36.5℃），精神好转，寸脉仍数，余症同前。根据"急则治其标"的原则，投以葶苈大枣泻肺汤3剂以逐水，并同时服用黄芪鳖甲散3剂。药后胸痛缓解，呼吸平和，脉搏正常。复查X线胸片：右侧胸水消失。继续以黄芪鳖甲汤调理半个月，病愈随访至今未复发。[陆玉荣. 黄芪鳖甲散临床验案. 湖南中医杂志，1987，（5）：47.]

自汗盗汗总括

【原文】　　　自汗表阳虚恶冷，阳实蒸热汗津津。

盗汗阴虚分心肾，心虚不固火伤阴。

〖注〗无因汗出，谓之自汗。自汗谓表阳虚，汗出则恶寒冷，宜用后方。若蒸蒸发热，汗出不恶寒，则为里阳实，宜以调胃承气汤下之。睡则出，觉则汗止，谓之盗汗。盗汗为阴虚，当分心虚不固、心火伤阴也。

【提要】阐述自汗、盗汗的辨证。

【白话文】

自汗属于卫阳虚弱，常伴有恶寒怕冷。里阳实热证则见蒸蒸发热，汗出不恶寒。盗汗为阴虚所致，但也有心阴虚和肾阴虚的不同。心阴虚又有心阴不固和心火伤阴之分。

【解读】

汗出一般可分为自汗、盗汗、黄汗、脱汗、战汗，其中自汗、盗汗首见于《伤寒论》，汉代以后才作为独立病证讨论。人清醒时，未用发汗药，也无其他刺激因素而出现汗出的称为自汗。自汗属于表阳虚，汗出后恶寒怕冷。里阳实热证则见蒸蒸发热，汗出不恶寒，可选用调胃承气汤以泻其火热之气，热退汗自止。盗汗指人入睡后汗出，醒后即止，多因阴虚热扰所致，其中又有心阴不固和心火伤阴之分。

黄芪六一汤　玉屏风散　黄芪建中汤

【原文】　　　　　　　自汗表虚黄芪草[①]，玉屏风散[②]术芪防。
　　　　　　　　　　　气虚加参阳虚附，血虚黄芪建中汤[③]。

〖注〗黄芪六一汤，即黄芪六钱、甘草一钱也。玉屏风散，即黄芪、白术、防风也。二方皆治表虚自汗，若气虚加人参，阳虚加附子可也。若不恶寒不气少，则为血虚，不可用参、附，宜黄芪建中汤，即小建中汤加黄芪也，方在伤寒门。

【提要】阐述自汗的主方和兼症的加减应用。

【注释】①黄芪草：即黄芪六一汤，由黄芪六钱、甘草一钱组成。

②玉屏风散：由黄芪、防风、白术等份组成。

③黄芪建中汤：由黄芪、胶饴、白芍、甘草、桂枝、生姜、大枣组成。

【白话文】

自汗属于表虚者，可选用黄芪六一汤治疗，具体方药为：黄芪、甘草；也可以用黄芪、白术、防风组成的玉屏风散治疗。如有气虚，则加人参；如有阳虚，则加附子。血虚者选用黄芪建中汤治疗。

【解读】

黄芪六一汤、玉屏风散都可以用来治疗表虚自汗，如果伴有气虚加人参，伴有阳虚则加附子。如果没有怕冷等阳虚表现，也没有气虚乏力等气少表现，则属于血虚，治疗上则不可用参、附，以免进一步耗伤阴血，应当选用黄芪建中汤以补气生血。黄芪六一汤现多用于治疗皮肤类疾病，很少单独使用。

【医案助读】

汗证 李某，男，69 岁。7 年前曾患夜间多汗，晨起褥印有人形之印迹，平素最易感冒，当时未多加治疗。后在京任职，夜许未现，4 个月前，因感冒服阿司匹林，汗出甚多，此后每于晨间三四点钟时即出汗如洗，随后遍身冰冷，不敢再睡。2 个月来不能安眠，精神疲惫，苦恼异常，饮食、二便如常。舌苔薄白、舌胖有齿痕，六脉扎大、沉取无力。辨证立法：阳气者卫外而为固。今阳虚不能卫外，开液易泄，遂成多汗。拟补气固表为治。处方：炙黄芪 30g，野於术 10g，炒防风 3g，五味子 6g，云茯苓 10g，生牡蛎 12g（先煎），生龙骨 12g（先煎），五倍子 6g，云茯神 10g，熟枣仁 12，浮小麦 30g，甘草 6g。

二诊：前方服 4 剂，服至第 2 剂汗即减少，4 剂则汗止，夜汗即除，睡亦通宵安然，精神焕发，续予常用方，以资巩固。处方：炙黄芪 30g，党参 10g，野於术 10g，炒防风 3g，茯苓皮 10g，生牡蛎 12g（先煎），生龙骨 12g（先煎），浮小麦 30g，怀山药 30g，五倍子 6yg，乌梅肉 5g，炙甘草 6g，五味子 6g，白蔻仁 30g，炒远志 6g。另：龙骨、牡蛎各 60g，五倍子、五味子各 15g，研为细粉，擦身止汗。

按：本案以玉屏风散合牡蛎散为主方。疗效良好。治表虚不固，用之多验。用乌梅五味者，取酸以效之，益阴止汗也。[祝谌予，翟济生，施如瑜，等. 施今墨临床经验集. 北京：人民卫生出版社，2005：10.]

当归六黄汤　酸枣仁汤

【原文】　　　　　盗汗心火下伤阴，归芪二地柏连芩[①]。

　　　　　　　　　心虚酸枣[②]芎归地，知柏苓芪五味参。

〖注〗当归六黄汤，治心火伤阴盗汗，即当归、黄芪、黄芩、黄连、黄柏、生熟地黄也。

酸枣仁汤，治心虚不固盗汗，即酸枣仁、当归、白芍、生地、知母、黄柏、茯苓、黄芪、五味子、人参也。

【提要】阐述盗汗的主方和兼症的加减应用。

【注释】①归芪二地柏连芩：指当归六黄汤，其中当归三钱、黄芩一钱半、黄连一钱、黄柏二钱、生地黄三钱、熟地黄三钱、黄芪六钱。

②酸枣：即酸枣仁汤，由酸枣仁二升、甘草一两、知母二两、白茯苓二两、川芎一两组成。上五味，以水八升，煮枣仁得六升，纳药煮取三升，分温三服。

【白话文】

盗汗是因为心火伤阴，治疗可选用当归六黄汤，其具体方药为：当归、黄芪、黄芩、黄连、黄柏、生地黄、熟地黄。酸枣仁汤治疗心阴虚盗汗，酌加白芍、当归、熟地黄、黄柏、黄芪、五味子、人参。

【解读】

当归六黄汤具有清虚热、滋阴泻火、固表止汗的功效，主治阴虚火旺所致盗汗。方中当归养血增液，生地黄、熟地黄滋肾阴，三药合用，使阴血充则能治水，共为君药；臣以黄连清泻心火，黄芩、黄柏泻火除烦，清热坚阴；佐以黄芪益气固表，且可合当归、熟地黄益气养血。酸枣仁汤具有养血安神、清热除烦的功效，主治肝血不足，虚热内扰证，组方具有辛散与酸收并用的特点，临床治疗心阴虚盗汗时需酌加白芍、当归、熟地黄、黄柏、黄芪、五味子、人参。

【医案助读】

更年期汗证 某某，女，54 岁。2013 年 11 月来诊。自述多汗 3 个月余，每天多次出汗，自觉烘热难耐，上半身及头面部症状尤甚，汗出湿衣，此时均要脱去外衣，以图一时凉快，但数分种后汗止热减，又需穿衣。未久再次热涌汗出，反复发作。汗后怕风怕冷，自觉手足心热，口干口渴，时有头晕，腰酸腰凉，纳可，入睡困难，夜寐欠安，多梦，半夜亦有汗出，小便调，大便略稀。舌质红、苔薄黄，脉弦细数。经望、闻、问、切，中医辨病为汗证，辨证为阴虚火旺证，治宜滋阴清热、固表止汗，方用当归六黄汤合牡蛎散加减。方药如下：当归 12g，熟地黄 12g，生地黄 15g，黄芩 12g，黄连 3g，黄柏 12g，黄芪 30g，麦冬 12g，五味子 9g，牡丹皮 9g，地骨皮 9g，百合 30g，浮小麦 30g，炒酸枣仁 30g，茯神 30g，川芎 9g，知母 9g，麻黄根 6g，煅牡蛎 30g，淫羊藿 9g，干姜 6g，炙甘草 3g。7 剂，水煎服，早晚饭后温服，每天 1 剂。服药 1 周后，病人汗出减少，自觉发热症状减轻，睡眠改善，然略感头晕，腰膝酸痛，故于上方基础上加菊花 9g，山药 30g，山茱萸 30g，继服 7 剂。再来门诊复诊，汗出次数及时间均减少，诸伴随症状皆明显减轻。后继服 1 个月，汗出渐止，诸症悉愈。[郭雪，刘素荣. 当归六黄汤加减治疗女性更年期汗证 40 例. 广西中医药，2014，37（1）：41.]

失血总括

【原文】   九窍出血名大衄，鼻出鼻衄脑如泉。
        耳目出血耳目衄，肤出肌衄齿牙宣。
        内衄嗽涎脾唾肾，咯心咳肺呕属肝。
        精窍溺血膀胱淋，便血大肠吐胃间。

〖注〗九窍一齐出血，名曰大衄。鼻出血，曰鼻衄。鼻出血如泉，曰脑衄。耳出血，曰耳衄。目出血，曰目衄。皮肤出血，曰肌衄。齿牙出血，曰齿衄，又名牙宣。此皆衄血随所患处而命名也。若从口出则为内衄，内衄出血，涎嗽出于脾，唾出于肾，咯出于心，咳出于肺，呕出于肝，吐出于胃。溺血从精窍而出，淋血从膀胱而出。呕吐之分，呕则有上逆漉漉之声，吐则无声也。

【提要】阐述失血的分型及其辨证。

【白话文】

如口、眼、耳、鼻以及前、后二阴都出血，称为大衄；鼻孔出血称鼻衄；如果鼻出血如泉涌不止，称脑衄；耳孔出血叫耳衄；眼睛出血叫目衄；皮肤出血叫肌衄；牙齿出血叫齿衄，又称牙宣。如从口而来，则为内衄；如血夹在涎沫中的来自脾脏，随着唾液自然流出的则来自肾脏，从咽喉部一咯就出的属于心，因咳嗽而出属于肺，呕恶而出属于肝。从精道而出的称为尿血，从尿道而出的称为淋。大便出血，一般都从大肠而来，吐血一般来自胃。

【解读】

血不循常道而出，不论是从九窍、还是肌肤，都属于失血证。《黄帝内经》即对失血有了较深的认识，并载有数方，一直沿用至今，如拥有治疗吐血、便血的黄土汤、柏叶汤等。《医学正传·血证》第一次将各种出血归纳为血证。《先醒斋医学广笔记·吐血》提出治疗吐血三法，对血证的治疗提供了重要参考。《景岳全书·血证》将出血的病机概括为"火盛"及"气伤"。《血证论》提出止血、补血、宁血、消瘀治血四法，对后世影响深刻。血证当辨清其出血部位及所属脏腑，而后辨其虚实，分清湿热、阴虚、气虚的不同。

失血死证

【原文】　　　　失血身凉脉小顺，大疾身热卧难凶。
　　　　　　　　口鼻涌出而不止，大下溃腐命多倾。

〖注〗大疾，脉大疾也。卧难，不能卧也。大衄，大下，血出如涌泉不止，内溃腐尸之气，则命倾也。

【提要】阐述失血的死证。

【白话文】

失血、脉小、身凉属于顺证；脉象疾而空大，身体发热，难以安卧，这是凶证，预后不良。口鼻出血量大而不止，治疗棘手，预后不佳。大便出血量多，且有溃烂腐臭的气味，是十分凶险的证候，预后不佳。

【解读】

从脉象及症状判断出血之生死，内容虽简单，但对临床失血的诊治具有重要意义。失血病，脉小、身凉、无发热为顺证，一般预后较好；脉象空大、身体发热、难以安卧是逆证，预后不佳。口鼻大量出血的时候，当先急救止血，而后再辨证治疗；便血量多，伴溃烂腐臭气味的较为凶险，临床要特别注意。

失血治法

【原文】　　　　阳乘阴热血妄行，血犯气分不归经。
　　　　　　　　血病及腑渗入浊，由来脏病溢出清。
　　　　　　　　热伤失血宜清热，劳伤理损自然平。

努即内伤初破逐，久与劳伤治法同。

〖注〗凡失血之证，阳盛乘阴，则血为热迫，血不能安于脉中而妄行气分，不能回归经脉也。若血病伤及于腑者，则血渗入肠胃浊道，上从咽出，下从二便而出也。血病伤及于脏者，则血溢出胸中清道，上从喉出，下从精窍而出也。夫血藏于脏内，行于脉中，躯壳之中不可得而见也，非有损伤，不能为病。而损伤之道有三：一曰热伤，宜以清热为主；一曰劳伤，宜以理损为主；一曰努伤，初宜以破逐为主，久亦宜以理损为主也。

【提要】阐述血证的辨证治疗。

【白话文】

阳热侵入了阴分，热迫血妄行，以致血不循经而行，越出于气分，从而外溢于体外。如血热妄行，侵入于六腑肠胃之间，则血上可从咽喉而出，下可从大、小便而出。如血热妄行，伤及五脏，则血可上从咽喉，下可从精道而溢出。出血的原因大致可分为热伤、劳伤、努伤。治疗热伤以清热为主；治疗劳伤以调理损伤为主；治疗努伤（用力过度）当分初期和后期，初期以破血逐瘀为主，后期的以调理损伤为主。

【解读】

治疗失血，当分清失血类型及引起出血的原因、受损脏腑，根据证候的虚实及病情的轻重，辨证施治。把握住治火、治气、治血三个基本原则。治火，实火治以清热泻火，虚火治以滋阴降火；治气，属实者治以清气降气，属虚者治以补气益气；治血，当选用凉血止血、收敛止血、活血止血药物，因失血大多由热迫血妄行而致，故凉血止血药物选用较多。

犀角地黄汤

【原文】　　　　热伤一切失血病，犀角地黄①芍牡丹。

胸膈满痛加桃大，热甚吐衄入芩连。

因怒呕血柴栀炒，唾血元参知柏煎。

咯加二冬嗽二母，涎壅促嗽郁金九②。

〖注〗热伤一切失血之病，皆宜犀角地黄汤。若胸膈满痛，是为瘀血，加桃仁、大黄；若吐血热盛，加黄芩、黄连；因怒致吐血及呕血者，加柴胡、炒栀；唾血加元参、黄柏、知母；咯血加天冬、麦冬；嗽血加知母、贝母；涎壅气促，阵阵急嗽带出血者，宜郁金丸，方在后。

【提要】阐述实热型失血的主方及兼症的加减应用。

【注释】①犀角地黄：即犀角地黄汤，由芍药三分、生地黄半斤、牡丹皮（去心）一两、犀角一两组成。上四味，先用三物水煎，去滓，入生犀汁，热服。

②郁金丸：由郁金、朱砂、白矾组成。研末，水泛为丸，如梧桐子大，每服2～3g。

【白话文】

凡属热迫血妄行的失血证，都可用犀角地黄汤（现称清热地黄汤）治疗。本方由犀角、生地黄、芍药、牡丹皮组成。如胸膈满闷而痛，这是内有瘀血，可加桃仁、大黄以破瘀；如吐血而热势很盛，可加黄芩、黄连以清热；如因怒而致吐血，可加柴胡、炒栀子以疏肝清火；唾血加玄参、黄柏、知母以清火坚肾；咯血加天冬、麦冬以养心阴；嗽血加知母、贝母以清火润肺；如涎沫上壅很多，呼吸也急促而短，阵发性咳痰带血，则宜用郁金丸治疗。

【解读】

犀角地黄汤主治热入血分，迫血妄行。临床应用以各种失血，斑色紫黑，身热谵语，舌红绛，脉数为辨证要点。心主血，又主神明，热入血分，一则热扰心神，故身热谵语；二则破血妄行，血不循经，血溢脉外，故吐血、衄血、便血、尿血；三则热毒耗伤血中津液，血变黏稠，运行受阻，成瘀故见舌绛。邪尚未入血分者，当改用他方治疗。芍药分为白芍、赤芍，原文未明示，结合上下文，治疗血热出血当以赤芍清热凉血为宜。《症因脉治》卷二曰："咳血即嗽血。"咯血一般量较多，须与"吐血"相鉴别；嗽血一般仅为痰中带血，且伴随咳嗽而出。

【医案助读】

过敏性紫癜 某某，男，9岁。20天前食海鲜后出现四肢瘀斑瘀点，伴下肢水肿。查体：四肢及臀部可见大小不等皮疹，色鲜红，对称分布，略微高出皮面，压之不褪色，咽红，舌质红、苔黄厚，脉数。纳差，大便干。查尿常规在正常范围内；大便常规潜血：阴性。此乃热毒壅盛，迫血妄行，灼伤血络，血液外渗所致。治以犀角地黄汤加减：生地黄15g，牡丹皮10g，赤芍12g，紫草12g，水牛角粉15g（另包），当归15g，鸡血藤15g，丹参15g，乌梅10g，鸡内金10g，砂仁6g，炒槟榔6g，甘草6g。5天后皮肤紫癜减少，纳食较前好转，大便正常。上方去炒槟榔，服 6 剂后，诸症愈。后去西药，中药随证加减坚持口服 3 个月，随访半年未复发。[黄芳，丁樱. 丁樱应用犀角地黄汤治疗小儿过敏性紫癜经验. 世界中医药，2009，4（4）：200－201.]

加味救肺饮加郁金汤

【原文】　　　　　劳伤吐血救肺饮，嗽血加调郁金汤[①]。
　　　　　　　　　形衰无热气血弱，人参养荣[②]加麦良。

〖注〗救肺饮，即虚劳门之加味救肺饮，加调郁金末也。若气血虚弱不见火象，宜用人参养荣汤，加麦门冬也。

【提要】阐述劳伤血证的主方和兼症的加减应用。

【注释】①加调郁金汤：即加味救肺饮加郁金汤。药用人参、黄芪、甘草、当归、白芍、麦冬、五味子、百合、款冬花、紫菀、马兜铃，加郁金末三钱调服。
②人参养荣：即人参养荣汤，由人参、白术、茯苓、甘草、黄芪、陈皮、当归、熟地、白芍、桂心、远志、五味子组成。

【白话文】

劳伤吐血可选用救肺饮治疗，如果咳嗽伴痰中带血，则加上郁金汤。形体虚弱，不伴火象，且气血虚者，用人参养荣汤加麦冬效果较好。

【解读】

救肺饮即为"虚劳门"中的加味救肺饮，具有补元气、清火养肺、化痰止血的作用。劳损伤及元气，虚火上炎，损伤肺之络脉，故见咳嗽，痰中带血。加郁金研末调服，使气郁得疏。气血虚，无心火刑金现象者，可选用人参养荣汤以补气血，加麦冬养心肺则疗效更佳。

芎归饮

【原文】　　　　　饱食用力或持重，努破脉络血归芎[①]。
　　　　　　　　　呕血漉漉声上逆，跌仆堕打有瘀行。

〖注〗饱食用力，或因持重努伤脉络，失血涌吐，宜用芎归饮，引血归经。及呕血跌仆堕打，伤其脉络，令人大吐者，亦皆宜之。其有瘀血者，或加大黄以下之，或加桃仁、红花以破之，或加郁金、黄酒以行之。

【提要】阐述芎归饮的主治病证。

【注释】①归芎：即芎归饮，由川芎、当归二药组成。

【白话文】

饱食后用力或扛重物，勉强用力，使脉络破裂，血溢出而出现呕血，可选用芎归饮治疗。跌仆、从高处坠落损伤或殴打损伤引起的呕血也可以选用芎归饮。

【解读】

饱食后用力或扛重物，勉强用力引起呕血，或跌仆、从高处坠落损伤或殴打损伤引起的呕血，均可选用芎归饮治疗。使用时当辨别是否伴有瘀血，如伴有瘀血可加用大黄下瘀血，或加桃仁、红花破瘀血，或加郁金、黄酒行瘀血。

参地煎

【原文】　　　　　参地①衄吐血不已，热随血减气随亡。

气虚人参为君主，血热为君生地黄。

〖注〗参地煎，即人参、生地黄也。凡因热伤衄，吐血不已者，则热已随血减，然气亦随血亡也。气虚甚者，当倍人参为君；血热者，宜倍生地为君。时时煎服自止也。

【提要】阐述参地煎的主治病证。

【注释】①参地：即参地煎，由人参、生地黄二药组成。

【白话文】

参地煎治疗衄血、吐血不止。热可随出血而减少，当然气也会随出血而不断消耗。以气虚为主者，应当以人参为君药；血热为主者，则以生地黄为君药。

【解读】

虽然热可引起衄血、吐血不止，但热也会随着流血而不断减少。另外，气为血之母，血能载气，气也会随出血而不断消耗。应用参地煎治疗时，当辨别其是以血热为主，还是以气虚为主。气虚为主者重用人参为君药，血热为主者加重生地黄为君药。该方现在很少单独应用，多联合他方，未见单独应用的文献报道。

泻肺丸

【原文】　　　　嗽血壅逆虚苏子①，积热痰黄泻肺丸②。

　　　　　　　　蒌仁半贝金葶杏，三黄惟大有除添。

〖注〗嗽血痰壅气逆，形气虚者，苏子降气汤降之，方见诸气门。痰黄积热，形气实者，用泻肺丸下之，即瓜蒌仁、半夏、浙贝母、郁金、苦葶苈子、杏仁、黄连、黄芩、大黄也。惟大黄形气实者加之，若形气虚者，或大便溏泻，则减去不用。

【提要】阐述嗽血的辨证论治。

【注释】①苏子：即苏子降气汤，由紫苏子、半夏、前胡、陈皮、厚朴、当归、肉桂、炙甘草、生姜组成。

②泻肺丸：由瓜蒌仁、半夏、浙贝母、郁金、苦葶苈子、杏仁、黄连、黄芩、大黄组成。

【白话文】

咳嗽痰中带血，伴气逆可选用苏子降气汤治疗。有实热积滞，痰色黄者可选用泻肺丸治疗，泻肺丸由瓜蒌仁、半夏、浙贝母、郁金、苦葶苈子、杏仁、黄连、黄芩、大黄组成，其中大黄当视具体情况加减使用。

【解读】

咳嗽痰中带血的治疗当辨清虚实。伴痰多、气逆者，虽上部表现为实证，但形体已虚，下部属虚，治疗上可选用苏子降气汤降气化痰。嗽血伴实热积滞，痰色黄且形体壮实者可选用泻肺丸治疗，方中大黄的使用当因人而异，形体壮实者可用，形体虚弱或大便溏泻者应该去掉不用，以免损伤正气。暂未见泻肺丸相关文献报道。

保肺汤

【原文】　　　　保肺①肺痈吐脓血，白及薏苡贝金陈。

　　　　　　　　苦梗苦葶甘草节，初加防风溃芪参。

〖注〗保肺汤，即白及、薏苡仁、贝母、金银花、陈皮、苦桔梗、苦葶苈、甘草节也。初起加防风，溃后加生黄芪、人参。

【提要】阐述保肺汤的主治病证和药物组成。

【注释】①保肺汤：由白及、薏苡仁、贝母、金银花、陈皮、苦桔梗、苦葶苈、甘草节组成。

【白话文】

保肺汤治疗肺痈吐脓血，全方由白及、薏苡仁、贝母、金银花、陈皮、苦桔梗、苦葶苈、甘草节组成。肺痈初期加防风，溃脓期加黄芪、人参。

【解读】

吐血常见于热伤、劳伤、努伤，除此之外，肺痈也可见吐脓血。治疗肺痈吐脓血，可选用保肺汤治疗。方中白及收敛止血；金银花、薏苡仁清热解毒；贝母、陈皮、桔梗、苦葶苈止咳化痰；甘草为使药。肺痈初起，尚未成脓，当先祛风，可加防风以祛风；溃脓时，正气已虚，可加人参、黄芪补气托毒排脓。暂未见相关文献报道。

牛膝四物汤

【原文】　　　　尿血同出痛淋血，尿血分出溺血名。
　　　　　　　　溺血精窍牛四物①，淋血八正②地金通。

〖注〗淋血、溺血二证，若尿与血同出而痛，名曰淋血；尿与血分出，名曰溺血。溺血为精窍之病，用四物倍加牛膝。淋血为尿窍之病，用八正散，加木通、生地、郁金治之。

【提要】阐述尿血的辨证治疗。

【注释】①牛四物：即牛膝四物汤，由牛膝、当归、川芎、熟地、白芍组成。

②八正：即八正散，由瞿麦、栀子、萹蓄、木通、大黄、滑石、车前子、甘草梢组成。加灯心草一钱，煎服。

【白话文】

尿与血混合而出称为淋血，尿与血分别而出称为溺血。溺血病在精窍，治疗上可选用牛膝四物汤；淋血则可以选用八正散加上生地、郁金、木通。

【解读】

治疗淋证的方剂众多，治疗热淋当首推八正散，该方最早载于《太平惠民和剂局方》，凡淋证属湿热者均可选用八正散治疗。如血淋可加用凉血止血药，如大蓟、小蓟；石淋可加化石通淋药，如金钱草、海金沙、鸡内金；膏淋加分清化浊药，如萆薢、石菖蒲；伴发热寒战，加清热解毒药，如金银花、蒲公英。

【医案助读】

运动性血尿 旷某某，男，19岁，学生。1982年8月5日初诊。前天清晨，跑步锻炼时，即觉小腹隐痛、坠胀。昨晨又带病坚持跑步，以致小腹疼痛明显增剧，小便时，发现尿色全红，且有热感。当即请西医诊治，注射止血针剂，尿血未止，小腹隐痛不休。诊见脉弦，舌质红、苔薄黄腻。尿常规化验：蛋白（++），白细胞（+），红细胞（++++）。此湿热素盛之体，复加之剧烈运动，损伤脉络，营血妄行而致尿血。治以养血和营，凉血止血，清利膀胱。处方：当归9g，生地20g，赤芍9g，川芎5g，牛膝9g，小蓟20g，滑石15g，蒲黄9g，藕节15g，焦栀子9g，白茅根30g，木通9g。服上方2剂，小腹痛止，尿转清，脉弦缓，舌质红、苔薄腻，复查尿常规：蛋白（±），白细胞少许，红细胞（+）。上方加阿胶9g，琥珀末5g。续服3剂，复查尿常规已完全正常，自觉症状亦消失而愈。后经随访，至今未见反复。[王文铎. 牛膝四味汤加味治血尿. 四川中医，1986，（1）：35.]

珀珠散

【原文】 溺血①诸药而不效，块血窍滞茎急疼。
珀珠②六一③朱砂共，引煎一两整木通。

〖注〗溺血一证，乃精窍为病，每因忍精不泄，提气采战，或因老年竭欲而成。服诸药不效者，所溺之血成块，窍滞不利，茎中急疼欲死者，用珀珠散，日三服，每服三钱，引用整木通去粗皮黄色者，煎汤调服。其方即琥珀末一钱、珍珠末五分、朱砂末五分、飞滑石六钱、甘草末一钱，合均，分三服。若其人大便结燥不通，以八正散加牛膝、郁金下之。有热尿涩，以导赤散加牛膝、郁金清之。利后仍服此药，自有奇功。

【提要】阐述溺血的病因病机和治疗。

【注释】①溺血：指小便中混有血液，或伴有血块夹杂而下，多无疼痛。

②珀珠：即珀珠散，由琥珀末一钱、珍珠末五分、朱砂末五分、飞滑石六钱、甘草末一钱组成。引用整木通煎汤调服。

③六一：即六一散，由滑石、甘草组成。

【白话文】

溺血服用各种药物却没有理想效果，是因为血已凝聚成块，阻滞了精窍，出现阴茎急剧疼痛，治疗上可选用珀珠散。其药物组成为琥珀末、珍珠末合六一散及朱砂，服药时用整木通一两煎汤调服。

【解读】

古人认为溺血病在精关窍道，其原因包括男女交合时忍精不射，或老年人纵欲，损伤精窍而引起尿中带血。服用各种药物却没有理想效果，是因为血已凝聚成块，阻滞了精关窍道，出现阴茎急剧疼痛，治疗上可选用珀珠散，每日 3 次，每次三钱（9g），用整木通一两（30g）煎汤调服。如果病人合并有大便干结难下，可选用八正散加牛膝、郁金治疗；有热，小便艰涩不通的可选用导赤散加牛膝、郁金治疗；而后再服用珀珠散会获得良好疗效。暂未见相关文献报道。

槐花散

【原文】　　　　　便血内热伤阴络，风合肠风湿脏疡。
　　　　　　　　　槐花①侧枳连炒穗，风加秦防湿楝苍。

〖注〗便血二证，肠风、脏毒。其本皆热伤阴络，热与风合为肠风，下血多清；热与湿合为脏毒，下血多浊。均宜槐花散，即炒槐花、炒侧柏叶、醋炒枳壳、川黄连、炒荆芥穗为末，乌梅汤调服。肠风，加秦艽、防风；脏毒，加炒苦楝、炒苍术。若大肿大痛，大不通，当以脏毒未溃之疡治之，非脏毒下血之病也。

【提要】阐述便血的病因病机和治疗主方。

【注释】①槐花：即槐花散，药物组成为：炒槐花、炒侧柏叶、醋炒枳壳、川黄连、炒荆芥穗。为末，乌梅汤调服。

【白话文】

便血是因为内热灼伤阴络，内热与风结合则为肠风，与湿结合则为脏毒。治疗时可选用槐花散，即炒槐花、炒侧柏叶、醋炒枳壳、川黄连、炒荆芥穗。肠风则加上秦艽和防风，脏毒加上炒苦楝子和炒苍术。

【解读】

便血不外乎肠风、脏毒两种病。其中肠风大便前出血如注，血色鲜红，肛门无明显肿痛；脏毒表现为肛门内疼痛、灼热、坠胀感，排便后向会阴、臀部放射，肛窦红肿、有脓样物，等等，又名肛痈。他们的本质都是因为热伤阴络，其中肠风便血多为鲜血，脏毒便血浑浊如脓，治疗上都可选用槐花散。肠风可加秦艽、防风，脏毒可加苦楝子、炒苍术。如果肛门肿痛明显，大便也不通，应当认为是脏毒尚未溃烂，当按未溃的疮疡治疗，不能按脏毒便血治疗。

升阳去湿和血汤

【原文】　　　　　便血日久凉不应，升补升芪苍桂秦。

　　　　　　　　　　归芍丹陈二地草，热加萸连虚人参。

〖注〗便血日久，凉药不应，宜升补，用升阳去湿和血汤。即升麻、黄芪、苍术、肉桂、秦艽、当归、白芍、丹皮、陈皮、生地、熟地、生甘草、炙甘草也。有热，稍加吴茱萸、炒川连；虚加人参可也。

【提要】阐述气虚便血的治疗。

【白话文】

便血病程长，服用凉血止血药效果不理想的，宜升补之法，可选用升阳去湿和血汤治疗。全方由升麻、黄芪、苍术、肉桂、秦艽、当归、白芍、牡丹皮、陈皮、生地、熟地、生甘草、炙甘草组成。有热者加吴茱萸、炒川黄连；气虚者加人参。

【解读】

便血病程长，服用凉血止血药效果不理想，这是因为虽然热已清除，但是正气已伤，气不摄血，此时可选用升阳去湿和血汤治疗。此方出自《兰室秘藏》卷下，又称除湿热和血汤、升麻去湿和血汤等，主治阳明气冲热毒，肠癖下血，其血唧出有力而远射，四散如筛，肠中血下行，腹中大作痛。方中升麻、肉桂、黄芪升阳益气；苍术、陈皮燥湿；当归、生地、熟地、白芍补血；秦艽、牡丹皮清虚热；甘草调和诸药。具体应用时，还当辨别热是否已彻底清除，如有余热可加用吴茱萸、炒川黄连；气虚明显者可加用人参。暂未见相关文献报道。

消渴总括

【原文】 试观年老多夜溺，休信三消尽热干。

饮多尿少浑赤热，饮少尿多清白寒。

〖注〗上消属肺，饮水多而小便如常；中消属胃，饮水多而小便短赤；下消属肾，饮水多而小便浑浊，三消皆燥热病也。然试观年老好饮茶者，夜必多溺，则休信三消皆热，而亦有寒者矣。饮水多，小便少而浑赤者属热，是火盛耗水而浑也。饮水少，小便多而清白者属寒，是火虚不能耗水也。

【提要】 阐述消渴病的病因病机。

【白话文】

老年人夜尿多，不能认为消渴病都是热引起的。饮水多而小便量少，小便颜色浑浊的是热引起的；饮水量不多而小便量多，小便颜色清白的是寒引起的。

【解读】

消渴病分为上消、中消、下消三种，其中上消属于肺，饮水量多而小便量一般；中消属于胃，饮水量多，而小便短赤；下消属于肾，饮水量多，而小便颜色较浑浊，似乎三消都是因为燥热损伤津液引起的。但是，老年人喜好饮茶的，夜尿势必较多，所以不能说三消都是热引起的，也有因寒引起的。饮水量多，小便量少而浑浊、短赤者是热引起的，是火热太盛消耗水液而引起。饮水量少，但小便量多且颜色清白的是寒引起的，是因为火不足无法蒸化水液。

消渴生死

【原文】 三消便硬若能食，脉大实强尚可医。

不食舌白传肿泻，热多舌紫发痈疽。

〖注〗三消，饮水多不能食。若能食大便硬，脉大强实者，为胃实热，下之尚可医也。若不能食，湿多舌白滑者，病久则传变水肿泄泻。热多舌紫干者，病久则发痈疽而死也。

【提要】阐述消渴病的预后。

【白话文】

消渴病大便虽干结，但食纳尚可，脉象也大而有力，尚可以医治。如果食纳不佳，且舌苔白滑，则可能出现水肿和泄泻；如果热盛且舌紫干，则可能出现痈疽。

【解读】

消渴病预后如何，首先在于胃气的强弱。如果食纳可，大便干结，脉象也大而有力，说明胃有实热，尚可以通过泻下治疗。如果食纳不佳，湿气重，舌苔白滑，病程一长则可能传变出现水肿、泄泻；食纳不佳，热象明显，舌质紫红且干燥，时间一长则容易发痈疽。食纳不佳的消渴病病人，出现湿气重或热象明显，均难以治疗，预后不理想。

消渴治法

竹叶黄芪汤

【原文】　　　　便硬能食脉大强，调胃①金花②斟酌当。

不食渴泻白术散③，竹叶黄芪④不泻方。

黄芪黄芩合四物，竹叶石膏减粳姜。

气虚胃热参白虎⑤，饮一溲二肾气汤⑥。

〖注〗调胃，谓调胃承气汤；金花，栀子金花汤。方俱在伤寒门，酌其所当用可也。不食而渴，已属胃虚，兼之泄泻，胃虚无热矣。故用七味白术散，方在虚损门。若不食而渴，亦不泻者，是虽虚而犹有燥热也。宜用竹叶黄芪汤，即黄芪、黄芩、当归、川芎、白芍、生地、竹叶、石膏、人参、炙草、麦冬、半夏也。若气虚胃热盛者，宜用人参白虎汤。若下焦虚寒，饮一溲二者，宜用肾气汤。

【提要】阐述消渴病的治法和主方。

【注释】①调胃：即调胃承气汤，由大黄（酒洗）四两、炙甘草二两、芒硝半斤组成。

②金花：即栀子金花汤，由栀子、大黄、黄连、黄芩、黄柏组成。

③白术散：即七味白术散，由人参、茯苓、白术、藿香叶、木香、甘草、葛根组成。

④竹叶黄芪：即竹叶黄芪汤，由淡竹叶、生地黄各二钱，黄芪、麦冬、当归、川芎、黄芩、甘草、芍药、人参、半夏、石膏各一钱组成。

⑤白虎：即人参白虎汤，详见"类中风总括"。

⑥肾气汤：即仲景肾气丸，由熟地、山药、山茱萸、茯苓、泽泻、牡丹皮、附子、桂枝组成。

【白话文】

消渴病，大便干结、食纳可、脉象大而有力的，可斟酌选用调胃承气汤和栀子金花汤。食纳不佳、口渴、泄泻的可用七味白术散调理；如果没有泄泻症状，当选用竹叶黄芪汤，全方由四物汤加黄芪、黄芩合竹叶石膏汤减去粳米、生姜组成。胃气虚而胃热明显，当应用人参白虎汤。如果饮水一杯，小便反而二杯，则可选用肾气汤治疗。

【解读】

消渴病，饮食不佳而口渴，并见泄泻，这说明胃气已虚，治疗上可选用七味白术散；如果胃口不好，口渴，但无泄泻，这表明胃气虚而兼有胃热，治疗上可选用竹叶黄芪汤以养胃清热。胃气虚而胃热明显，可选人参白虎汤养阴清热。饮水不多，而小便量多，是下焦虚寒，肾阳虚弱的表现，治疗时可选用肾气汤。

【医案助读】

产后多食肥胖症 高某，女，32岁，农民。1986年6月22日初诊。1986年元月难产一女婴，出血较多，月内因家事不遂，情志抑郁，产后两周出现纳呆、不思饮食，服中药数剂而好转。满月后食量陡增，每日七八餐，饥则心慌不安，食后反觉饱胀，身体渐胖（身高158cm，就诊时体重70kg），动则气喘、短气汗出，神疲肢倦，面色红润光泽，舌质淡红、苔薄黄，脉弦细数。辨证为气血亏虚，胃燥气盛，痰注肌肤。治宜益气养血，清胃泻热。药用竹叶黄芪汤原方：竹叶10g，川芎、甘草各6g，当归、白芍、党参15g，半夏12g，石膏（先煎）、熟地、麦冬、黄芪各30g。5剂，日1剂，水煎分两次温服，嘱控制饮食。

二诊：食量减少，饥饿感明显减轻，伴见症好转，惟时觉恶心。原方加沙参 20g，芦根 30g。6 剂。

三诊：食量恢复正常，每日三餐外不再增食，体重下降至 63kg，尚见活动后气喘，余症悉除，继服上方 6 剂以巩固疗效。3 个月后追访，食量、体重恢复正常。[张惠五，钱虹. 竹叶黄芪汤治疗产后多食肥胖症 20 例. 湖北中医杂志，1989，（6）：7.]

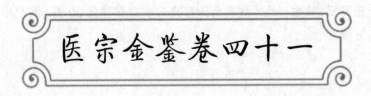

神之名义

【原文】　　　　　形之精粹处名心，中含良性本天真。

天真一气精神祖，体①是精兮用①是神。

〖注〗动植之物，一有其形，则形之至精、至粹之处，即名曰心。动物之心者，形若垂莲，中含天之所赋，虚灵不昧之灵性也。植物之心者，即中心之芽，中含天之所赋，生生不已之生意也。此形若无此心，则形无主宰，而良性、生意亦无着落矣。此心若无良性、生意，则心无所施用，不过是一团死肉、一枯草木之芽耳。盖人虽动物之贵，而其中含良性与一切动物皆同，本乎天真也。天真之气，分而言之为精、气、神。故曰：以精为体，以神为用也。合而言之，浑然一气。故曰：天真一气，精神之祖也。

【提要】阐述精、气、神产生的根源。

【注释】①体、用：是中国哲学的一对范畴，指本体和作用。一般认为，"体"是最根本的、内在的、本质的，"用"是"体"的外在表现、表象。

【白话文】

人体内最精粹的地方是心，心中蕴涵着天真之气，天真之气是精、气、神产生的根源，精是构成形体的最根本物质，而神、气是内在精的外在表现。

【解读】

心藏神，为人体生命活动的中心。其生理作用有二：其一，主思维、意识、精神。在正常情况下，神明之心接受和反映外界客观事物，进行精神、意识、思维活动。这种作用称之为"任物"。任，是接受、担任、负载之意，即心具有接受和处理外来信息的作用。有了这种"任物"的作用，才会产生精神和思维活动，对外界事物作出判断。其二，主宰生命活动。"心为身之主宰，万事之根本"（《饮膳正要·序》）。神明之心为人体生命活动的主宰。五脏六腑必须在心的统一指挥下，才能进行统一协调的正常生命活动。心为君主而脏腑百骸皆听命于心。心藏神而为神明之用。"心者，五脏六腑之大主也，精神之所舍也"（《灵枢·邪客》）。由精气构成的形体是人身的根本。"生之来谓之精，两精相搏谓之神"（《灵枢·本神》）。

在中医学中，神的含义主要有三：其一，指自然界物质运动变化的功能和规律。所谓"阴阳不测谓之神"（《素问·天元纪大论》）。其二，指人体生命活动的总称。一般称之为广义的神。整个人体生命活动的外在表现，如整个人体的形象以及面色、眼神、言语、应答、肢体活动姿态等，无不包含于神的范围。换言之，凡是机体表现于外的"形征"，都是机体生命活动的外在反映。其三，是指人们的精神、意识、思维活动。即心所主之神志，一般称之为狭义的神。神是人体形体的功能或功用。神随着个体的发生、发育、成长、消亡而发生、发展和消亡。神由先天之精气所化生，当胚胎形成之际，生命之神也就产生了。出生之后，在个体发育过程中，神还必须依赖于后天水谷精气的充养。所以说："神者，水谷之精气也"（《灵枢·平人绝谷》）。神并不是超物质的东西，它的产生是有物质基础的。精气是产生神的物质基础。形具而神生，形者神之体，神者形之用；形存则神存，形谢则神灭。总之，神是物质自然界的产物，是天地间的一种自然现象。

神之变化

【原文】 　　　　神从精气妙合有，随神往来魂阳灵[①]。

　　　　　　　　并精出入阴灵[②]魄，意是心机动未形。

　　　　　　　　意之所专谓之志，志之动变乃思名。

　　　　　　　　以思谋远是为虑，用虑处物智因生。

〔注〕魂，阳之灵，随神往来。魄，阴之灵，并精出入。盖神机不离乎精气，亦不杂乎精气，故曰：妙合而有也。故指神而言，则神超乎精气之外；指精气而言，则神寓乎精气之

中。意者，心神之机，动而未形之谓也；志者，意所专注也；思者，志之变动也；虑者，以思谋远之谓也；智者，以虑处物之谓也。此皆识神变化之用也。

【提要】阐述人的精神意识活动（狭义之神、魂、魄）以及思维活动（意、志、思、虑、智）。

【注释】①阳灵：神是无形的，随神往来的魂属阳，故称之为阳灵。

②阴灵：精是有形的，随精往来的魄属阴，故称之为阴灵。

【白话文】

神是从精气中提炼升华而来，魂为阳之灵并随神往来远近，魄为阴之灵且同精气出入表里。意是心内神气灵动的结果，意专注于同一事物后便成了志，志发生变动后就成了思，用思来计划遥远的事物就是虑，以虑来处理一切事物就产生了智。

【解读】

神包括精神意识活动（狭义之神、魂、魄）以及思维活动（意、志、思、虑、智），神的思维活动也可称之为"心之任物"。"魂"是随神往来的精神活动，由神支配，也指在精神活动中的控制作用。若离开神的支配而单独活动，则成无意识的思维与动作，如梦游、梦呓、种种幻觉等内在意识，表现为心神不宁或肝不藏魂。张介宾曰："魂之为言，以梦寐恍惚，变幻游行之境是也。""魄"指依附于精而出入的精神活动，表现为人体本能的感觉和动作，如视、触、听、痛觉及吮乳、瘙痒、嬉笑、啼哭等；也指人在精神活动中的振奋作用。精足则体健魄全，魄全则感觉灵敏、动作灵活。如果精亏则可见魄失所养的病证，魄之不宁，则各种感觉、动作失调，如撮空理线、循衣摸床、神情淡漠、喜怒失常等。张介宾谓："魄之为用，能动能作，痛痒由之而觉也。"

意、志、思、虑、智，这是"任物"到"处物"的整个认知活动，是一个连续的过程。任物是谓接受外物的刺激，产生感觉。"意"指心中有所意会、向往，而准备付诸实施的思维活动（知觉、记忆）。"志"指心中主意已定而决心付诸实施的思维活动。"思"是为实现志愿而反复思考办法（分析）。"虑"指在思考过程中设想周全，深谋远虑（综合）。"智"指经过周密考虑而能定出正确的方法与步骤（判断）。

五脏神情

【原文】　　　　　心藏神分脾意智，肺魄肝魂肾志精。

　　　　　　　　　气和志达生喜笑，气暴志愤恚怒生。

　　　　　　　　　忧思系心不解散，悲哭哀苦悽然情。

　　　　　　　　　内生惧恐求人伴，外触骇然响动惊。

〖注〗五脏所藏七神：心藏神，脾藏意与智，肺藏魄，肝藏魂，肾藏精与志也。五脏所生七情：心生喜，肝生怒，脾生忧、思，肺生悲，肾生恐也。气和则志达，故生喜笑；气暴则志愤，故生恚怒；系心不解散，故生忧思；悽心则哀苦，故生悲苦；内恐外触非常事物，故生恐惧惊骇也。

【提要】阐述五脏与五志之间的关系。

【白话文】

心藏神，脾藏意与智，肺藏魄，肝藏魂，肾藏精与志。体内气的运行和顺，情志条达就会喜笑颜开。肝气运行暴亢，情志愤懑表现为怒。忧思难安是因为心中牵挂无法疏散。悲伤哀哭是因情志悲恸造成的。心中恐慌惧怕之时就想要寻求他人的陪伴。突然接触外界巨大的响动会使人惊慌。

【解读】

五脏与五神的关系是：心藏神、肺藏魄、肝藏魂、脾藏意、肾藏志，所以称五脏为"五神脏"。神、魂、魄、意、志是人的精神思维意识活动，属于脑的生理活动的一部分。中医学将其分属于五脏，成为五脏各自生理功能的一部分，但总统于心。

（1）心藏神：心藏神是指心统领和主宰精神、意识、思维、情志等活动。魂、魄、意、志四神以及喜、怒、思、忧、恐五志，均属心神所主。故曰："意志思虑之类皆神也""神气为德，如光明爽朗，聪慧灵通之类皆是也""是以心正则万神俱正，心邪则万神俱邪"（《类经·藏象类》）。

（2）肺藏魄：魄是不受内在意识支配而产生的一种能动作用表现，属于人体本能的感觉和动作，即无意识活动。如耳的听觉、目的视觉、皮肤的冷热痛痒感觉，以及躯干肢体的动作、新生儿的吸乳和啼哭等，都属于魄的范畴。故

曰："魄之为用，能动能作，痛痒由之而觉也"（《类经·藏象类》）。魄与生俱来，
"并精而出入者谓之魄"（《灵枢·本神》），为先天所获得，而藏于肺。"肺者，
气之本，魄之处也"（《素问·六节藏象论》）；"肺藏气，气舍魄"（《灵枢·本神》）。
故气旺盛则体健魄全，魄全则感觉灵敏，耳聪目明，动作正确协调。反之，肺
病则魄弱，甚至导致神志病变，故曰："肺，喜乐无极则伤魄，魄伤则狂"（《灵
枢·本神》）。

（3）肝藏魂：魂，一是指能伴随心神活动而作出较快反应的思维意识活动，
"随神往来者谓之魂"（《灵枢·本神》）；一是指梦幻活动，"魂之为言，如梦寐
恍惚、变幻游行之境，皆是也"（《类经·藏象类》）。肝主疏泄及藏血，肝气调
畅，藏血充足，魂随神往，魂的功能便可正常发挥，所谓"肝藏血，血舍魂"
（《灵枢·本神》）。如果肝失疏泄或肝血不足，魂不能随神活动，就会出现狂乱、
多梦、夜寐不安等症。魂和魄均属于人体精神意识的范畴。但魂是后天形成的
有意识的精神活动，魄是先天获得的本能的感觉和动作。"魄对魂而言，则魂为
阳而魄为阴"（《类经·藏象类》）。

（4）脾藏意：意，又称为意念。意就是将从外界获得的知识经过思维取舍，
保留下来形成回忆的印象。"心有所忆谓之意"（《灵枢·本神》），"谓一念之生，
心有所向而未定者，曰意"（《类经·藏象类》）。脾藏意，指脾与意念有关。"脾
藏营，营含意"（《灵枢·本神》）。脾气健运，化源充足，气血充盈，髓海得养，
即表现出思路清晰，意念丰富，记忆力强；反之，脾的功能失常，"脾阳不足则
思虑短少，脾阴不足则记忆多忘"（《中西汇通医经精义·上卷》）。

（5）肾藏志：志为志向、意志。"意之所存谓之志"（《灵枢·本神》），即意
已定而确然不变，并决定将来之行动欲付诸实践者，谓之志。故曰："意已决而
卓有所立者，曰志"（《类经·藏象类》）。意与志，均为意会所向，故意与志合
称为意志。但志比意更有明确的目标，所谓"志者，专意而不移也"（《中西汇
通医经精义·上卷》），即志有专志不移的意思。"肾藏精，精舍志"（《灵枢·本
神》），肾精生髓，上充于脑，髓海满盈，则精神充沛，志的思维意识活动亦正
常。若髓海不足，志无所藏，则精神疲惫，头晕健忘，志向难以坚持。

神病治法

朱砂安神丸

【原文】　　　　　内生不恐心跳悸，悸更惊惕是怔忡。

善忘前言曰健忘，如昏似慧恍惚名。

失志伤神心胆弱，痰饮九气火相乘。

清热朱连归地草，余病他门治法精。

〖注〗惊悸、怔忡、健忘、恍惚、失志、伤神等病，皆因心虚胆弱，诸邪得以乘之也。心气热者，先用朱砂安神丸以清之。其余虚实诸邪，则当与虚损、九气、癫痫、痰饮等门合证拣方，自有效法之处。

【提要】阐述惊悸之心火上炎、热伤阴血证的治疗方法。

【白话文】

"惊悸"是指内心之中并无惊恐而出现心慌不安、心跳剧烈的感觉。"怔忡"是在惊悸的基础上加之心中惕惕，不能自控。"健忘"是经常忘记自己刚刚说过的话。"恍惚"是一种神志昏昏沉沉又好像双目仍清明的状态。上述症状都是因为情志内伤、心虚胆弱，痰饮、九气、火得以乘虚而入。辨证为心气热的病人，可以先用朱砂安神丸以清心火，方药为：朱砂、黄连、当归、生地、甘草；如夹杂其他病证宜参考其他门类选方处理。

【解读】

朱砂安神丸为安神剂，具有镇心安神，清热养血之功效。本方为心火上炎、耗灼阴血所致的心火内扰证而设。主治心火亢盛，阴血不足证。症见失眠多梦，惊悸怔忡，心烦神乱或胸中懊憹，舌尖红，脉细数。方中用朱砂质重性寒，专入心经，重可镇怯，寒能清热；黄连苦寒，清心火而除烦，两药配合，一镇一清，即能清热，又能除神烦热扰，故为主药。当归养血，生地滋阴，一以补其耗伤的阴血，一以滋肾水，使心血足而下承于肾，肾阴足而上交于心，共为辅助药。甘草调和诸药。合而成方，一泻偏盛之火，一补不足之阴血，达到心火下降，阴血上承之效，是为重镇安神，标本兼顾之方。朱砂安神丸临床也可以用于治疗心火偏盛、阴血不足所致心律失常。

【医案助读】

癫证　曹某某，女，22 岁，河南省上蔡县护士。1975 年 12 月初诊。病人素体壮实，性格欠开朗。约 3 个月前因工作差错及口角，心中郁闷，数夜不眠，遂致烦躁惊惕，胸中烦热，口鼻焮热。家属代诉：生活不能自理，小便短黄，睡眠差，甚至彻夜不眠。检查：神态呆滞，情绪低落，淡漠寡言，对答迟钝，口苦口臭，舌质暗红、苔白厚腻，脉弦数。辨证：癫证多由心肝两经异常而发，本证属癫证范畴，由于气郁化火，心肝火盛，痰热内闭所致。治宜镇静安神，清热除痰，用朱砂安神丸加减进行治疗。处方：辰砂 2g（冲），黄连 6g，麦冬 12g，天竹黄 12g，胆南星 9g，郁金 9g，赤芍 12g，丹参 12g，白蒺藜 12g。3 剂，每日 1 剂。

二诊：服药后情绪较佳，睡眠仍差。头晕头痛减轻，仍感前额痛、后脑麻痹，溺黄，舌苔白厚微黄，脉弦细数。为痰热内闭未清，心肝之火仍盛，故仍以上方为基础，加石菖蒲开窍涤痰，龙骨镇静安神，并以白、赤芍，以加强平肝阳、养阴血之效。3 剂，每日 1 剂。

三诊：精神好转，情绪较前开朗，言语对答正常，惟记忆力及睡眠仍差，口干，头晕胀，胃纳、二便正常，舌脉同前。药已中病，仍宗前法，照一诊处方 3 剂。

四诊：睡眠渐佳，但入睡后多梦，觉时有头胀，口干，咽干，时有灼热感，二便正常。舌苔不黄、微薄白，脉仍弦细略数。宗上方再进 4 剂，因热势稍减，将赤芍改用白芍，着重平肝阳，养阴血。

五诊：睡眠渐佳，神志恢复较佳，二便正常，惟感眉心痛，口干，舌苔白，脉弦细。热势虽减，但阴血已伤，拟祛邪与扶正并用。处方：辰砂 2g（冲），川黄连 6g，当归 9g，熟地 15g，麦冬 12g，白芍 15g，郁金 9g，白蒺藜 12g，远志 4g，胆南星 6g。4 剂，每日 1 剂。

六诊：精神恢复正常，诸症悉除，对答如常人，睡眠、胃纳均好，舌苔白、边有齿印，脉细稍弦。再服上方 4 剂善后。本方用意：取辰砂镇静安神，胆南星、郁金除痰解郁，麦冬、天竹黄、赤芍、丹参、白蒺藜等配合辰砂、郁金清泄心肝之热，使惊怯止，痰热除。[张孝娟. 岭南医方精选. 广州：广东高等教育出版社，1991.]

仁熟散

【原文】　　　　　恐畏不能独自卧，胆虚气怯用仁熟。

　　　　　　　　　柏仁地枸味萸桂，参神菊壳酒调服。

〖注〗恐畏不能独自卧者，皆因气怯胆虚也。仁熟散，即柏子仁、熟地黄、枸杞子、五味子、山茱萸、桂心、人参、茯神、菊花、枳壳，为末，老酒调服也。

【提要】阐述惊恐之心血不足证的治疗方法。

【白话文】

因害怕而不敢一个人入睡，出现这种病证是因为胆虚气怯，可选用仁熟丸治疗。全方由柏子仁、熟地黄，枸杞子、五味子、山茱萸、肉桂、人参、茯神、菊花、枳壳组成，诸药研末为散，并以温酒服下。

【解读】

仁熟散所治病证病机为心血不足、神不守舍之惊恐证。惊恐证是临床上常见的一种神经官能症——焦虑症的主要表现，可呈急性发作形式或慢性持续状态，并伴有明显的自主神经功能紊乱的临床特征。急性焦虑发作又称惊恐发作，病人往往在急性精神创伤后突然发病，感到莫名其妙的极度惊恐。仁熟散出自清·沈金鳌《杂病源流犀烛》，唐容川在《血证论》中说："惊者，卒然恐惕之谓。肝与胆相连，司相火，君火虚则悸，相火虚则惊，盖人之胆壮则不惊，胆气不壮故发惊惕，畏恐不敢独卧者虚之甚也，仁熟散治之。"仁熟散治疗惊恐正是"补心以实其子，子实则母不虚"。方中柏子仁、五味子、太子参、茯神补心气安心神；熟地、山茱萸、枸杞子补肾水以制阳光；肉桂引火归元；菊花明目宁心；枳壳和胃安神。全方结构严谨，共奏益气养心，安神补虚之功。

【医案助读】

妇女更年期惊恐证　某某，女，49岁，人事局干部。2008年5月初诊。病人2年前月经开始紊乱，多延后，1年后月经3～4个月一次，经量少，并出现潮热盗汗、心悸失眠等症状，经某医院诊断为更年期惊恐证。近日在某医院做节育环摘除手术时，在手术室外突见一病人身上截下一条残肢导致心惊神摇，不能自主。渐至稍惊则悸，不敢独处房中，晨起到市场买菜，走在路上，或到静处，亦感背后如有人将捕状，心中常惕惕然，神魂不定，卧则噩梦纷纷，常惊叫而醒，至今已有 10 日矣。诊其脉细而数，舌质边尖红、苔薄，属心血不足，神不守舍。治其重镇安神。方选磁朱丸加味，服 6 剂。

复诊：病人睡眠稍有改善，但心中仍感空虚害怕，疑神疑鬼。余思之，认为病人平素乃心虚胆怯之人，突见异物以致惊悸不安，应改用他法。治则：补虚养心安神。方用仁熟散加减：柏子仁 10g，熟地黄 30g，太子参 30g，茯苓 24g，五味子 10g，枳壳 12g，山茱萸 15g，肉桂 3g，枸杞子 12g，菊花 15g。连服 6 剂，服后病人已不再感害怕，精神转佳，再以养血安神丸以善其后。[闫丽红. 加减仁熟散治疗妇女更年期惊恐证 45 例临床报告. 中国医学创新，2009，25（9）26.]

癫痫总括

【原文】　　　　经言癫狂本一病，狂乃阳邪癫是阴。

癫疾始发意不乐，甚则神痴语不伦。

狂怒凶狂多不卧，目直骂詈不识亲。

痫发吐涎昏喋倒，抽搐省后若平人。

〖注〗李时珍曰：经有言癫狂疾者，又言癫疾为狂者，是癫狂为兼病也。邪入于阳者狂，邪入于阴者癫。盖癫疾始发，志意不乐，甚则精神呆痴，言语不伦，而睡如平时，以邪并于阴也。狂疾始发多怒不卧，甚则凶狂欲杀，目直骂詈，不识亲疏，而夜多不卧，以邪并于阳也。然俱不似痫疾，发则吐涎，神昏猝倒无知，口噤牙紧，抽搐时之多少不等，而省后起居饮食皆若平人为别也。痫虽分而为五，曰：鸡、马、牛、羊、猪名者，以病状偶类故也。其实痰、火、气、惊四者而已，所以为治同乎癫狂也。

【提要】阐述癫痫病的病因病机及辨证特点。

【白话文】

《内经》中早有记载癫病与狂病本来就是一种疾病，狂病是阳邪所致，癫病乃阴邪致病。癫病的起始表现是神情淡漠、默默不乐，进而病情加重可出现神志痴呆、语无伦次。狂病表现为狂躁凶暴，病人多暴躁不得静卧，目光直视，毁物打骂不避亲疏。痫病发作时可出现突然昏仆，口吐涎沫，不省人事，两目上视，四肢抽搐，醒后如常人。

【解读】

癫病是一种精神失常疾病，病位在心、脑，由心脑主神机的功能失常所致。情志所伤、痰气郁结与先天遗传为主要病因，其发病与肝、脾、肾功能失调密切相关。脏气不平，阴阳失调，神机逆乱是其病机所在。临床上以精神抑郁，表情淡漠，沉默痴呆，喃喃自语，语无伦次，静而多喜少动为其特征。

狂病多由七情所伤或先天因素，致使痰火暴亢，闭塞心窍，神机失司而成，病在心、脑，主要是心脑主神机的功能失调，与肝、胆、脾关系密切。临床上以精神亢奋，狂躁不安，骂詈毁物，动而多怒，甚至持刀杀人为特征。

痫病多因先天或后天因素，如七情失调、饮食所伤、脑部外伤，或先天遗传、先天禀赋不足等，致使脏腑受伤，痰、火、瘀为内风所触动，致气血逆乱，蒙蔽清窍而成。病位在心、脑，与肝、脾、肾有关。

三圣散　青州白丸子　滚痰丸　遂心丹　矾郁丸
控涎丹　抱胆丸　镇心丹

【原文】　　　　　癫狂痫疾三圣吐，风痰白丸热滚痰。

痰实遂心气矾郁，痰惊须用控涎丹。

无痰抱胆镇心治，发灸百会自然安。

初发皂角灌鼻内，涎多欲止点汤盐。

〖注〗癫狂痫疾初起多痰者，先以三圣散吐之（防风、瓜蒂、藜芦。用法：各为粗末）；风盛有痰者，用青州白丸子（乌头、附子、南星、半夏）；热盛有痰者，用礞石滚痰丸（青礞石、沉香、百药煎、川大黄、黄芩）；痰而形气实者用遂心散，甘遂、朱砂、猪心也；痰而兼气郁者用矾郁丸，白矾、郁金也；痰而兼惊者用控涎丹；无痰神轻因而惊悸者用镇心丹、抱胆丸，皆成方也。痫病发时灸百会，不拘壮数，以苏为止；再发再灸，以愈为度。初发用皂角汁灌鼻内，其风涎即从鼻口中涕唾而出；若苏后其涎不止，以盐汤服之自止。

【提要】阐述癫痫病的治疗方法。

【白话文】

癫、狂、痫三病初起多是因为痰邪作祟，治疗应先以三圣散涌吐痰邪。风盛有痰者治宜青州白丸子，热盛夹痰者治宜礞石滚痰丸，痰邪而形盛气实者用遂心散，痰邪兼有气郁者用矾郁丸，痰邪惊恐者用控涎丹，无痰且因心气虚而出现惊悸者选用镇心丹、抱胆丸。痫病发作时灸百会穴，病人自然安静。痫病病人第一次发作时用皂角汁灌入病人鼻腔内，使其风涎从口鼻中随鼻涕、唾液一起排出；如果病人苏醒后仍然流涎不止，可服盐水，其流涎自止。

【解读】

癫狂的发病多因禀赋不足、脏腑阴阳失调、情志所伤、气血凝滞，导致痰气郁结，迷乱心窍或痰火互结，上扰心神及脑气与脏腑之气不相连结，使脑之神机逆乱；痫证的形成，大多由于七情失调、先天因素、脑部受损等，造成脏腑失调，痰浊阻滞，气机逆乱，风阳内动，风阳痰浊，蒙蔽心窍，流窜经络所致。总之都和痰邪有关，痰浊较多壅塞胸中，上逆时发。

癫病的治疗以理气解郁、畅达神机为其大法。同时，移情易性不但是防病治病的需要，也是防止反复或意外发生的措施，这是治疗上又一个基本原则。除药物治疗外，必须注重生活调摄、精神安慰及必要的安全护理。

狂病的治疗，降（泻）火、豁痰、活血、开窍以治其标，调整阴阳、恢复神机以治其本是为大法。同时移情易性，防止意外，实属重要，也是除药物治疗以外不可缺少的一环。

治疗痫病时当急则开窍、醒神、豁痰以治其标，控制其发作，缓则祛邪补虚以治其本，多以调气豁痰、平肝息风、通络解痉、清泻肝火、补益心脾肝肾等法治之。具体治疗因发病阶段不同而不同，配合精神及饮食调养也是促进康复的重要措施。

【医案助读】

1. 癫痫 陈某，男，7岁。于1987年4月18日就诊。患儿于5岁时出现发作性突然倒地，不省人事，两目斜视，四肢抽搐，伴喉间痰鸣，在某大医院经脑电图检查后诊断为癫痫。近来发作次数增多，每隔7天左右发作1次，舌苔白腻，脉滑，指纹红。中医辨证：风痰上扰，肝风内动。治法：息风涤痰，平肝开窍。方用礞石滚痰丸合归脾丸；方药：礞石15g，全蝎2g，胆南星、菊花、钩藤各8g，僵蚕、沉香各5g，制白附子、半夏、石菖蒲、乌梢蛇、黄芩、天竺黄各6g，蜈蚣1条。煎服，每日1剂。服用3个月后，癫痫发作次数减少至每月1次，改为丸剂，连服4个月后未再发作，逐渐停药，随访年半未见复发。[刘迪加. 礞石滚痰丸归脾汤治疗癫痫38例. 陕西中医，2011，32（10）：1350.]

2. 癫证 冯某，女，28岁，农民。1966年仲冬，因其爱子染疾暴死而悲伤，遂致精神恍惚、哭笑无常或喃喃自语、如癫如痴，或登高而歌、弃衣奔走。家人为之多方求治，逾年不瘥。邀余往诊，力求一决。观病人面垢唇焦，口角流涎粘襟而无拂拭之意，表情呆钝，呼之不应，独语无序，喋喋不休，六脉滑实有力，苔白腻。沉思良久，深虑痰实壅盛，堵闭清窍，神明失聪。亟宜劫夺痰涎，一吐为快，予三圣散。用瓜蒂（炒微黄）9g，防风（去芦）9g，藜芦3g，三味共为粗末，取 15g，水煎二次兑匀，放温强灌与服约一半，病人即躁动不安，狂呼叫骂，撕破衣衫，而毫无吐意，嘱更灌服尽剂，旋即吐出大量黏涎，绵绵不绝，如涕如胶。继则病人面色苍白，额头冷汗涔涔，四肢发凉，脉微弱，昏睡不醒，逾一夜始朦胧知人，四肢亦渐转温。翌日嘱进食少量稀麦面糊以养胃气，病人神志始清，已能辨认亲属。唯觉肢体倦怠，头晕不起，脘闷嘈杂难以名状，欲便不能。此为膈上痰涎已去，肠间宿滞未除。拟通其腑气，予大承气汤加味。处方：大黄12g（后入），芒硝12g（兑入），枳实10g，厚朴10g，胆矾1g（研冲）。嘱取 2 剂，煎 2 次兑匀，再次分服。

体会：本病由于情志所伤，心脾受损，气滞津聚，结而成痰，痰气上逆，清窍蔽阻，神明迷蒙所致。痰蕴日久，非峻药不能去，以三圣散涌吐逐痰。大吐伤阳，故吐后肢厥瞑眩，昏不知人，待痰尽阳复则四肢回温而苏。吐后不可轻用补剂，唯进食少许稀麦面糊以养胃气。虽痰涎吐尽而肠中仍有宿滞，故更用大承气汤荡涤肠胃。终以健脾和胃而调养之，绝其痰源，巩固疗效。[张兴发. 三圣散治愈癫狂痫重症案. 陕西中医，1985，6（1）：9.]

3. 癫痫 陈某，女，14 岁。1977 年 5 月 6 日初诊。病人从 9 岁开始，每隔 3～4 个月即突然神志丧失，跌倒于地，事前毫无异常感觉，摔倒后面色青紫，四肢抽搐，口吐白沫。1977 年以来，夜间经常出现四肢、面部肌肉抽动、知觉突然丧失等症。大便常溏，小便时黄时清。诊见面色青黄，眼圈淡黑，唇淡，舌尖边红、苔白厚，脉沉细滑。证属心肾阳虚，肝胆有热。治宜益火之源以搜风祛痰，清肝胆之邪热使阴平阳秘。处方：胆南星10g，半夏10g，白附子10g，川乌6g，钩藤10g，牡丹皮10g，白术10g，生石决明20g，生姜 5 片。2 剂。

5 月 8 日二诊：服上药后，痰量增多。此系胆南星、半夏、白术健脾燥湿，使凝聚于胸膈、膜原之湿浊蒸腾为痰而从喉出。上方加远志 6g，连服 6 剂。

5 月 14 日三诊：痰量减少，脉沉细，晚上仍抽搐，大便仍溏，小便黄，苔白。照上方再服 6 剂。

5 月 20 日四诊：精神较好，食欲稍增，大便已成形，小便已不黄，晚上仍时有抽搐，但持续时间较短。处方：胆南星10g，半夏10g，白附子10g，川乌

6g，钩藤 10g，牡丹皮 10g，石决明 30g，石菖蒲 15g，川贝母 10g，瓜蒌壳 10g，远志 6g。6 剂。

5月28日五诊：唇较红，脉沉细有力，晚上已不抽搐，口干，夜寐多梦。上方去青州白丸子和远志，加麦冬 10g，天竺黄 10g，茯苓 12g。连服 10 剂后，嘱每隔数日服上方 1 剂，连服半年。随访 4 年未见痫证发作。[陈杰华. 应用青州白丸子汤加味治疗癫痫的体会. 广西中医药，1982，（2）：29.]

诸气总括

寒气　炅气^①　喜气　怒气　劳气　思气　悲气　恐气　惊气

【原文】　　　一气触为九寒炅，喜怒劳思悲恐惊。
寒收外束腠理闭，炅泄内蒸腠理通。
喜则气缓虚极散，劳耗思结气难行。
怒气逆上甚呕血，下乘脾虚飧泻^②成。
恐则气下伤精志，惊心无倚乱怔忡。
悲消荣卫不散布，壮行弱着病丛生。

〖注〗一气流行不为邪触，何病之有？若为寒触，外束皮肤，腠理闭，其气收矣，即寒病也。炅，火也。若为火触，热蒸汗出，腠理开，其气泄矣，即暑病也。若为喜触，喜则气和志达，其气缓矣。素中虚极者，缓则气散，即暴脱也。若为劳触，劳则喘息，且汗出，其气耗矣，即劳倦也。若为思触，心有所存，气留不行，其气结矣，即郁气也。若为怒触，怒则气逆甚呕血，其气上矣。上极而下乘脾之虚，则为飧泄也。若为恐触，恐则精却伤精志，其气下矣。若为惊触，心无所根据，神无所归，虑无所定，其气乱矣。怔忡心动，不安之病也。若为悲触，心肺气戚，荣卫不散，其气消矣。凡此九气丛生之病，壮者得之气行而愈，弱者得之气着为病也。

【提要】阐述寒火二邪与七情过激引致气机紊乱的病因病机。

【注释】①炅气：guì qì，即热气。

②飧泻：sūn xiè，指飧泄。本病是肝郁脾虚，清气不升所致。临床表现

有大便泄泻清稀，并有不消化的食物残渣、肠鸣腹痛、脉弦缓等。

【白话文】

在人身体中运行的气被邪气所触犯后化分为九气，即寒、炅、喜、怒、劳、思、悲、恐、惊，由此可致多种疾病。气若被寒侵犯，寒性收引则使皮肤、腠理关闭，易致寒病。气若被热侵袭，则热蒸汗出腠理开。气若被喜侵扰，喜则气缓，缓则气散。劳则耗气，思虑则气结。怒则气逆，气盛太过，上逆则呕血，下乘脾胃，就会出现腹泻。如果气被恐惧触犯，恐则气下，体内气的运行就紊乱了。惊则气乱出现怔忡、心动多悸不安。悲则气消，荣卫之气不得协调运行。凡是以上这九种气引发的疾病，平素身体强壮、正气充盈的人得之，治疗上使其体内之气运行顺畅便会痊愈；平素身体羸弱、正气虚衰的人得之，其体内之气运行郁结不畅便发而为病了。

【解读】

寒为阴邪，其性凝滞收引，故"寒则气收"。寒邪侵袭，致使腠理闭塞，卫气不能宣通，阳气不能敷布畅达而出现恶寒无汗、头痛身疼、鼻塞身重、喷嚏清涕等风寒束表，卫阳被郁的风寒表实证，治以辛温解表、宣肺散寒，可选麻黄汤、荆防败毒散之类。若阳虚里寒，又可出现畏寒肢冷、腰脊冷痛或呕吐清水，或脘腹冷痛、肠鸣泄泻，甚则下利清谷等症，又当温里逐寒，可选理中汤、四逆汤治疗。

炅（热）为阳邪，主动主散。感受热邪，身体出现发热、出汗等症状，还可能由于火热蒸迫、汗出过多而致气泄脱失外、出血等症状。

喜则气缓。人如大喜则使心神荡散，气机缓纵散涣而出现歌笑无常，甚则狂言多语等神志症状以及肢体缓纵等病候。治以镇心安神，可选甘麦大枣汤或养心汤之类加减。

劳则气耗。人如过劳可见短气乏力、四肢倦怠、动辄喘息汗出，甚则自汗、遗精滑脱等症状。治以补益脾肾、滋填肾精，可选归脾汤、大补元煎治疗。

思则气结。人思虑过度，情志抑郁，可出现失眠、嗜卧、纳少，甚则昏瞀、如癫如痴等脾胃呆滞、心神不宁或心脾两虚之证。应治以健脾和营、疏肝解郁、养血宁心，可选逍遥散、柏子养心汤之类。

怒则气上。人因郁怒等情志因素而致肝气上亢或横逆，可见面红目赤、呼吸急迫，甚则呕血或昏迷。治宜平肝降逆或疏肝理气，用天麻钩藤饮加减。

恐则气下。恐为肾志，人如惊恐伤肾以致下元虚衰，升腾无力，亦常由于脾气虚弱，中气升举无力，临床常见下腹坠胀、二便频数而排出不爽、短气乏力，甚则脱肛、子宫脱垂、疝气偏坠等。治疗宜温补脾肾、益气升阳，可选金匮肾气丸、右归丸之类加减。

惊则气乱。如果大惊卒恐，则神志散失，血气分离，阴阳破散，会出现眩晕、昏厥、麻木、震颤、痉挛等肝风内动的证候，治以宁心安神、平肝息风、潜阳定惊，可选天麻钩藤饮、羚羊角汤之类加减。若心气涣散，出现神思恍惚、善悲欲哭，治以养心安神、补脾益血，可选养心汤之类加减。

悲则气消。悲哀过甚，会出现气短、倦怠懒言、语声低怯、形寒畏冷等肺虚气少之症。治以补气生津，可选生脉散、补肺汤之类。

诸气辨证

【原文】　　　　短气气短不能续，少气气少不足言。

气痛走注内外痛，气郁失志怫情间。

上气气逆苏子降，下气气陷补中宣。

臭甚伤食肠胃郁，减食消导自然安。

〖注〗短气者，气短而不能续息也；少气者，气少而不能称形也，皆为不足之证。气痛者，气为邪阻，气道不通，或在经络，或在脏腑，攻冲走注疼痛也。上气，乃浊气上逆；下气，为清气下陷。气郁者，或得于名利失志，或得于公私怫情，二者之间也。浊气上逆，苏子降气汤。清气下陷，补中益气汤，甚者加诃子、五味子。然清气下陷，下气不甚臭秽，惟伤食下气，甚臭甚秽，乃肠胃郁结，谷气内发，而不宣通于肠胃之外。郁在胃者，上噫气也；郁在肠者，下矢气也。补中益气汤，方见内伤门。

【提要】阐述各种气病的辨证特点及治疗方法。

【白话文】

短气的病人表现为呼吸短促、上气不接下气；少气的病人表现为声微气弱不能像正常人一样语语；气痛的病人，体内的气被邪气阻遏，气体运行冲击阻塞的部位使病人感觉疼痛；气郁的病人，其病因不外乎情绪郁郁不得志或怫然而怒。上气，是指体内本该向下运行的浊气反向上逆行，应当用苏子降气汤以降气疏壅。下气，是指本该向上运行的水谷精华反向下沉陷，治宜选用补中益气汤以补中益气，升阳举陷。下陷之气又臭又肮脏，那就是胃肠中气的运行不畅，宜节饮食，消食导滞，使胃肠气机通畅，疾病自然消散。

【解读】

气机指人体内气的正常运行机制，包括脏腑经络等的功能活动。人体气机活动的基本形式主要为升降出入，所谓升，是指气自下而上的运行；降，是指气自上而下的运行；出，是指气由内向外的运行；入，是指气自外向内的运行。人体之气运动的升与降、出与入是对立统一的矛盾运动，广泛存在于机体内部。虽然从某个脏腑的局部生理特点来看，有所侧重，如肝、脾主升，肺、胃主降，等等。但是从整个机体的生理活动来看，升与降、出与入之间必须协调平衡。只有这样，才有人体之气的正常活动，各脏腑才能发挥正常生理功能。因此，气机升降出入的协调平衡是保证生命活动正常进行的一个重要环节。若气机的升降出入失常，则可出现气逆、气郁、气滞、气陷、气闭甚至气机泄脱等病变。其中气的运行受阻而不畅通时，称作"气机不畅"；受阻较甚，局部阻滞不通时，称作"气滞"；气的上升太过或下降不及时，称作"气逆"；气的上升不及或下降太过时，称作"气陷"；气的外出太过而不能内守时，称作"气脱"；气不能外达而郁结闭塞于内时，称作"气闭"。

【医案助读】

重症肌无力 杨某，男，10 岁。病人缘于 1993 年 3 月 10 日因受凉后出现鼻塞、流黄涕、咽痛、发热，曾去乐昌市人民医院就诊，诊断为：上呼吸道感染，给予病毒唑、庆大霉素肌内注射后上述症状缓解；半个月后出现不自主眨眼，继而出现右眼睑下垂，轻微头晕，偶有复视，四肢乏力，神倦懒言，纳呆，咀嚼吞咽如常，睡眠尚可，二便调。1993 年 4 月 28 日前来就诊。症见：双眼不自主眨眼，右眼睑下垂至瞳孔上缘，须抬头仰面而视，晨轻暮重，视力下降直至 0.8，眼球外展、内旋运动稍受限，神倦懒言，四肢乏力，轻微头晕，纳呆，大便日 1～2 次、质软，小便如常。病人素体易感冒咽痛，家族中有患重症肌无力病史。面色稍㿠白，舌质淡、有齿印，苔薄白略干，脉沉细无力。经新斯的明试验确诊为：眼肌型重症肌无力。药用：黄芪 120g，党参 30g，白术 24g，陈皮 3g，升麻、柴胡、当归各 10g，甘草 5g，五爪龙 50g，桔梗 10g，石斛 12g，菟丝子 10g，何首乌 15g。每日 1 剂，复渣煎煮 2 次，日服 3 次。

1993～1995 年，基本以上方加减，或选加山茱萸、熟地、山药、枸杞子、黄精、女贞子等 1～2 味加减治疗。中途若遇感冒发热咽痛，用银翘散加减，药用：金银花、菊花、连翘、桔梗各 10g，甘草 5g，玄参 12g，蝉蜕 10g，五爪龙 15g，浙贝母、荆芥、防风、薄荷（后下）各 10g。尽量避免使用西药治疗。病人经近 2 年的治疗，右眼睑下垂恢复正常，不自主眨眼动作及神倦乏力等症状消失，眼球内外旋转如常，视力从 0.8 恢复至：左眼 1.2、右眼 1.0，能正常上学读书、运动。随访至 2004 年未见复发。[刘建萌. 补中益气汤重用黄芪治疗重症肌无力 25 例临床观察. 辽宁中医杂志，2006，31（1）：58.]

诸气治法

【原文】　　　　寒热热寒结者散，上抑下举惊者平。

　　　　　　　　喜以恐胜悲以喜，劳温短少补皆同。

〖注〗寒者热之，麻黄理中是也。热者寒之，白虎生脉是也。结者散之，越鞠解郁是也。上者抑之，苏子降气是也。下者举之，补中益气是也。惊者平之，镇心、妙香是也。喜以恐胜，悲以喜胜，以情治情是也。劳者温之，短气、少气者补之，保元、四君是也。

【提要】阐述各种气病的治疗方法。

【白话文】

　　寒性疾病用热药治疗，比如麻黄汤、理中丸；热性疾病用寒药治疗，比如白虎汤；出现气机郁结的征象用疏散的药治疗，比如越鞠丸；人体上部疾病用沉降的药物治疗，比如苏子降气汤；下部疾病用升举的药物治疗；如果出现惊恐的症状用平肝潜阳的方药治疗，比如镇心丹、妙香散；喜太过以惊恐治疗；悲伤太过以欢喜治疗；烦劳致病者，以温补法治疗；短气、少气者则以益气补气法治疗，比如保元汤、四君子汤。

【解读】

　　疾病的征象与其本质相一致的病证宜用正治法。正治包括：寒者热之，指寒性病证出现寒象，用温热的方药来治疗；热者寒之，指热性病证出现热象，用寒凉方药来治疗；结者散之，指用辛散的药物治疗结证；上者抑之，指用沉降的药物治疗有向上的病势趋向的疾病如呕吐、喘咳；下者举之，指用升举的药物治疗有向下的病势趋向的疾病如泄利、脱肛；惊者平之，指用平肝潜阳的药物治疗惊证。

人的情志活动，属五脏功能之一，而情志活动异常，又会损伤相应内脏。由于五脏之间存在相生相克的关系，故人的情志变化也有相互抑制作用。临床上可以运用不同情志变化的相互抑制关系来达到治疗目的。如喜伤心，恐胜喜；悲伤肺，喜胜悲。

正邪相搏中双方的盛衰消长决定着疾病的发生、发展与转归，正能胜邪则病退。扶助正气是治疗疾病的一种基本治法，如用温补的方药治疗虚劳证，用益气补气的方药治疗短气、少气之证。

木香流气饮

【原文】　　　　　木香流气调诸气，快利三焦荣卫行。

达表通里开胸膈，肿胀喘嗽气为疼。

六君丁皮沉木桂，白芷香附果苏青。

大黄枳朴槟蓬术，麦冬大腹木瓜通。

〖注〗木香流气饮，调治一切诸气为病，其功能快利三焦，通行荣卫，外达表气，内通里气，中开胸膈之气，其水肿胀满，气壅喘嗽，气痛走注，内外疼痛，并皆治之。即人参、白术、茯苓、炙草、橘皮、半夏、丁皮、沉香、木香、中桂、白芷、香附、草果、苏叶、青皮、大黄、枳壳、厚朴、槟榔、蓬术、麦冬、大腹皮、木瓜、木通也。

【提要】阐述各种气病通用的治疗方药。

【白话文】

木香流气饮，可调治各种气为病，功效能疏利三焦，畅通荣卫，解表通里，并能开胸膈之气，利水消肿，消胀除满，止咳平喘，理气止痛。组成为：人参、白术、茯苓、炙甘草、橘皮、半夏、丁香皮、沉香、木香、肉桂、白芷、香附、草果、紫苏叶、青皮、大黄、枳壳、厚朴、槟榔、蓬莪术、麦冬、大腹皮、木瓜、木通。

【解读】

木香流气饮治诸气痞滞不通，胸膈膨胀，口苦咽干，呕吐少食，肩背腹胁走注刺痛，及喘急痰嗽，面目虚浮，四肢肿满，大便秘结，水道赤涩。又治忧思太过，怔忡郁积，脚气风热，聚结肿痛，喘满胀急。方中人参大补元气，补五脏虚损；白术健脾补气，协人参以安和五脏；茯苓、木通利尿通淋，使水道通利，邪有出路；橘皮、半夏降逆止呕，化痰止咳平喘；又以诸辛香走窜之药丁香皮、枳壳、沉香、木香、香附、草果、青皮、厚朴及槟榔理气消痞，宽胸消胀，行气止痛；再以蓬莪术破气散结；以白芷、大腹皮、木瓜利水消肿；紫苏叶宣肺止咳；肉桂温补下焦元气，使肾能纳气；炙甘草调和诸药。全方共奏调顺荣卫，通流血脉，快利三焦，安和五脏之功。

【医案助读】

1. 慢性心功能不全 李某，女，72岁。2003年5月21日初诊。胸闷、心悸、气短2年余，加重伴腹胀、浮肿半个月。病人有糖尿病病史，长期服用"达美康"等降糖药物。近2年来，经常出现胸闷、心悸、气短，呈发作性，自服"复方丹参滴丸"等药物，症状时缓时作。近半个月以来上症加重，伴腹胀、浮肿。面色灰暗，眼睑浮肿，呼吸迫促，心率108次/分，律不齐，心音低钝，两肺底可闻及较多湿啰音，腹部膨隆饱满，双下肢胫前中度指凹性浮肿。胸片示心影增大；心电图（ECG）：偶发室性早搏ST-T改变；空腹血糖7.2mmol/L、肌酐188mmol/L、尿素氮8.4mmol/L。诊断：慢性心功能不全。建议住院治疗，但病人拒绝住院，要求中药治疗。刻诊：心悸气促，面浮肢肿，食欲不振，腹胀明显，大便数日未行，小便短赤，口干，眠差，舌体胖大，舌苔黄厚而燥，脉沉。中医辨证：脾虚气滞，水饮内停。予木香流气饮化裁：生晒参15g（另煎兑入），生白术15g，茯苓30g，半夏10g，陈皮15g，丁香5g，沉香10g，木香10g，白芷5g，香附15g，草果10g，紫苏叶10g，青皮10g，大黄10g（后下），枳实10g，厚朴10g，槟榔10g，莪术10g，麦冬15g，大腹皮10g，木瓜10g，通草10g，猪苓50g，炙甘草5g。7剂，每日1剂，水煎服。服药1剂后来诊，诸症明显减轻，水肿已消大半，食欲增加，大便已通。继以上方，大黄减为5g，7剂。服后腹胀、水肿基本缓解，二便通利，饮食、睡眠好转，舌苔转润，脉较前有力。复查血糖、肌酐、尿素氮恢复正常，ECG也有改善。继以此方出入，又调治半个月痊愈。半年后随访无复发。[韩秀苓，王胜. 木香流气饮临证治验. 中医药学报，2006，34（2）：10-11.]

2. 乳腺增生 胡某，女，32岁。1989年9月10日就诊。病人半年前左乳房内生一肿块，近来右乳房又发现一蚕豆大小肿块。经某医院检查诊断为乳腺增生病，中医诊断为乳癖。经中西医及针灸治疗2个月余，疗效不显。现症见：左侧乳房内生一肿块，如鸡卵大，其旁数个，大小不等。右侧乳房有多个蚕豆大的肿块，皮肤颜色正常，质硬，推则移。近日症状加重，按之有轻微压痛，舌苔薄白，脉弦。肿块经穿刺涂片检查，排除恶性病变。诊断：乳腺增生病。中医诊断：乳癖。证属气血郁结，痰凝经络。用木香流气饮原方加三棱、莪术各10g。水煎服，每日1剂。服方10剂，肿块缩小。继服10剂，双侧乳房肿块消失而愈。[何胜琳．木香流气饮治疗乳癖18例．湖北中医杂志，1993，15（5）：18.]

分心气饮

【原文】　　　　分心气饮治七情，气滞胸腹不流行。

正减芷朴通木附，麦桂青桑槟壳蓬。

〖注〗分心气饮，治七情气滞，胸腹之病。正者，谓藿香正气散也。正减者，谓即藿香正气散方减白芷、厚朴，加木通、木香、香附、麦冬、官桂、青皮、桑皮、槟榔、枳壳、蓬术也。

【提要】阐述气滞病的治疗方药。

【白话文】

分心气饮，治情志过极所致气机不畅，症见气滞、胸腹满闷。全方由藿香正气散方减白芷、厚朴，加木通、木香、香附、麦冬、官桂、青皮、桑白皮、槟榔、枳壳、蓬莪术组成。

【解读】

分心气饮治男子、妇人一切气不和，多因忧愁思虑，怒气伤神，或临食忧戚，或事不随意，使郁抑之气留滞不散，停于胸膈之间，不能流畅，致心胸痞闷，胁肋虚胀，噎塞不通，噫气吞酸。方中藿香辛温而解在表之邪，芳香而化在里之湿浊；紫苏加强其辛温解表之力；大腹皮化湿治里，下气除满；桔梗宣肺利膈；半夏曲、陈皮燥湿和胃，降逆止呕；茯苓、白术健脾运湿；木通利尿通淋；桑白皮清解郁热；麦冬滋阴清热；官桂温下焦元气，调节一身之气；再以木香、香附、青皮、槟榔、枳壳诸辛散走窜之药，以理气宽胸，除胀消痞，使气机调畅，气顺则情志畅；姜、枣、甘草调和营卫，调和诸药。全方共奏理气解郁，宽胸消胀，疏调七情之功。

【医案助读】

短气　彭某某，女，35岁。1984年3月7日诊。两天前夜间看电影时，初感背冷、恶寒战栗，后即出现短气不足以息、动则更甚，胸闷心累，四肢关节筋脉跳动，口淡无味，不思饮食。舌质淡红、苔白厚，脉右弦、左手略弱。证系寒滞胸膺，气道闭阻。当通阳散寒，宽胸理气。予《和剂局方》之分心气饮加减：木通 12g，桂枝 12g，赤芍 12g，半夏 15g，大腹皮 12g，青皮 10g，茯苓 20g，陈皮 15g，羌活 15g，枳壳 15g，杏仁 15g。服上方 1 剂后短气消除，余症减轻，但感胸痛引背、腰痛。上方去大腹皮加瓜蒌皮 24g、秦艽 20g。1 剂告愈。[周泽勋，刘世丰. 短气验案一则. 四川中医，1985，（12）：37.]

苏子降气汤　越鞠汤

【原文】　　　　苏子降气气上攻，下虚上盛气痰壅。

喘咳涎嗽胸膈满，气秘气逆呕鲜红。

橘半肉桂南苏子，前朴沉归甘草同。

郁食气血痰湿热，越鞠苍栀曲附芎。

〖注〗苏子降气汤，治下虚上盛，气壅上攻，喘咳涎嗽，胸膈满闷，气秘便难，气逆呕血，即橘皮、半夏、肉桂、南苏子、前胡、厚朴、沉香、当归、甘草也。越鞠汤治六郁——食郁、气郁、血郁、痰郁、湿郁、热郁，即苍术、山栀、神曲、香附、抚芎也。夫气郁之病若久，必与血、痰、湿、热、饮、食相合，故治郁之方，可治气郁也。其气实者加木香；气虚者加人参；血实者加红花；血虚者加当归；痰多者加半夏；湿多者加白术；热多者加萸、连；饮多者加茯苓；食多者加麦蘗。在临证者消息耳。

【提要】阐述气病下虚上盛，气壅上攻证及六郁证的治疗方法。

【白话文】

苏子降气汤治下虚上盛，气壅上攻证，症见痰涎壅盛、喘嗽短气、胸膈痞闷等；出现气虚的症状如倦怠乏力、少气懒言、面色无华、便秘；如果气逆上冲可呕血。全方由橘皮、半夏、肉桂、紫苏子、前胡、厚朴、沉香、当归、甘草组成。越鞠汤治六郁证（食郁、气郁、血郁、痰郁、湿郁、热郁），全方由苍术、栀子、神曲、香附、川芎组成。

【解读】

苏子降气汤治证乃上实下虚之咳喘。上实者，乃痰涎上壅，肺失肃降；下虚者，乃肾阳不足，纳气功能失调。痰气壅塞于肺，肺气上逆，则咳嗽、气喘、咽喉不利、胸膈满闷，甚则呕血；肺与大肠相表里，肺气壅实，大便传导失职，则大便不爽。方中橘皮理气；半夏辛温而燥，降逆祛痰；肉桂辛热，温肾纳气；紫苏子善于降肺平喘；前胡长于降气祛痰；厚朴降逆平喘，宽胸理气除满；沉香纳气平喘；当归辛甘温润，既能治"咳逆上气"，又可养血补虚以助肉桂温补下元；甘草和中益气，调和诸药。临床应用以胸膈满闷、痰多稀白、苔白滑或白腻为辨证要点。本方偏温燥，肺肾阴虚、肺热痰喘者不宜使用。

如出现胸腹胀满、腹中胀满、饮食停滞、嗳气吞酸等六郁（气郁、血郁、痰郁、食郁、湿郁、热郁）症状，可以用越鞠汤治疗。

【医案助读】

慢性支气管炎　旷某，男，42岁。于1969年9月20日初次就诊。夙患慢性气管炎，每逢秋凉，则犯咳嗽。症见痰涎壅盛，肺气不利，咳喘频频；诊其寸脉弦滑，视其舌润而胖、有齿痕。投以苏子降气汤：紫苏子7.5g，炙甘草6g，半夏7.5g，当归4.5g，肉桂4.5g，化橘红4.5g，前胡3g，川厚朴3g，生姜3片。水煎服，4剂。服药后咳喘见轻，复诊仍守原方照服4剂，咳止喘平。嘱日后若遇风凉再复发时，可按方服之。[中国中医研究院. 岳美中医案集. 北京：人民卫生出版社，1978.]

四七汤

【原文】　　　　四七七气郁生痰，梅核吐咯结喉间。

　　　　　　　　调和诸气平和剂，半苓厚朴紫苏煎。

　　　　　　　　快气橘草香附入，妇人气病效如仙。

　　　　　　　　恶阻更加芎归芍，气痰浊带送白丸。

〖注〗四七汤，治七情过节，七气病生，郁结生痰，如絮如膜，凝结喉间，咯之不尽，咽之不下，名曰梅核气。日久不愈，变生噎膈，上吐涎沫，下秘二便也。宜用此平和之剂，即半夏、茯苓、厚朴、紫苏叶也。胸腹中气不快，加橘皮、甘草、香附，亦治妇人一切气病。妇人有孕喜吐者，名曰恶阻，更加川芎、当归、白芍。妇人肥白，多痰气郁，有白浊带下者，亦以本方送青州白丸子可也。

【提要】阐述七情郁结生痰证的治疗方法。

【白话文】

四七汤，治七情郁结生痰，其中症状表现为自觉咽喉部有痰或者异物感、咳不出、也咽不下者，称为梅核气。本方调和诸气，为平和之剂，其组成为半夏、茯苓、厚朴、紫苏叶。如有胸腹中气郁胀不舒服，加橘皮、甘草、香附，亦治妇人一切气病，疗效甚好。妇人怀孕出现呕吐不止，称为妊娠恶阻，再加川芎、当归、白芍；妇人痰多、气郁不舒、常叹息、白带浑浊污秽的，可以本方联合青州白丸子治疗。

【解读】

忧思肝气郁结，脾失健运，则出现痰涎，或者出现梅核气，在咽喉之间，咯不出，咽不下。四七汤为调和诸气的平和之剂。方中半夏善于化痰散结，降逆和胃；厚朴理气燥湿，与半夏相伍，一化痰结，一行气滞，两者相配，痰气并治；紫苏叶芳香疏散，协厚朴开郁散结，质轻入肺，能引药上行达病所；茯苓甘淡渗湿健脾，助半夏化痰。若胸腹气滞者，加橘皮、甘草、香附。本方由半夏厚朴汤加大枣组成，功能主治与半夏厚朴汤相同。并可用于湿痰交阻，胸闷气急，苔白腻，及胃脘胀痛，亦可用于治疗妇人一切气机阻滞之病。

【医案助读】

失音 邓某某，女，57 岁，农民。代述：2002 年 8 月 19 日同他人发生争吵被恐吓后即失音。经当地卫生院治疗无效后前来县人民医院住院治疗，经外科诊查后，建议其转上级医院治疗。病人因经济困难，于 23 日来中医骨伤科门诊请我父亲治疗。诊时其表情淡漠，不能言语，痴呆状，颜面无光泽，舌质淡苔薄，脉弦而涩。证属气郁肺闭失音。乃肝郁气滞，凝痰结气，阻塞于喉，肺闭而喑。拟以解郁化瘀，开闭发音。用四七汤加减：半夏 10g，厚朴 10g，茯苓 15g，紫苏叶 15g，大枣 10g，郁金 10g，莱菔子 10g，生姜 3 片。1 剂，水煎分 6 次服用，1 日 3 次。服第 2 次药后，有轻微声音发出。经第 4 次服药后，语音较清楚，能基本表达其意，且颜面色泽基本恢复正常，痴呆状不明显。于 2002 年 8 月 25 日完全恢复正常。[杨永，杨进林. 四七汤加减治疗气郁肺闭失音验案. 光明中医，2003，18（6）：32.]

镇心丹　妙香散

【原文】　　　　　　惊实镇心朱齿血，惊虚妙香木麝香。

山药茯神参芪草，朱砂桔梗远苓菖。

〖注〗心气实病惊者，宜用镇心丹，即朱砂、龙齿末等份，猪心血为芡实大丸，每服三丸，麦冬汤下。心气虚病惊者，宜用妙香散加菖蒲，即木香、麝香、山药、茯神、人参、黄芪、炙草、朱砂、桔梗、远志、茯苓、石菖蒲也。

【提要】阐述惊恐实证及虚证的治疗方法。

【白话文】

心气实而出现惊悸者，可用镇心丹治疗，本方由朱砂、龙齿末、猪心血组成。心气虚而出现惊悸者，宜用妙香散治疗，其组成为木香、麝香、山药、茯神、人参、黄芪、炙甘草、朱砂、桔梗、远志、茯苓、石菖蒲。

【解读】

本条文所列的镇心丹和妙香散适用于惊恐不宁、烦躁不安、心悸怔忡、失眠、多梦以及癫狂等。镇心丹主治由实证引起的，朱砂质重性寒，专入心经，质重可以镇心安神，寒能清热以清心泻火；龙齿末咸平质重，长于重镇安神，收敛浮阳而止汗；猪心血滋阴清热，使心火不亢盛。本方镇清并举，泻中兼养，使心火得降，阴血得充，镇心安神，则心烦失眠、惊悸怔忡自除，故以"镇心"名之。

妙香散主治由虚证引起的，木香通畅气机，行气止痛；麝香久服除邪，开窍，活血，散结；山药补中，补虚，除寒热邪气，益气力；茯神治疗心虚惊悸、健忘，失眠，惊痫；人参大补元气，补脾益肺，安神益智；黄芪补中益气；甘草补脾益气，调和诸药；朱砂清心镇惊，安神解毒；桔梗开宣肺气；远志安神益智；茯苓健脾宁心；石菖蒲醒脑益智。本方长于补益气血，宁心安神。

镇心丹、妙香散二方临床已较少应用，暂未见相关文献报道。

遗精总括

【原文】　　　不梦而遗心肾弱，梦而后遗火之强。

过欲精滑清气陷，久旷溢泻味醇伤。

〖注〗不梦而遗，谓无所感于心而自遗，则为心肾虚弱不固也。梦而后遗，谓有所感于心，相火煽而强迫之，则为二火之强不固也。或过欲之人，日惯精滑，或清气不足，下陷不固，或久旷之人，精盛溢泻，或醇酒厚味，火强不固，皆为是病也。

【提要】阐述遗精的病因病机及辨证特点。

【白话文】

不因梦交而遗精，是因为心肾亏虚，封藏不固导致的。梦交后遗精者，多由君相火旺导致。过度纵欲之人，清气下陷则出现习惯性滑精；久节房事，精满则溢出；经常进食肥甘厚味，均能导致遗精。

【解读】

遗精是指不因性生活而精液频繁遗泄，每周 2 次以上，或在睡中有梦而遗，或在睡中无梦而遗，或有少量精液随尿而外流，甚者可在清醒时自行流出，常伴有头晕、耳鸣、健忘、心悸、失眠、腰酸膝软、精神萎靡，或尿时不爽、小腹及阴部作胀不适等症状。遗精的病位在肾，与心、肝、脾三脏密切相关。不因梦交而精自遗出者，称为滑精，是由于心肾亏虚，封藏失职，精关不固而泄，属虚证。因梦交而遗精者，称为遗精，是由于君相火旺，扰动精室，精关不固而遗。房劳过度、清气不足而下陷，均易致虚而滑精。久未经房事，精满而溢，或过食肥甘厚味，导致湿热下扰精室，亦可导致遗精。

龙骨远志丸　坎离既济汤　封髓丹

【原文】　　　　心肾虚弱朱远志，龙骨神苓菖蒲参。

　　　　　　　　久旷火旺地知柏，胃虚柏草缩砂仁。

〖注〗龙骨远志丸，治心肾虚弱，不梦而遗者，即龙骨、朱砂、远志、茯神、茯苓、石菖蒲、人参也。坎离既济汤，治梦而后遗，火强久旷者，即生地、黄柏、知母也。若胃虚食少便软，则不宜生地、知、柏，恐苦寒伤胃，故宜封髓丹，即黄柏、甘草、缩砂仁也。

【提要】阐述遗精虚证的治疗方法。

【白话文】

遗精属于心肾虚弱者可用龙骨远志丸治疗，全方由龙骨、朱砂、远志、茯神、茯苓、石菖蒲、人参组成。属阴虚火旺者，用坎离既济汤治疗，药物组成为：生地黄、黄柏、知母。属胃虚者，用封髓丹治疗，药物组成为：黄柏、甘草、缩砂仁。

【解读】

不梦而遗者是由于心肾虚弱所致，可用龙骨远志丸补益心肾之气。方中龙骨固涩止遗；人参大补元气；茯苓健脾；茯神宁心安神；朱砂重镇安神；石菖蒲开心窍；远志安神定志，且通肾上达于心。有梦而遗常见君相火旺、湿热下注为实，宜用坎离既济汤清心泄肝。方中生地黄养阴生津；知母滋肾阴润肾燥，有滋阴降火之功；黄柏长于清相火，退虚热。胃气虚弱则用封髓丹调补脾胃，益气摄精。方中以黄柏清热泻火滋阴；砂仁行气益脾以顾护中焦；甘草宁心益气。

【医案助读】

遗精早泄　某某，男，40岁。2015年9月1日初诊。主诉：早泄1年余，加重5天。现症：早泄，尿频，尿急，尿痛，口干，乏力，嗜睡，纳可，二便调，舌质红、苔少，脉细数。病人有前列腺炎病史。西医诊断：早泄。中医诊断：痿证，辨证为虚火外越、肾不固精。治宜补肾涩精，引火归元，滋阴降火，通经活络。给予封髓丹加味补肾通络药，处方：党参15g，当归20g，水蛭5g，砂仁3g，桂枝5g，白芍12g，五味子15g，肉苁蓉15g，菟丝子15g，蝉蜕15g，黄柏15g，知母10g，竹茹15g，车前草15g，蜈蚣2g，狗脊10g，枸杞子15g，鸡内金30g，连翘15g，甘草6g。5剂。每日1剂，水煎服。

2015年9月7日二诊：病人症状明显改善，上方加丝瓜络12g，继服5剂。

2015年9月15日三诊：病人尿频、尿急、尿痛症状已愈，早泄明显改善，余未见不适。效不更方，继服7剂，病愈。[晁利芹，张桂兰，张钧凯，等.耿新生教授临床运用封髓丹经验.中医研究，2016，29（7）：31－32.]

补精丸

【原文】　　　精出不止阳不痿，强中过补过淫成。

久出血痛形羸死，或发消渴或发痈。

阳盛坎离加龙骨，实热解毒大黄攻。

调补骨脂韭山药，磁石苁蓉参鹿茸。

〖注〗精出不止，阳强不倒，名曰强中。此病皆因过服房术中补药，或贪淫过欲而成也。若不急治，日久精尽，阳强不化，迫血而出，疼痛不已，形羸而死；或不即死，亦必发消渴、大痈也。阳盛阴虚者，宜大剂坎离既济汤，加生龙骨清而补之。形实热盛者，宜黄连解毒汤，加大黄先攻其热可也。病后热去，调理宜补精丸，即补骨脂、韭子、山药、磁石、肉苁蓉、人参、鹿茸也。

【提要】阐述阳强证的治疗方法。

【白话文】

精液流出不止，其阴茎依旧举而不倒，此症状称为"阳强"。阳强是由于过服补阳之品，或贪淫过欲而导致。若不及时治疗，日久会导致精尽迫血而出。阴茎疼痛不已，形体消瘦而死，或者诱发消渴、大疮。阳盛阴虚者，用坎离既济汤加生龙骨。形实热盛用黄连解毒汤加大黄攻热。病后热去，用补精丸，全方由补骨脂、韭菜子、山药、磁石、肉苁蓉、人参、鹿茸组成。

【解读】

强中亦称阳强，是指阴茎异常勃起，茎体强硬，久而不衰，触之则痛，或伴有精流不止的一种病证。《诸病源候论·消渴病诸候》曰："强中病者，茎长兴盛不痿，精液自出。"古代崇尚服石者，内有火毒炽盛；或有肾阴虚亏、肾阴妄动者，均为强中常见病因。若不及时治疗，日久会导致精尽迫血而出，阴茎疼痛不已，形体消瘦，严重者甚至能导致死亡。如阴虚火旺可以用坎离既济汤加生龙骨清虚火而滋阴血。方中生地黄养阴生津；知母滋肾阴润肾燥，有滋阴降火之功；黄柏长于清相火，退虚热；加用龙骨平肝潜阳，镇惊安神，固涩。形实热盛用黄连解毒汤加大黄清热解毒。方中以大苦大寒之黄连泻心火为君，因心主神明，火主于心，泻火必先泻心，心火宁则诸经之火自降，并且兼泻中焦之火；臣以黄芩清上焦之火；佐以黄柏泻下焦之火；使以栀子通泻三焦，导热下行，使火热从下而去。治后热尽毒清，仍需用补精丸调补肾精。方中人参补气；肉苁蓉、韭菜子、鹿茸温阳；补骨脂补肾暖脾；磁石重镇潜阳纳气。

浊带总括

【原文】 　　　　　浊病精窍溺自清，秽物如脓阴内疼。

　　　　　　　　　　赤热精竭不及化，白寒湿热败精成。

〖注〗赤多属热，亦有浊带日久，精竭阳虚，不及化白而属寒者。白多属寒，亦有败精湿热酿成腐化变白而属热者。是则不可概以寒热论赤白也。

【提要】阐述浊带的病因病机及辨证特点。

【白话文】

尿浊病的病位在精窍，故小便依旧可清利。症见尿道时常流出浊物如脓，阴茎内疼痛。赤浊多属热，但也有日久精气耗竭，阳虚血不及化精便排出；白浊多属寒，但也有因湿热败精而形成者。

【解读】

尿浊病的症状为：尿道时常流出如脓秽物，阴茎内疼痛，排出物混有血液为赤浊，不混血液为白浊。一般来说，赤浊是由于湿热下注精窍，热伤血络，常见为热证，但也有日久精气耗竭，阳虚血不及化精而流出的，则属于寒证。白浊是由于阳虚精血不化或寒入精室败精淤积，但也因败精淤积或蒸郁酿成湿热而形成，则属于热证。故临床上应审因辨证，不可一味认为赤热白寒。

清心莲子饮　萆薢分清饮　珍珠粉丸

【原文】　　　　　浊热清心莲子饮，寒草菖乌益草苓。

　　　　　　　　　湿热珍珠炒姜柏，滑黛神曲椿蛤同。

〖注〗赤浊带下属热者，宜用清心莲子饮，方在淋门。白浊带下属寒者，宜用萆薢分清饮，即萆薢、菖蒲、乌药、益智、甘草、茯苓也。赤白浊带下属湿热者，宜用珍珠粉丸，即炒黑姜、炒黄柏、滑石、青黛、炒神曲、炒椿皮、蛤粉也。

【提要】阐述浊带的辨证治疗。

【白话文】

尿浊属热者，宜用清心莲子饮治疗；尿浊属寒者，宜用萆薢分清饮治疗，全方由萆薢、石菖蒲、乌药、益智仁、甘草、茯苓组成。尿浊属湿热者，宜用珍珠粉丸，组成为炒黑姜、炒黄柏、滑石、青黛、炒神曲、炒椿皮、蛤粉也。

【解读】

治疗尿浊应分寒、热、湿三证。证属热者，用清心莲子饮清心火，益气阴，止淋浊。其病机为心火妄动，耗伤气阴，气阴两虚，湿热下注，遗精白浊，或妇人带下赤白；肺肾亏虚，心火伐金，口舌干燥，渐成消渴，睡卧不安，四肢倦怠，病后气不收敛，阳浮于外，五心烦热。方中石莲肉清心除烦，清热利湿；人参、黄芪益气扶正；黄芩、地骨皮助石莲肉清热之力；茯苓、车前子分利湿热；麦冬清心养阴；使以甘草调和诸药。

证属寒者，宜用萆薢分清饮，本方主治之白浊，乃由下焦虚寒，湿浊不化所致。下焦虚寒，气化不利，肾失封藏，膀胱失约，故小便频数，尿浊如米泔，或如脂膏。治宜温暖下元，利湿化浊。本方为治疗下焦虚寒淋浊的常用方。临床应用以小便浑浊频数、舌淡苔白、脉沉为辨证要点。方中萆薢利湿化浊，为治白浊之主药，故以为君。臣以石菖蒲化浊除湿，并祛膀胱虚寒，以助萆薢分清化浊之力；石菖蒲能温肠胃，肠胃既温，则膀胱之虚寒、小便不禁自止。佐以益智仁温肾阳，缩小便，止遗浊尿频；乌药温肾寒，暖膀胱，治小便频数。以食盐为使，取其咸以入肾，引药直达下焦。

证属湿热者，宜用珍珠粉丸清湿热，补益心气，滋阴降火。炒黄柏、滑石、青黛、椿皮清热利湿；炮姜温中；蛤蚧补肾；神曲消食安中。

【医案助读】

乳糜尿　刘某，女，41 岁。1989 年 11 月 29 日初诊。患乳糜尿已 2 年，曾经治缓解，近又复发，尿浮脂膏，伴尿频、尿急、尿热，神疲肢倦乏力，怕冷甚至寒战，容易感冒，近又感冒头痛，舌淡，脉弱。投以萆薢分清饮加味：萆薢 30g，益智仁 10g，石菖蒲 10g，乌药 10g，党参 30g，白术 30g，云茯苓 30g，甘草 5g，黄芪 30g，防风 30g，山药 30g，莲子 30g，川芎 10g，白芷 10g。另用山楂肉 100g 煎汤调蜜代茶。

12 月 4 日二诊：服上方 5 剂后，乳糜尿减少，感冒头痛已除，脉力转旺。守上方去川芎、白芷，再进 5 剂后，乳糜尿基本消失。嘱守上方再进以巩固疗效。[王鱼门，万兰清，肖德发，等. 万友生医案选. 上海：上海中医药大学出版社，1997.]

黑锡丹

【原文】　　　黑锡上盛下虚冷，精竭阳虚火上攻。

上壅头痛痰气逆，下漏浊带白淫精。

骨脂茴香胡芦巴，肉蔻桂附木金樱。

沉香阳起巴戟肉，硫铅法结要研明。

【注】赤白带下属虚寒者，及虚阳上攻，头痛喘嗽，痰壅气逆，俱宜黑锡丹，即补骨脂、小茴香、胡芦巴、肉蔻、附子、肉桂、木香、金樱子、沉香、阳起石、巴戟、硫黄、黑铅也。

【提要】阐述浊带虚寒证的辨证治疗。

【白话文】

黑锡丹可用于治疗赤白浊带，属虚阳上越或下元虚冷者。虚阳上攻者，可见头痛喘嗽，痰壅气逆；若下漏于精窍，则出现如脓的浊带或白色淫精。全方由补骨脂、小茴香、胡芦巴、肉豆蔻、附子、肉桂、木香、金樱子、沉香、阳起石、巴戟天、硫黄、黑铅组成。在制丹的过程要注意硫黄与黑铅的制法。

【解读】

黑锡丹出自《太平惠民和剂局方》，功能温壮下元，镇纳浮阳。主治真阳不足，肾不纳气，浊阴上泛，上盛下虚，痰壅胸中，上气喘促，四肢厥逆，冷汗不止，舌淡苔白，脉沉微；奔豚，气从小腹上冲胸，胸胁脘腹胀痛，或寒疝腹痛，肠鸣滑泄，或男子阳痿精冷，女子血海虚寒，月经不调，带下清稀，不孕。方中黑铅镇摄浮阳，降逆平喘；硫黄温补命门，暖肾消寒，均为君药。附子、肉桂温肾助阳，引火归元，使虚阳复归肾中；阳起石、补骨脂、金樱子、胡芦巴温命门，除冷气，能接纳下归之虚阳，并为臣药。茴香、沉香、木香、肉豆蔻温中调气，降逆除痰，兼能暖肾，为佐药；配合成方，共奏温壮元阳，镇纳浮阳之功。黑锡丹多用淡盐水送服，起引经作用。因本品含有附子、硫黄、黑铅，故不宜过量、久服；且本药较为温燥，服药期间，忌食辛辣之品。

痰饮总括

【原文】　　　　　阴盛为饮阳盛痰，稠浊是热沫清寒。

稠浊是热沫清寒。

燥少粘连咯不易，湿多易出风掉眩。

膈满呕吐为伏饮，支饮喘咳肿卧难。

饮流四肢身痛溢，嗽引胁痛谓之悬。

痰饮素盛今暴瘦，漉漉声水走肠间。

饮留肺胸喘短渴，在心下悸背心寒。

〖注〗饮则清稀，故为阴盛。痰则稠浊，故为阳盛。稠浊，是热痰属心也。沫清，是寒痰属肾也。少而粘连咯不易出，是燥痰属肺也。多而易出，是湿痰属脾也。搐搦眩晕，是风痰属肝也。膈上痰满，呕吐痰涎，此饮留于膈间，名曰伏饮也。喘咳面肿不得卧，此饮留于肺，名曰支饮也。饮流四肢，身体重痛，此饮留行于体，名曰溢饮也。咳嗽引胁疼痛，此饮留于胁下，名曰悬饮也。素盛今瘦，漉漉有声，水走肠间，此饮留于肠胃，名曰痰饮也。凡饮留于胸肺，则喘满短气而渴。饮留于膈下，则心下悸或背心寒冷也。

【提要】阐述痰饮证的病因病机及辨证特点。

【白话文】

痰、饮同类而异形，阴盛成饮，阳盛成痰。稠浊，是热痰；沫清，是寒痰。少而粘连不易咯出，是燥痰；多而易出，是湿痰；搐搦眩晕，是风痰。膈上满闷，呕吐痰涎，此饮留于膈间，称为伏饮。喘咳浮肿不得卧，此饮留于肺，称为支饮。饮流四肢，身体重痛，称为溢饮。咳嗽痛引胁肋，此饮留于胁下，称为悬饮。素体肥胖今突然瘦，漉漉有声，水走肠间，此饮留于肠胃，称为痰饮。凡饮留于胸肺，则喘满短气而渴；饮留于膈下，则心下悸或背心寒冷。

【解读】

痰、饮同类异形。热痰属心，寒痰属肾，燥痰属肺，湿痰属脾，风痰属肝。饮停于胃，胃失和降，则胃脘痞满、恶心呕吐痰涎，称为伏饮。痰阻于肺，肺气宣降不利，则出现胸闷、咳嗽、气喘、痰多，称为支饮。饮在四肢，可致瘰疬痰核、肢体麻木，或半身不遂，或成阴疽流注等，称为溢饮。饮留于胁下而致络气不和，则出现胁下胀满、咳嗽或唾涎时两胁引痛，甚则转身及呼吸均牵引作痛，称为悬饮。饮留于肠胃而致脾阳虚弱，则胃中有振水音、脘腹喜温畏冷、背寒、呕吐清水痰涎、水入易吐、口渴不欲饮、心悸、气短、头晕目眩、食少、大便或溏、形体逐渐消瘦，称为痰饮。

痰、饮均为津液不归正化，停聚而成，但两者亦有区别。从形质而言：饮多清涎；痰多稠厚。从病位而言：饮发于中，随处留积，多停聚于局部或走肠间，或留胁下，或归四肢，或上犯胸肺；痰之为病，无处不到，或在肺为咳，在胃为呕，在心则心悸，在头则眩，在肠则泻，在经络则肿，在四肢为痹，变化多端。从病理属性而言：饮多为阴邪，因寒积而成；痰多因热煎熬而成。

二陈汤　燥痰汤

【原文】　　　　诸痰橘半茯苓草，惟有燥者不相当。

风加南星白附子，热加芩连寒桂姜。

气合四七郁香附，虚入参术湿入苍。

燥芩旋海天冬橘，风消枳桔贝蒌霜。

〖注〗诸痰，谓一切痰，皆宜二陈汤治之，即橘红、半夏、茯苓、甘草也。因有芩、半，性过渗燥，故与燥痰不相当也。根据本方，风痰加南星、白附子。热痰加黄芩、黄连；寒痰加干姜、肉桂；气痰加厚朴、苏叶，即是合四七汤也；因郁生痰加香附；气虚有痰加人参、白术，即六君子汤也；湿痰加苍术。燥痰宜用燥痰汤，即枯黄芩、旋覆花、海石、天冬、橘红、风化芒硝、枳壳、桔梗、贝母、瓜蒌霜也。

【提要】阐述痰饮之湿痰证的治疗方法。

【白话文】

除燥痰外，所有痰证都可以用二陈汤治疗，组成为橘红、半夏、茯苓、甘草。其中风痰加南星、白附子；热痰加黄芩、黄连；寒痰加干姜、肉桂；气痰加厚朴、紫苏叶，即是合四七汤；因郁生痰加香附；气虚有痰加人参、白术；湿痰加苍术。燥痰宜用燥痰汤，组成为枯黄芩、旋覆花、海浮石、天冬、橘红、风化芒硝、枳壳、桔梗、贝母、瓜蒌霜。

【解读】

二陈汤出自《太平惠民和剂局方》，功能燥湿化痰，理气和中。主治除燥痰外诸痰证。方以半夏为君，取其辛温性燥，善能燥湿化痰，且可降逆和胃。以橘红为臣，理气燥湿祛痰，燥湿以助半夏化痰之力，理气可使气顺则痰消。痰由湿生，湿自脾来，故佐以茯苓健脾渗湿，脾湿去而脾旺，痰无由生；兼加生姜者，以其降逆化饮，既能制半夏之毒，又能助半夏、橘红行气消痰，和胃止呕；复用少许乌梅收敛肺气，与半夏相伍，散中有收，使祛痰而不伤正，并有欲劫之而先聚之之意。以甘草为使药，调和药性而兼润肺和中。诸药合用，标本兼顾，燥湿化痰，理气和中。

二陈汤为治痰的基础方，随症加减，可广泛应用于多种痰证。如风痰可加制南星、竹沥等以息风化痰；热痰可加黄芩、胆南星等以清热化痰；湿痰加苍术、白术；食痰加莱菔子、神曲等；寒痰可加干姜、细辛等以温化痰饮等；气痰，可加枳实、厚朴；皮里膜外之痰，可加白芥子等。

如果出现痰少而黏，难以咳出，可用燥痰汤治疗以清热润燥化痰，理气宽中。方中橘红理气消痰；枳壳理气宽中，气顺则痰消；芒硝软坚散结，使结聚之痰化而排出；天冬、贝母养阴利痰；瓜蒌霜宽胸理气；旋覆花降气以驱逐燥痰；黄芩、海浮石清肺分热痰。

【医案助读】

1. 咳嗽　张某，女，7岁。咳嗽近2个月，痰多色白，时感气短，纳呆食差，苔白腻，脉滑数。证属肺脾气虚，痰湿上泛。治拟健脾燥湿，止咳化痰。方予：广陈皮、法半夏、川厚朴各6g，炒党参、炒白术、云茯苓各8g，炙甘草、浙贝母、秋桔梗各6g。3剂后，咳嗽减轻，胃纳亦增，守上方去厚朴，加炒谷、麦芽各8g，又服3剂。[牛敏国. 二陈汤加味治验三则. 安徽中医学院学报，1983，（4）：62.]

2. 痰湿阻肺咳嗽　某某，男，5岁1个月。2014年10月29日初诊。患儿2个月前因受凉后发病，每次咳声连连、声重浊，晨起后咳剧，入睡后咳轻，有喷嚏，纳可，寐安，大便稍稀，小便调。查：咽稍红，双肺呼吸音稍粗，可闻粗湿啰音，舌淡红、苔薄白，脉缓。诊断：咳嗽。辨证属痰湿阻肺。治法：燥湿化痰，理气和中。方以二陈汤加减：细辛1g，干姜3g，茯苓5g，法半夏3g，白术5g，前胡5g，白前5g，桔梗3g，桑白皮5g，瓜蒌皮5g，矮地茶10g，陈皮5g，甘草5g。7剂，每日1剂，水煎服。另配合口服富马酸酮替芬片1mg，每日2次。

2014年11月5日二诊：咳嗽好转，呈单声咳，喜擤鼻，汗多，磨牙，余可。查：咽稍红，双肺呼吸音稍粗，未闻及啰音，舌淡、苔薄白，脉缓。守方加减：细辛1g，干姜3g，茯神5g，川贝母3g，法半夏2g，桔梗3g，百部5g，前胡5g，瓜蒌皮5g，荆芥5g，矮地茶10g，陈皮5g，炙甘草5g。继服7剂后痊愈。[李英，蒋屏，舒兰，等. 跟师体会之浅谈二陈汤的临床应用. 中国中医药信息杂志，2017，24（4）：117-119.]

茯苓指迷丸

【原文】　　　　茯苓风硝枳壳半，痰饮平剂指迷丸。

　　　　　　　　寒实瓜蒂透罗治，热实大陷小胃丹。

〖注〗指迷丸，治一切痰饮平和之剂，即茯苓、风化芒硝、枳壳、半夏也。痰饮寒实者，用瓜蒂散吐之，或用透罗丹下之。热实者，在膈上用大陷汤、丸；在三焦用小胃丹攻之。

【提要】阐述痰饮之寒热实证治疗方法。

【白话文】

指迷丸组方平和，可以治疗一切痰饮，全方由茯苓、风化芒硝、枳壳、半夏组成。寒痰而体质壮实的，可以用瓜蒂散催吐，或用透罗丹泻下。热痰体质壮实的，在膈上可用大陷胸丸治疗；热结三焦可用小胃丹治疗。

【解读】

指迷丸出自《伤寒大白》卷二，功能燥湿化痰，理气和中。主治痰饮攻注四肢肩背，或为麻木、软痹肿痛。方中以半夏为君，取其辛温性燥，善能燥湿化痰且可降逆和胃止呕。臣以茯苓健脾渗湿，脾湿去而脾旺，痰无由生；枳壳理气宽中，气顺则痰消；以芒硝软坚润燥，使结滞随痰消而下泻。生姜降逆化饮，既可制半夏毒，且能助半夏行气消痰。

【医案助读】

麻木证　张某某，男，59岁。左侧肢体麻木间断发作 3 年，加重半年，于 1992 年 8 月 8 日入我院中医病房治疗。3 年前，无明显诱因出现左侧肢体麻木，时发时止，无规律性，亦无其他伴随症状，未经系统治疗，只间断自服大活络丹类药物。半年前，病人左半身麻木加重，呈持续性，伴左手握物无力及左下肢酸软，行步不稳，反应迟钝，记忆力明显下降，偶出现左侧头皮、颜面麻木，口中黏腻，时吐痰涎，胸脘痞闷，纳食睡眠尚可，二便正常，舌质暗、有少量瘀斑，苔黄腻，脉沉滑。超声心动图诊断：轻度主动脉硬化。证属气虚风痰血瘀阻遏经络，营卫不行。治以益气祛风，化痰通络。方药：半夏 10g，茯苓 15g，枳壳 10g，黄芪 30g，防风 10g，羌活 10g，僵蚕 10g，全蝎 10g，当归 15g，桑枝 30g，甘草 6g，生姜 3 片，风化芒硝 6g。服上方 1 个月余，左侧肢体麻木明显减轻；再服 1 个月，左手能自如活动，握物有力，左下肢行步平稳，左侧头皮、颜面麻木及口中黏腻、时吐痰涎、胸脘痞闷等症状消失出院。[徐伟，徐秀芬. 指迷茯苓丸加味治疗麻木证 2 例. 内蒙古中医药，1996，（3）：35.]

半夏茯苓汤加丁香汤　越婢加术汤

【原文】　　　　流饮控涎苓桂治，伏饮神祐半苓丁。

支饮葶苈愚十枣，溢饮越术小青龙。

〖注〗留饮者，谓一切饮留于上下、内外也。实者用控涎丹攻之，虚者用苓桂术甘汤温之。伏饮实者用神祐丸；虚者用半夏三钱、茯苓二钱、丁香一钱、生姜三钱，煎服治之，即半夏茯苓汤加丁香也。支饮用葶苈大枣汤。悬饮用十枣汤治之。溢饮有热者越婢加术汤，即麻黄、石膏、甘草、生姜、大枣，加苍术也；有寒者用小青龙汤治之。

【提要】阐述痰饮证伏饮、支饮、悬饮、溢饮的治疗方法。

【白话文】

饮留于上下，内外称为留饮。实者用控涎丹攻逐，虚者用苓桂术甘汤温化水饮。伏饮实者用神祐丸，虚证可以用半夏茯苓汤加丁香治疗。支饮用葶苈大枣汤。悬饮用十枣汤治之。溢饮有热者用越婢加术汤，有寒者用小青龙汤治之。

【解读】

痰饮留于体内，体质壮实者，可以用控涎丹攻下逐水；体质虚弱者可以用苓桂术甘汤健脾渗湿化饮。体内有伏饮，体质壮实的可以用神祐丸逐饮消痰。体质虚弱，出现呕吐痰涎、心下胀满不适、胸腹间有水、眩晕心慌等虚证的表现，可以用半夏茯苓汤加丁香治疗。方中半夏、生姜行水气而散逆气，能止呕吐；茯苓宁心气而泄肾邪，能利小便，火因水而下行，则心悸眩晕停止，而胸腹满闷消失；丁香温中降逆止呕，共同起到降逆化饮的作用。体内有支饮的，可以用葶苈大枣汤泻肺祛痰。体内有悬饮的，可以用十枣汤攻逐水饮。如出现一身面目悉肿、发热恶风、小便不利等皮水症状，可以用越婢加术汤疏风泄热，发汗利水。如出现恶寒发热、无汗、头身疼痛、胸痞喘咳、痰涎清稀量多等外感风寒、内停水饮证，可以用小青龙汤解表散寒，温肺化饮。

咳嗽总括

【原文】   有声曰咳有痰嗽，声痰俱有咳嗽名。

虽云脏腑皆咳嗽，要在聚胃关肺中。

胃浊脾湿嗽痰本，肺失清肃咳因生。

风寒火郁燥痰饮，积热虚寒久劳成。

〖注〗有声无痰曰咳，有痰无声曰嗽，有声有痰曰咳嗽。《内经》虽云：五脏六腑皆令人咳。而大要皆在聚于胃，关于肺也。因胃浊，则所游溢之精气，与脾湿所归肺之津液皆不能清，水精之浊，难于四布，此生痰之本，为嗽之源也。肺居胸中，主气清肃。或为风寒外感，或为痰热内干清肃，有失降下之令，因气上逆而咳嗽也。久劳成，谓久病咳嗽不已，伤肺成劳也。

【提要】阐述咳嗽的病因病机及辨证特点。

【白话文】

有声无痰称为咳，有痰无声称为嗽，有声有痰称为咳嗽。《内经》有云：五脏六腑皆令人咳嗽，而主要和肺、胃相关。嗽因脾胃湿浊不化所致，咳因肺失清肃所致。或因为风寒，或因为燥火，或因为痰饮，肺失肃降，肺气上逆致咳嗽；积热虚寒伤肺，久病不痊愈，而成肺痨。

【解读】

咳嗽是指肺失宣降，肺气上逆作声，咯吐痰液而言，为肺系疾病的主要症状之一。咳嗽的病因有外感、内伤两大类。外感咳嗽为六淫外邪侵袭肺系，属于邪实，外邪痰气闭阻，肺失宣肃，发为咳嗽；内伤咳嗽为脏腑功能失调，内邪上干于肺所致，故多为邪实与正虚并见。病理因素主要为"痰"与"火"。而痰有寒热之别，火有虚实之分；痰火可互为因果，痰可郁而化火（热），火能炼液灼津为痰。反复发作，病延日久，脏气益虚。"脾为生痰之源，肺为贮痰之器"。不论邪从外入，或自内而发，均可引起肺失宣肃，肺气上逆作咳。

古人把咳嗽区别开来，分为有声无痰称为咳，有痰无声称为嗽，既有声音又有痰合称为咳嗽。《内经》有云：五脏六腑都能令人出现咳嗽症状，然而咳嗽的原因，主要是肺、胃二脏出现疾病引起的。嗽因脾失健运，胃失和降，湿浊不化，从口而出所致；咳因各种原因引起肺失清肃所致。病因病机可能是风寒、燥火或痰饮，引起肺失清肃，肺气上逆致咳嗽。如果疾病长期未愈，积热虚寒伤肺，最终可能形成肺痨，预后较差。

参苏饮　芎苏饮　杏苏饮　茯苓补心汤

【原文】　　　　　参苏感冒邪伤肺，热寒咳嗽嚏痰涎。

气虚用参实减去，二陈枳桔葛苏前。

头痛加芎喘加杏，芩因热入麻干寒。

虚劳胎产有是证，补心四物量抽添。

〖注〗参苏饮，治感冒风寒伤肺，咳嗽嚏唾痰涎发热恶寒也，即人参、苏叶、橘红、半夏、茯苓、甘草、枳壳、桔梗、前胡、葛根也。形气虚者，必用人参；若形气实，减去可也。若头痛，根据本方去人参，以前胡易柴胡加川芎，名芎苏饮。若喘嗽，根据本方去人参加杏仁，名杏苏饮。若内有热，加黄芩；有寒加麻黄、干姜。若虚劳之人，及胎前产后而有是病，根据本方合四物汤，名茯苓补心汤，量其虚实，寒热加减可也。

【提要】阐述咳嗽寒证的治疗方法。

【白话文】

参苏饮，治感冒风寒之邪伤肺，症见恶寒发热、咳嗽咳痰、喷嚏、痰多也。即人参、紫苏叶、橘红、半夏、茯苓、甘草、枳壳、桔梗、前胡、葛根也。形气虚者，加人参；若形气实，减去人参。若头痛，加川芎；若喘，加杏仁。内有热邪，加黄芩；内有寒邪，加麻黄、干姜。虚劳、胎产前后有此病者，用本方合四物汤，名曰茯苓补心汤，随证加减。

【解读】

参苏饮主治气虚外感风寒，内有痰湿证。主要功用为益气解表，理气化痰。临床应用以恶寒发热，无汗头痛，咳痰色白，胸脘满闷，倦怠乏力，苔白，脉弱为辨证要点。风寒束表，肺气闭郁，故见恶寒发热、无汗头痛、鼻塞；痰湿滞肺，阻壅气机，故咳嗽痰白、胸脘满闷；表证应当脉浮，今脉反弱，且见气短懒言、倦怠无力症状，所以是气虚之征。方中紫苏叶辛温，归肺、脾经，既能发散表邪，又能宣肺止咳，行气宽中，故用为君药；臣以人参益气健脾，葛根解肌发汗，紫苏叶、葛根得人参相助，则无发散表邪而不伤正；半夏、桔梗、前胡宣降肺气，化痰止咳；枳壳、木香、陈皮理气宽胸，畅中醒脾；茯苓健脾渗湿以助消痰。如此化痰与理气兼顾，即寓"治痰先治气"之意，诸药配伍，共成益气解表、理气化痰之功。本方的配伍特点：一为散补并行，则散邪不伤正，补不留邪；二是气津并调，使气行痰消，津行气畅。

如病人头痛，前方去人参、前胡，加柴胡、川芎，方名芎苏饮。若气喘咳嗽，用参苏饮去人参加杏仁，名杏苏饮。如果体内有热象，加黄芩；如果体内有寒象加麻黄、干姜辛温解表，温里散寒。若虚劳之人、怀孕前临产后而有前面所述疾病，则参苏饮合四物汤，名茯苓补心汤。根据病人虚实情况，应用相应寒热药物加减治疗。

【医案助读】

小儿咳嗽 许某，男，2 个月。1993 年 5 月初诊。患儿出生 20 天后因肺炎住院治疗，经治疗双肺啰音消失，咳嗽减轻而出院。出院后仍咳嗽，微喘，喉中痰声漉漉，经用多种抗生素治疗无效。诊见患儿咳嗽较频，微喘，痰多质稀，喉中痰鸣，舌质淡红苔白，指纹淡紫在气关。证属痰湿咳嗽。方用杏苏散加味：杏仁 4g，紫苏 3g，半夏 4g，前胡 6g，白前 5g，炒枳壳 3g，桔梗 2g，茯苓 5g，橘红 3g，炙紫菀 5g，甘草 3g，生姜 1 片，浙贝母 3g，炒苏子 5g（捣）。每日 1 剂，水煎，频服。2 剂后咳嗽明显减轻，痰声减少，喘息消失。继用上方加减调服，共服用 6 剂而愈。［刘小英，王金权．杏苏散加减治疗小儿咳嗽 189 例．中国民间疗法，2000，8（1）：41.］

泻白散　葶苈泻白散

【原文】　　　　泻白肺火郁气分，喘咳面肿热无痰。

桑骨甘草寒麻杏，血分加芩热甚连。

咳急呕逆青橘半，郁甚失音诃桔添。

停饮喘嗽不得卧，加苦葶苈效通仙。

〖注〗泻白散，即桑皮、地骨皮、甘草也。治喘嗽面肿，无痰身热，是为肺经火郁气分。若无汗，是为外寒郁遏肺火，加麻黄、杏仁以发之。若无外证惟面赤，是为肺经火郁血分，加黄芩；内热甚者，更加黄连以清之。咳急呕逆者，加青皮、橘红、半夏以降之。火郁甚而失音者，加诃子肉、桔梗以开之。若喘嗽面浮不得卧者，是为兼有停饮，加苦葶苈以泻之，名葶苈泻白散。

【提要】阐述咳嗽热证的主症及治疗方法。

【白话文】

泻白散主治肺火郁于气分之证，主症为喘咳面肿、身热无痰。由桑白皮、地骨皮、甘草组成。若为外寒郁遏肺火，加麻黄、杏仁宣肺解表散寒。若为肺经火郁血分，加黄芩清热凉血。热甚加用黄连。咳嗽气急伴呕逆者，加青皮、橘红、半夏降气平逆。因肺经郁火严重声音嘶哑，加诃子肉、桔梗以宣肺开音。若痰饮郁肺、气喘咳嗽不能平卧者，加苦葶苈泻肺逐饮，疗效很好。

【解读】

泻白散主治肺热喘咳证。临床应用以咳喘气急，皮肤蒸热，舌红苔黄，脉细数为辨证要点。肺主气，宜清肃下降，火热郁结于肺，则气逆不降而为喘咳；肺合皮毛，肺热则外蒸于皮毛，故皮肤蒸热；此热不属于外感，乃伏热渐伤阴分所致，故热以午后为甚，其特点是轻按觉热、久按若无，与阳明之蒸蒸发热、愈按愈盛者有别；舌红苔黄、脉象细数是热邪渐伤阴分之候。方中桑白皮甘寒性降，专入肺经，清泻肺热，平喘止咳，故以为君；地骨皮性甘寒，入肺经，可助君药清降肺中伏火，为臣药。君臣相合，清泻肺热，以使肺金清气肃。粳米、炙甘草养胃和中以扶肺气，共为佐使。四药合用，共奏泻肺清热，止咳平喘之功。本方之特点是清中有润、泻中有补，既不是清透肺中实热以治其标，也不是滋阴润肺以治其本，而是清泻肺中伏火以消郁热，具有标本兼顾之功，与肺为娇脏、不耐寒热之生理特点亦甚吻合。

如伴无汗，是为外寒束表，郁遏肺火，加麻黄、杏仁以解表宣肺。如果没有表证只有面赤，是为肺火郁于血分，加黄芩清热泻火。如果内热严重，再加黄连增强清热泻火之力。咳嗽急作伴有呕吐，加青皮、橘红、半夏降逆止呕。肺火郁滞严重声音嘶哑者，加诃子肉、桔梗以开宣肺气。如果气喘咳嗽、颜面水肿、不得平卧的，是为兼有水饮，加葶苈泻肺逐饮，名葶苈泻白散。

清肺汤

【原文】

清肺肺燥热咳嗽，二冬母草橘芩桑。

痰加蒌半喘加杏，快气枳桔敛味良。

〖注〗清肺汤，即麦冬、天冬、知母、贝母、甘草、橘红、黄芩、桑皮也。有痰燥而难出，加瓜蒌子。痰多加半夏。喘加杏仁。胸膈气不快加枳壳、桔梗。久则宜敛，加五味子。

【提要】阐述燥热咳嗽的治疗方法。

【白话文】

清肺汤治肺中燥热咳嗽，即麦冬、天冬、知母、贝母、甘草、橘红、黄芩、桑白皮。有痰，加瓜蒌子、半夏。兼有气喘，加杏仁。理气解郁，加枳壳、桔梗。收敛肺气，加五味子。

【解读】

清肺汤主治肺经燥热咳嗽。临床应用以干咳无痰，或痰少黏稠，咯出不爽，鼻燥咽干，咳甚则胸胁痛，或有形寒身热等症，舌红为辨证要点。阴虚内燥，肺失滋润，故干咳无痰，或痰少黏稠，咯出不爽，鼻燥咽干；燥热灼伤肺经，故咳甚则胸胁痛；舌红为燥热之象。方中麦冬、天冬甘寒入肺，养阴清热，共为君药。臣以知母滋阴润燥；贝母润肺化痰，清热散结；黄芩、桑白皮清热泻火。佐以橘红，归肺、脾经，功能燥湿，利气，消痰止咳。生甘草泻火解毒，调和诸药，为使药。合而成方，具有养阴润燥，清肺止咳之效。本方临床已较少运用，未见相关文献报道。

清燥救肺汤

【原文】　　　　喻氏清燥救肺汤，肺气虚燥郁咳方。

参草麦膏生气液，杏枇降逆效功长。

胡麻桑叶阿润燥，血枯须加生地黄。

热甚牛黄羚犀角，痰多贝母与蒌霜。

〚注〛喻氏，喻嘉言也。枇，枇杷叶也。蒌霜，瓜蒌霜也。

【提要】阐述燥咳虚证的治疗方法。

【白话文】

喻氏清燥救肺汤，为治疗肺燥气虚火咳病证之方。方药有人参、甘草、麦冬、石膏益气增液，杏仁、枇杷叶降逆止咳，胡麻仁、桑叶、阿胶润燥。血枯者，须加生地黄。热甚者，加牛黄、羚羊角、犀角。痰多者，加贝母、瓜蒌霜。

【解读】

清燥救肺汤主治温燥伤肺、气阴两伤证。临床应用以身热、干咳无痰、气逆而喘、舌红少苔、脉虚大而数为辨证要点。秋令气候干燥，燥热伤肺，故头痛身热；肺为热灼，气阴两伤，失其清肃润降之常，故干咳无痰、气逆而喘、口渴鼻燥；肺气不降，故胸膈满闷，甚则胁痛；舌干少苔、脉虚大而数均为温燥伤肺佐证。治当清宣润肺，养阴益气。本方中重用桑叶质轻性寒，轻宣肺燥，透邪外出，为君药。温燥犯肺，温者属热宜清，燥盛则干宜润，故以石膏辛甘而寒，清泄肺热；麦冬甘寒，养阴润肺，共为臣药；石膏虽然沉寒，但其用量轻于桑叶，则不碍君药之轻宣；麦冬虽滋阴润燥，但用量不及桑叶的半量，不妨君药之外散。君臣相伍，宣中有清，清中有润，是为清宣润肺的常用组合。依据五行理论，土为金之母，故用人参益气生津，合甘草以培土生金；胡麻仁、阿胶助麦冬养阴润肺，肺得滋润，则治节有权；《素问·脏气法时论》曰："肺苦气上逆，急食苦以泄之"，故用少量杏仁、枇杷叶苦降肺气，以上均为佐药。甘草兼能调和诸药，是为使药。全方宣、清、润、降四法并用，气阴双补，且宣散不耗气，清热不伤中，滋润不腻膈，是为本方配伍特点。

【医案助读】

咳嗽变异性哮喘 某女，40 岁。近 2 个月来阵发性咳嗽，夜间加重，干咳少痰，咳痰不爽，痰黏色白，无发热。自服抗生素和清热化痰药物，效果不显。X 线片未见明显异常，肺功能检查示气道通气障碍，呼吸道激发试验阳性。考虑咳嗽变异性哮喘。予以孟鲁司特治疗，症状有所缓解，但仍咳嗽，为求进一步治疗来诊。舌苔微黄，脉细数。中医诊断：燥热咳嗽。西医诊断：咳嗽变异性哮喘。治则：清热润燥，息风止咳。方药：清燥救肺汤加减。药用：桑白皮 15g，桑叶 10g，沙参 15 g，麦冬 10g，生石膏 30g，杏仁 10g，阿胶 10g，黑芝麻 10g，枇杷叶 9g，芦根 30g，僵蚕 10g，地龙 6g。

二诊：连服 14 剂，咳嗽明显减轻，偶有胸闷，大便偏干。上方加瓜蒌 20g，继服 14 剂，咳嗽消失。[徐玥瑾，万迎新.清燥救肺汤在肺系疾病中的应用.世界中医药杂志，2014，9（11）：1509.]

透罗丹　泻肺丸

【原文】 寒实痰清透罗丹，咳时涎壅气出难。
巴杏大牵皂半饼，热实痰稠泻肺丸。

〖注〗寒实痰盛涎清，热实痰盛稠黏，皆能令人咳嗽。嗽时痰涎顿壅，气闭难出，寒实者用透罗丹，即巴豆、杏仁、大黄、牵牛、皂角、半夏，共为末，蒸饼为小丸，量服。方出《丹溪心法·附余》。热实者，宜泻肺丸，方见失血门。

【提要】 阐述咳嗽寒热实证的辨证治疗。

【白话文】

咳嗽寒实者，咳嗽时痰涎壅盛，气闭难出，用透罗丹，即巴豆、杏仁、大黄、牵牛、皂角、半夏。热实者，咳嗽热实痰黏稠难出，用泻肺丸。

【解读】

透罗丹主治寒痰咳嗽。临床应用以咳嗽咳痰，痰色白清稀，嗽时痰涎壅盛，气闭难出为辨证要点。寒实痰盛涎清，壅肺则肺失清肃，故见咳嗽咳痰、痰涎清稀；痰涎壅遏肺气，阻碍气机，故见嗽时痰涎壅盛、气闭难出。本方现已较少选用，鲜有临床应用报道。泻肺丸主治热痰咳嗽。临床应用以咳嗽咳痰，痰黄黏稠，胸膈痞闷，甚或气急呕恶为辨证要点。痰热为患，壅肺则肺失清肃，故见咳嗽、咯痰黄稠；阻碍气机，则胸膈痞闷，甚则气逆于上，发为气急呕恶。

人参泻肺汤

【原文】　　　　　积热伤肺宜泻肺，喘嗽痰多黏色黄。

　　　　　　　　　胸膈满热大便涩，凉膈枳桔杏参桑。

〖注〗人参泻肺汤，即凉膈散（栀子、连翘、薄荷、黄芩、大黄、甘草）、枳壳、桔梗、杏仁、人参、桑皮也。

【提要】阐述热病伤阴咳嗽的辨证治疗。

【白话文】

积热伤肺可见咳嗽气喘，痰多，色黄黏稠，胸膈满闷，烦热，大便滞涩难出。治宜泻肺清热。可予人参泻肺汤，即凉膈散（栀子、连翘、薄荷、黄芩、大黄、芒硝、甘草）加枳壳、桔梗、杏仁、人参、桑白皮组成。

【解读】

人参泻肺汤，即凉膈散加枳壳、桔梗、杏仁、人参、桑白皮，主治上中二焦邪郁生热证。临床应用以胸膈烦热，面赤唇焦，烦躁口渴，舌红苔黄，脉数为辨证要点。热伤津液，则口渴、咽燥、唇焦；火性上炎，而见面红目赤、口舌生疮、咽痛甚至吐衄；火热内扰心神，则见睡卧不宁，甚则谵语狂妄；燥热内结，故有便秘溲赤；舌红苔黄、脉滑数均为里热炽盛之象。上焦无形火热炽盛，中焦燥热内结，此时单清上则中焦燥结不得去，仅泻下则上焦邪热不得解，只有清泻兼施方能切中病情，故治宜清热泻火通便为法。方中连翘轻清透散，长于清热解毒，透散上焦之热，故重用以为君。配黄芩以清胸膈郁热；栀子通泻三焦之热，引火下行；大黄、芒硝泻火通便，以荡涤中焦燥热内结，共为臣药。薄荷清头目，利咽喉；竹叶清上焦之热，均为佐药。使以甘草、白蜜，既能缓和硝、黄峻泻之力，又能生津润燥，调和诸药。全方配伍，共奏泻火通便，清上泄下之功。本方的配伍特点是清上与泻下并行，但泻下是为清泄胸膈郁热而设，所谓"以泻代清"，其意在此。本方虽有通腑之功，但治疗目标在于胸膈烦热，而不在于热结便秘。因此，对于上、中二焦邪郁生热而无便秘者亦可使用。

钟乳补肺汤

【原文】　　　　　　补肺虚寒喘嗽血，皮毛焦枯有多年。

　　　　　　　　　　生脉菀款桑皮桂，钟英糯米枣姜煎。

〖注〗补肺汤，即人参、麦冬、五味子、款冬花、紫菀、桑皮、桂枝、钟乳石、白石英、糯米、大枣、生姜也。

【提要】阐述虚寒咳嗽的辨证治疗。

【白话文】

补肺汤治虚寒喘嗽，甚或唾血、皮毛焦枯日久。方药由人参、麦冬、五味子、款冬花、紫菀、桑白皮、桂枝、钟乳石、白石英、糯米、大枣、生姜等组成。

【解读】

补肺汤主治肺脏虚寒、咳嗽上气。临床应用以咳嗽，咽中闷塞，短气喘乏，连唾不已，寒从背起，口中如含霜雪，语声不发，舌干咽燥，甚者唾血腥臭，干呕心烦，耳闻风雨声，皮毛瘁，面色白为辨证要点。素体阳虚，肺气虚冷，不能温化、固摄津液，由气虚导致津亏或阴伤及阳，气不化津以致肺失濡养，发为此病。方中人参既能大补元气，又能补肺气生津，故重用以为君。麦冬，功能养阴生津润燥；紫菀、款冬花两药味苦，入肺经，其性温而不热、润而不腻，皆可止咳化痰；五味子敛气归肾；钟乳石、白石英归肺、肾经，具有温肺阳、平咳喘之效；糯米、大枣、生姜温胃散寒、温肺化痰，共为臣药。佐以桂枝化气行水。糯米温养脾胃，调和诸药，用为使药。共奏温肺散寒、止咳平喘之功。

人参养肺汤

【原文】　　　　　养肺平剂肺气虚，劳久喘嗽血腥宜。

　　　　　　　　　参草杏阿知母枣，乌梅罂粟骨桑皮。

〖注〗人参养肺汤，为治肺气虚损久劳，不寒不热之平剂也。其方即人参、炙甘草、杏仁、阿胶、知母、大枣、乌梅、罂粟壳、地骨皮、桑皮也。

【提要】阐述虚劳肺痿咳嗽的辨证治疗。

【白话文】

　　人参养肺汤为不寒不热之平剂，主治肺气虚损久劳，气喘咳痰带血腥味。由人参、炙甘草、杏仁、阿胶、知母、大枣、乌梅、罂粟壳、地骨皮、桑白皮组成。

【解读】

　　人参养肺汤主治肺痿。临床应用以咳嗽日久，倦怠乏力，甚者咳唾血腥，脉大无力为辨证要点。病因为久病伤肺，肺气虚损久劳。肺主气，肺气受损，故气短懒言、神疲乏力；阴伤而津液不足以上承，则咽干口渴，舌干红少苔，脉虚数或虚细。治宜益气养阴生津。方中人参甘温，益元气，补肺气，生津液，是为君药。知母、大枣、乌梅，养阴润肺生津，阿胶滋阴润燥清肺，用以为臣。杏仁润肺止咳；桑白皮甘寒性降，专入肺经，清泻肺热，止咳平喘；地骨皮甘寒，清降肺中伏火；罂粟壳敛肺气止咳逆；炙甘草养胃和中，共为佐使药。诸药合用，共奏益气清热，养阴生津之效。暂未见相关文献报道。

清宁膏　太平丸

【原文】　　　　　咳嗽痰血清宁治，甘桔麦地橘龙圆。

　　　　　　　　　薏米川贝薄荷末，血过于痰太平丸。

〖注〗咳嗽痰少血多，用太平丸。方，诸书俱有。

【提要】阐述咳嗽热伤血络的辨证治疗。

【白话文】

咳嗽痰中带血，治疗用清宁膏，由甘草、桔梗、麦冬、生地、橘红、龙眼肉、薏苡仁、川贝母、薄荷末组成。若咳嗽痰少血多的，则用太平丸。

【解读】

清宁膏主治肺受火刑。临床应用以咳嗽咳痰，痰少血多，声音嘶哑为辨证要点。阳邪久恋于肺，内传于脾，郁遏久而不解，肾之真阴亏耗。盖脾阴亏损而健运失职，故便溏溺涩；肺阴虚，则营卫不和，故潮热、咳嗽、食少痰多。方中生地壮水以滋脾肺之阴；麦冬清心以润肺脾之燥；橘红利气化痰；桔梗清咽利膈；薏苡仁健脾清肺，渗湿热以治生痰之本；龙眼肉养心醒脾，滋血液以资生化之源；川贝母清肺化热痰，兼以凉心解郁；薄荷散郁疏邪热，更能清头利目。炼膏噙化，肺脾完固则输化有权而虚邪自解，痰消嗽止，饮食日增，便溏溺涩消失。此甘平疏补之剂，为邪恋肺脾、咳泄食少之专方。

太平丸主治劳证久嗽。临床应用以咳嗽咳痰，痰中血多，痰黏难咯为辨证要点。暂未见相关文献报道。

琼玉膏　杏酥膏

【原文】　　　　　琼玉膏治肺虚劳，肺痿干嗽咳涎滔。

生地膏蜜参苓末，不虚燥蜜杏酥膏。

〖注〗琼玉膏治虚燥，先以生地煎膏，后入炼白蜜、人参、茯苓末，搅成膏。杏酥膏治不虚而燥，以杏仁霜、奶酥油、炼白蜜，溶化合膏。

【提要】阐述虚劳肺痿咳嗽的辨证治疗。

【白话文】

琼玉膏治肺虚劳、肺痿干咳，先以生地煎膏，后入炼白蜜、人参、茯苓末，搅成膏。若不虚而燥，治疗以杏酥膏。

【解读】

琼玉膏主治肺痿肺肾阴亏，以干咳咯血、舌红少苔、脉细数为主要表现。肺燥者，肺虚液少而燥气乘之，燥从火化，肺被燥伤则必咳嗽。金性喜清润，润则生水，以滋脏腑。若肺本体一燥，则水源渐竭，火无所制，金受火燥，则气自乱而咳嗽，嗽则喉干声哑；肺气阴干耗，则气短乏力，形神虚萎，脉必细数，舌红少苔。治以滋阴润肺、益气补脾，以生地黄滋阴壮水为主，辅以人参、茯苓益气健脾，白蜜润肺。杏酥膏则治肺虚之象不明显的燥咳。

喘吼总括

【原文】　　　　喘则呼吸气急促，哮则喉中有响声。
　　　　　　　　实热气粗胸满硬，虚寒气乏饮痰清。

〖注〗呼吸气出急促者，谓之喘急。若更喉中有声响者，谓之哮吼。气粗胸满不能布息而喘者，实邪也；而更痰稠便硬者，热邪也。气乏息微不能续息而喘，虚邪也；若更痰饮清冷，寒邪也。

【提要】阐述喘吼的病因病机。

【白话文】

喘指呼吸气出急促，哮指喉中有响声。实热者，呼吸气粗，胸膈满闷，痰稠便硬。虚寒者，呼吸气微，续息乏力，痰涎清稀。

【解读】

喘证和哮吼病都有呼吸急促困难的表现，是多种肺系急慢性疾病的一个症状。哮必兼喘，但喘未必兼哮。哮指声响言，喉中哮鸣有声，是一种反复发作的独立性疾病；喘指气息言，为呼吸气促困难。本病由于实热所致者，其痰受热煎熬，所以痰稠厚不易咯出；壅塞气道，导致气息粗急，胸膈胀满，呼吸困难；同时肺热大肠，也致大便燥硬不畅。如因为肺脏本虚，受寒邪侵袭，则出现言语无力，呼吸短促，遇劳累则发，气息时断时续、不能接续，其痰多清稀、色白而冷，多属于寒哮。

喘急死证

【原文】　　　　喘汗润发为肺绝，脉涩肢寒命不昌。
　　　　　　　　喘咳吐血不得卧，形衰脉大气多亡。

〖注〗气多，谓出气多，入气少也。

【提要】阐述喘急的死证。

【白话文】

喘息见汗出较多湿润头发，形寒肢冷，脉涩，成为肺绝，病情危重预后不良。喘咳吐血，不得平卧，形体衰弱，脉大而空，出气多、进气少则亡。

【解读】

肺主气为气之标，肾主气为气之本，脾胃湿浊为痰嗽之本。若脾阳不足，则痰湿内生；肾气亏损，则气失摄纳。故哮喘迁延日久，则见肺、脾、肾三脏虚候。其症：肺气虚则怯寒自汗，咳而无力，痰涎稀薄，稍遇风寒即易诱发哮喘；脾虚则兼见咳嗽痰多，胸脘痞闷，倦怠无力，食少便溏；如肾气虚损严重，动则喘甚，虚汗淋漓，唇口发绀，腰酸腿软，心悸肢冷，下肢浮肿。临床见肺脾肾三脏俱虚及肺心肾三脏俱虚之证，最后发展成心肾阳衰欲脱证。

华盖汤　千金定喘汤　葶苈大枣汤

【原文】　　　　　外寒喘吼华盖汤，麻杏苏草橘苓桑。

减苓加芩款半果，饮喘难卧枣葶方。

〖注〗外寒伤肺喘急，用华盖散，即麻黄、杏仁、苏子、甘草、橘红、赤茯苓、桑皮也。根据本方减茯苓，加黄芩、款冬花、半夏、白果，名千金定喘汤，治哮吼表寒之喘。葶苈大枣汤，治停饮不得卧之喘也。

【提要】阐述实证喘病的治疗方法。

【白话文】

外寒伤肺喘急，用华盖汤，方由麻黄、杏仁、紫苏子、甘草、橘红、赤茯苓、桑白皮组成。本方去茯苓，加黄芩、款冬花、半夏、白果，即千金定喘汤，治表有寒气引起的哮喘。葶苈大枣汤，治痰饮停聚体内引起不能平卧的哮喘。

【解读】

华盖汤主治伤寒后咳嗽、喘吼。临床应用以咳嗽气喘，喉间痰鸣，恶寒发热，苔白润，脉浮紧为辨证要点。本方证因素体痰多，风寒袭肺，痰壅气逆所致。

千金定喘汤主治风寒外束，痰热内蕴证。临床应用以哮喘咳嗽，痰多色黄，微恶风寒，苔黄腻，脉滑数为辨证要点。本方证因素体多痰，又感风寒，肺气壅闭，不得宣降，郁而化热所致。

葶苈大枣汤主治痰水壅实之咳喘胸满。临床应用以咳嗽痰喘甚而肿满不得卧为辨证要点。本方证因饮邪留于胸膈之间，上迫于肺，肺失肃降所致。

【医案助读】

肝硬化胸腹水 申某某，女，65 岁。主因胸闷、憋气、不能平卧 2 个月于 2011 年 5 月 9 日入院。病人既往患自身免疫性肝炎、肝硬化（失代偿期）、门脉高压。曾因上消化道出血、腹水等在外院住院 2 次，经保肝利尿、胃镜下食道静脉曲张套扎术等治疗，病情好转。于 2011 年 1 月 11 日因腹胀、尿少、发热，以肝硬化、大量腹水、腹腔感染在我院住院，治疗予以抗炎、保肝、利尿及腹水超滤浓缩回输等，感染控制，腹水消失出院。

此次因胸腹水再次住院。自觉胸闷，喘憋气，不能平卧，伴乏力、尿少。查体：形体消瘦，面色黧黑，右侧胸腔饱满，右肺叩浊、呼吸音消失。B 超检查提示：肝硬化，右侧胸腔大量胸水，腹水形成，胆囊结石。治疗后好转。但病人仍胸闷、喘憋，不能平卧，左侧卧位则憋气，右侧卧位则胸痛，尿少腹胀，口干口渴。故求诊于中医，望诊形体消瘦，面色黧黑，舌质暗红、胖、少苔，脉沉细。中医辨证属水热互结，痰湿阻络。予葶苈大枣泻肺汤合猪苓汤加减。药用：生地、车前子（包煎）、山药各 30g，瓜蒌 20g，葶苈子、泽泻、赤芍、茯苓、猪苓各 15g，当归、砂仁、焦山楂、枳壳、芡实、牛膝、白芍、石斛、阿胶（烊化）、地龙各 10g，大枣 12 枚。每日 1 剂，水煎服。服药 2 个月余，病人尿量多，能平卧，右侧胸痛减轻，但时气短，乏力。原方加太子参、生黄芪补气扶助正气；三七、泽兰叶活血利水；肉桂引火归元；其间胃脘时有不适、反酸、口干等，加煅瓦楞子、葛根等。守方加减治疗半年余，病人胸腹水消失，睡卧自然，并且体重增加，面部有光泽，精神好，复查肝功能，基本正常。［赵晓. 肝硬化胸腹水验案 1 则. 山西中医，2013，29（3）：46.］

萝皂丸　苏子降气汤

【原文】　　　　火郁喘急泻白散，痰盛作喘萝皂丸。

　　　　　　　　蒌仁海石星萝皂，气喘苏子降气痊。

〖注〗面赤浮肿，谓之火郁之喘，宜泻白散。痰盛声急，谓之痰喘，宜萝皂丸。无痰声急，谓之气喘，宜苏子降气汤，方在诸气门。

【提要】阐述喘病的辨证治疗。

【白话文】

火邪内郁而致气喘，用泻白散。痰盛声急，谓之痰喘，宜萝皂丸，由瓜蒌仁、海浮石、南星、萝卜、牙皂组成。无痰声急，即气喘，用苏子降气汤治疗可以痊愈。

【解读】

泻白散证治为肺有伏火郁热。方中以桑白皮清泻肺热，平喘止咳，为君；地骨皮甘寒入肺，助君药泻肺中伏火，且有养阴之功，君臣相合，清泻肺火，以复肺气之肃降；炙甘草、粳米养胃和中，以扶肺气，乃"培土生金"之义。

萝皂丸主治痰盛作喘。临床应用以气喘、喉间痰鸣为辨证要点。外感六淫邪气，内伤饮食，情志所伤，以及病后体弱，均可导致痰浊内生，痰随气升，气为痰阻，交阻于肺，使气道不利，故呼吸困难而喘。

苏子降气汤主治上实下虚喘咳证。临床应用以胸膈满闷、痰多稀白、苔白滑或白腻为辨证要点。"上实"，是指痰涎上壅于肺，使肺气不得宣畅，而见胸膈满闷、喘咳痰多；"下虚"，是指肾阳虚衰于下，一见腰疼脚弱，二见肾不纳气、呼多吸少、喘逆短气，三见水不化气而致水泛为痰、外溢为肿等。本方证虽属上实下虚，但以上实为主。治以降气平喘、祛痰止咳为重，兼顾下元。

五味子汤　黑锡丹　肾气汤　人参理肺汤

【原文】　　　　　气虚味麦参陈杏，虚寒黑锡肾气汤。
　　　　　　　　　日久敛喘参桔味，麻杏罂粟归木香。

〖注〗五味子汤，即五味子、麦冬、人参、陈皮、杏仁也。人参理肺汤，即人参、桔梗、五味子、麻黄、杏仁、罂粟壳、当归、木香也。

【提要】阐述虚证喘病的治疗方法。

【白话文】

气虚所致喘证用五味子汤，即五味子、麦冬、人参、陈皮、杏仁。虚寒所致喘证用黑锡丹、肾气汤。气喘日久需收敛，用人参理肺汤，即人参、桔梗、五味子、麻黄、杏仁、罂粟壳、当归、木香。

【解读】

五味子汤具有益气养阴生津的功能，主治肺气虚证。临床应用以多汗恶风，时咳短气，少咳或无痰，胸闷，气少乏力，脉虚数为辨证要点。《医略六书》：风中肺脏，卫外不密而真阳暗虚，故多汗恶风，喘咳短气焉。方中麦冬、人参、五味子益气生津以收肺，陈皮健脾益气，杏仁降逆气。

黑锡丹，升降阴阳，坠痰定喘。肾气汤主治肾阳不足证。症见腰痛脚软，身半以下常有冷感，少腹拘急，小便不利或小便反多、入夜尤甚，阳痿早泄，舌淡而胖，脉虚弱、尺部沉细，等等。两方合用主治真元亏惫、上盛下虚证。

人参理肺汤主治久喘不除。临床应用以呼吸短促难续，深吸为快，气怯声低，少有痰鸣咳嗽，脉象微弱或浮大中空，病势徐缓，时轻时重，遇劳则甚为辨证要点；或久病脾气虚弱，肺失充养，肺之气阴不足，以致气失所主而喘促。方中人参大补元气，复脉固脱，补脾益肺，生津止渴，安神益智为君药。麻黄发汗散寒，麻黄配罂粟壳，散敛结合以益气保肺，止咳平喘。五味子益气生津以收肺，杏仁降逆气。木香行气，桔梗开宣肺气、祛痰排脓，当归补血活血、润燥滑肠，合用行气止痛，调中导滞。全方具益气行气、敛气平喘的作用。

【医案助读】

1. 哮喘 唐某，女，3 岁。2 年来频发哮喘，喘则汗出，冬天好转夏天加重，面白少华，食欲不佳，大便溏薄，舌质淡红、苔薄白，脉虚细数。应肺脾同治，补土生金，拟用人参五味子汤加味。处方：党参、白术、茯苓各 10g，姜半夏、陈皮、五味子、麦冬各 6g，炙甘草 3g，生姜 3 片，大枣 5 枚。水煎服 7 剂后，哮喘平息。效不更方，继服，原方 6 剂而愈。［肖美珍. 人参五味子汤临床应用举隅. 山西中医，1990，6（5）：22.］

2. 哮喘 张某某，男，42 岁。1960 年 2 月 22 日就诊。2 月 19 日下午途中遇雨，当晚喘病加重，胸闷烦躁，不能平卧，喉中痰鸣，吐白沫含血痰，西医治疗未效，已 3 个昼夜未能安睡。颜面青紫，眼神无采，遗尿，舌柴苔腻，脉沉滑、左尺脉弱。呼吸 32 次/分，体温 36.8℃，两肺野满布干湿性啰音及笛鸣音，心音弱。辨证：因早婚肾气大衰，肾主藏真阴，又主真阳，又主纳气，气出于肺而本于肾，肾中真阳不足，不能熏蒸脾土，致使土衰不能生金，形成肺气虚的虚喘之证。又因感寒冒雨，而兼新邪侵肺，肾不纳气，肺不司布，气逆上冲，虚喘之证加重。治则：补肾纳气，统摄真元。急投黑锡丹三钱，白水送下，服后 20 分钟，病势缓和，嗜睡自卧，睡 1 小时醒后腹饥，进粥一碗，安睡一夜。翌日精神不振，头晕汗出，为肺肾两虚之征，当用补肾敛肺之品。[李芝云. 黑锡丹对哮喘治验报告. 黑龙江中医药，1966，30（221）：30.]

肿胀总括

【原文】　　　　　卫气并脉循分肉，内伤外感正邪攻。

　　　　　　　　　　外邪客脉为脉胀，邪留分肉肤胀生。

〖注〗经曰：卫气之在身也，常然并脉循分肉行，阴阳相随，何病之有？若其人内伤七情，外感六气，饮食失节，劳役过度，则邪正相攻，荣卫失和。卫气与风寒之邪客于脉中，则为脉胀。卫气与风寒之邪留于分肉，则为肤胀也。

【提要】阐述肿胀的病因病机。

【白话文】

　　卫气和脉共同循行分肉，人内伤七情及外感六气等，则邪正攻击人体，荣卫失和。卫气与外感之邪侵袭经脉，则为脉胀。卫气与外感之邪留于分肉，则为肤胀。

【解读】

　　卫气是人体阳气的一部分，既有保卫肌表、抗御外邪的作用，又有温润肌肤、滋养腠理、启闭汗孔、温养脏腑的重要功能，所以叫做卫气。卫气生于水谷，源于脾胃，出于上焦，行于脉外，其性刚悍，不受经脉的约束，气行迅速而滑利。卫气的运行，内而脏腑，外则肌表腠理，无所不到。如卫气虚弱，卫外不固，荣卫失和，内伤外感邪气，则会发病。所以卫气与外感之邪客于脉中，则为脉胀；卫气与外感之邪留于分肉，则为肤胀。

诸脉胀 单腹胀 肤胀 臌胀

【原文】　　　　　脉胀筋起络色变，久成单腹末脱清。

　　　　　　　　　肤胀鼟鼟^①初不硬，缠绵气鼓胀膨膨。

〖注〗脉胀之证，腹筋起，络色变；久而不愈，则发展成单腹胀，四肢肉脱消瘦清冷。肤胀之证，起初不坚硬；缠绵不愈，则会出现肚子气鼓，膨膨胀满。

【提要】阐述各种肿胀的辨证特点。

【注释】①鼟：kōng，象声字，指鼓声或中空物体的叩击声。

【白话文】

　　脉胀的发病特点是腹部青筋凸起，络色变青紫；久而不愈，则成单腹胀大，四肢肉脱消瘦冰冷。肤胀之证起初按之尚不坚硬；如果失治误治，缠绵不愈，则会出现肚子胀大如鼓，膨膨胀满，按之坚硬。

【解读】

　　脉胀的发病特点是腹部青筋凸起，络色变青紫，久而不愈，则发展成臌胀、单腹胀。

　　臌胀是因腹部膨胀如鼓而命名，以腹部胀大，甚则腹壁青筋显露，脐心突起，面色苍黄或黧黑为特征，是临床上的常见病、多发病。历代医家对本病的防治十分重视，把它列为"风、痨、臌、膈"四大顽证之一，说明本病为临床重症，治疗上较为困难。臌胀的主要致病原因有情志所伤、酒食不节、劳欲过度、感染血吸虫及黄疸、积聚失治等，导致肝脾肾三脏功能失调，气滞、瘀血、水湿互结于腹中而发病。

　　臌胀的后期阶段腹部胀大如鼓，四肢反而消瘦，称为单腹胀，可以说单腹胀是臌胀的后期阶段。

　　肤胀一般由于阳气不足，寒气留于皮肤而见肿胀之证。主症为全身肿胀，腹大，皮厚。《灵枢·水胀》曰："肤胀者，寒气客于皮肤之间，鼟鼟然不坚，腹大，身尽肿，皮厚，按其腹窅而不起，腹色不变，此其候也。"其特点为起初按之尚不坚硬，如果失治误治，缠绵不愈，则会出现肚子胀大如鼓，膨膨胀满，按之坚硬。

肠覃 石瘕

【原文】　　　　　外邪干卫客肠外，肠覃①月事以时行。

外邪干营客胞内，石瘕②经闭状妊盈。

〖注〗风寒之邪，不客于脉中分肉，而干卫气，深入客于肠外，僻而内着，日以益大，状如怀子，月事仍以时行，名曰肠覃。或干营气，深入客于胞中，恶血留止，日以益大，状如怀子，月事不以时下，名曰石瘕。此皆生于女子，在男子则为疝病也。

【提要】阐述肠覃、石瘕的辨证特点。

【注释】①肠覃：cháng tán，是一种病名，指妇女下腹部有块状物，而月经又能按时来潮的病证。据《灵枢·水胀》记载：有腹内生恶肉，结于肠外，初起大如鸡卵，以后逐渐增大，久则腹大如孕，按之坚硬，推之可移，女子月经如常。

②石瘕：shí jiǎ，语出《灵枢·水胀》。是一种病名，主要症状为子宫内有块状物形成，日渐增大，如怀孕状，并有闭经等，以包块如石而名。相当于现代的子宫肿瘤。

【白话文】

外感之邪，干扰卫气，深入客于肠外，久而日以增大，名曰肠覃，月经仍按时来潮。或干扰营气，病邪深入客于子宫，日以增大，名曰石瘕，月经闭塞不能按时来潮。

【解读】

如果外感六淫之邪侵袭人体，不客于脉中分肉，反而入内而干扰侵袭卫气，深入客于肠外，留着于内，干扰阻滞了卫气的运行，久而日以增大，腹部胀大形状像怀孕一样，月事仍然按时来潮，称为肠覃。或入内而干扰侵袭营气，深入客于胞中，干扰阻滞了营气的运行，月经之血当下不下，久而日以增大，腹部胀大形状像怀孕一样，月事不能按时来潮，甚至月经闭塞，称为石瘕。以上这些情况特发于女性，男性则易发为疝气。

水胀 石水 风水

【原文】　　　　　皮厚色苍多是气，皮薄色泽水湿成。

气速安卧从上下，水渐难眠咳喘征。

石水①少腹肿不喘，风水②面肿胫足同。

石水阴邪寒水结，风水阳邪热湿凝。

〖注〗凡肿胀之病，皮厚色苍者，皆属气也。皮薄色泽者，皆属水也。气，阳也，阳性急，故为胀速，每从上肿而渐下，得以安卧，邪在外也。水，阴也，阴性迟，故为胀渐，每从下肿而渐上，更有咳喘不能卧之征也。石水之证，少腹肿满，水在下，故不喘也。上肿曰风，下肿曰水。故风水之证，面与胫足同肿也。然石水属阴邪，故曰寒结也。风水属阳邪，故曰热湿凝也。

【提要】阐述水胀、石水、风水的辨证特点。

【注释】①石水：病名。出自《素问·阴阳别论》，水肿病之一。因下焦阳虚，不能司其开阖，聚水不化而致水肿。

②风水：与皮毛感受风寒有关，皮毛受邪，肺气不宣，不能通调水道，出现水湿留于皮肤。

【白话文】

所有肿胀疾病，皮肤增厚、颜色苍黄的，多属气分引起的疾病。皮肤薄、颜色滋润有光泽的，都是水湿导致。气的性质属阳，阳性急促，所以肿胀迅速，肿势从身体上部向下部发展，可以安卧；水的性质为阴，阴性缓慢，肿胀来势较缓慢，肿势从下部向上部发展，伴咳嗽气喘不能平卧。石水表现，少腹水肿胀满，而不伴有气喘。风水证表现，颜面与下肢同时肿胀。石水属寒水结聚引起，所以为阴邪；风水属湿热凝聚，所以为阳邪。

【解读】

临床上所有肿胀疾病，皮厚颜色苍黄者，大多属于气引起的疾病。皮薄颜色润泽者，都是水湿引起的疾病。人体之气，由精化生，并与肺吸入的自然界清气相融合而成。一身之气的生成，是脾、肾、肺等脏腑综合协调作用的结果。气具有推动、温煦、防御、固摄、营养、气化等功能，气属阳，阳性急，故肿胀迅速，发病从上半身先肿而逐渐向下发展，由于病邪在气在外，没有危及脏腑，故可以安卧不影响睡眠；水为阴，阴性缓，肿胀徐来，肿势从下半身先肿而逐渐向上发展，水湿之邪特性易阻滞气血运行，留滞脏腑，所以会有咳喘不能卧之征象。石水证的表现，是以脐下少腹肿满为主要特征，水湿疾病的部位在下，不影响上部心肺之脏，所以没有胸闷喘促之症。凡肿胀从上部头面肿胀开始的，主要是风邪引起；凡肿胀从下肢胫足肿胀开始的，主要是水湿之邪引起。所以风水的症状，是以头面和胫足同时肿胀为特征。石水属阴邪，为寒水凝结而成；风水属阳邪，为热与湿凝结而形成的疾病也。

胀满水肿死证

【原文】　　　　　腹胀身热及失血，四末清脱泻数行。

肿起四肢后入腹，利旋满肿腹筋青。

唇黑脐突阴囊腐，缺盆脊背足心平。

脉大时绝或虚涩，肿胀逢之却可惊。

〖注〗腹胀身热，阳盛胀也，若吐衄泻血，则阴亡矣。四肢瘦冷，阴盛胀也，若数泻不止，则中脱矣。先肿胀腹，后散四肢者可治。先肿四肢，后归入腹者不治。肿胀之病多实，服利下之药，旋消旋起，则为正不胜邪，亦不治。腹筋青涨高起，肿肤苍黑，脐肿突出，阴囊肿腐，缺盆脊背肿平，足心肿平，则五脏伤，皆不治也。脉大而时绝，或虚涩细，则气血败，皆死脉也。

【提要】阐述肿胀死证的辨证特点。

【白话文】

腹胀身热兼有失血之症，都是阳盛所致肿胀；四肢消瘦冰冷伴数泻不止，是阴盛所致肿胀。阳盛所致肿胀，如肿胀出现先于四肢，后腹部肿；肿胀之病，服利下之药，肿消旋即又起；腹起青筋，口唇色黑，肚脐突出，阴囊肿胀腐烂，锁骨上窝、脊背、足心等处肿胀没有生理凹陷；脉洪大时而断绝，或虚涩细；等等，皆预后不良。

【解读】

凡是肿胀以腹部肿胀身发热，都是阳盛引起的肿胀，如果热盛迫血妄行，引起吐血、衄血、泻血等失血阴亡的症状，则会导致阴阳失衡，孤阳无法依存，往往治疗比较困难。凡是肿胀以四肢明显消瘦、摸之冰冷，如果兼有一天腹泻多次而不能止，是阴邪盛引起的肿胀，则说明中焦脾阳衰脱，阳气失去生化之源，孤阴无法独自存在，治疗上也比较困难。如肿胀先出现于腹部，然后向四肢消散，为疾病由重转轻的表现，有治愈的希望；如肿胀先出现于四肢，然后归入腹部，为疾病由轻转重的表现，疾病多为难以治疗。如服用利尿泻下消肿之药，肿胀消退立即又肿起的，为正不胜邪的表现；如肿胀伴有腹部青筋隆起，或肿胀伴有口唇色黑、肚脐突出、阴囊肿胀腐烂、缺盆及脊背浮肿不见生理学凹陷、足心肿平、脉大而时绝或虚涩细等症状，则表明病情发展到五脏受伤衰败程度，则气血败，病多难治，预后较差。

木香流气饮

【原文】　　　　　肤胀脉胀通身胀，单腹臌胀四肢平。
　　　　　　　　　肤胀木香流气饮，脉胀加姜黄抚芎。

〖注〗肤胀，皮肤胀也；脉胀，经脉胀也。此二胀皆通身胀也。单腹胀，四肢不胀；臌胀，其胀如鼓。此二胀，皆腹胀四肢不胀也。肤胀宜用木香流气饮；脉胀亦用此汤，更加姜黄、抚芎也。方在诸气门。

【提要】阐述肤胀、脉胀的辨证治疗。

【白话文】

肤胀及脉胀之病皆为全身肿胀。单腹胀及臌胀之病皆为腹部肿胀而四肢不胀。肤胀宜用木香流气饮治疗，脉胀之病在上方基础上加用姜黄、川芎治疗。

【解读】

肤胀及脉胀之病皆可出现全身肿胀的症状。如果以上两种疾病失治误治，病情进展皆可以发展成为单腹胀和臌胀之病，其特点为腹部肿胀如鼓，而四肢反而不肿。肤胀宜用木香流气饮治疗，方药：人参、白术、茯苓、甘草、陈皮、姜半夏、丁香、沉香、木香、肉桂、白芷、香附、草果、紫苏叶、青皮、大黄、枳壳、厚朴、槟榔。因为肤胀病邪在于气分，治疗上用疏肝行气散结之药，使气行结消，肿自然消退。脉胀治疗上亦可以用此方，但是由于脉胀病邪在于血分，治疗时需要加用姜黄、川芎等药物以活血行气，气血畅通，病情得愈。

厚朴散　下瘀血汤

【原文】　　　　　单腹臌胀分气血，气实肠覃厚朴槟。
　　　　　　　　　　　木枳青陈遂大戟，血实石瘕下瘀汤。

〖注〗单腹胀、臌胀，当分气血而治。肠覃亦气病也，故同气实胀者一治之，皆用厚朴散，即厚朴、槟榔、木香、枳壳、青皮、陈皮、甘遂、大戟也。石瘕亦血病也，故同血实胀者一治之，宜用下瘀血汤，即大黄、桃仁、䗪虫、甘遂也。

【提要】阐述单腹胀、臌胀的辨证治疗。

【白话文】

　　单腹胀及臌胀之病，应当分气血而治疗。肠覃为气实所致疾病，故用厚朴散治疗，即厚朴、槟榔、木香、枳壳、青皮、陈皮、甘遂、大戟。石瘕为血实所致疾病，治疗宜用下瘀血汤治疗，即大黄、桃仁、䗪虫、甘遂也。

【解读】

　　单腹胀及臌胀之病的治疗，应当辨别虚实气血等情况治疗。肠覃为气滞实证所致肿胀，气机郁结，疏泄失司，三焦气机不畅，水道不利，水湿泛于肌肤，发为水肿，虽然有腹部肿胀，但是按之多不坚硬，治疗上应用厚朴散治疗，以疏肝理气、攻下利水为法。石瘕为血实所致疾病，为病久入络，瘀血阻滞，腹部肿胀，按之多坚硬疼痛，宜用下瘀血汤治疗，当以活血破瘀、攻下利水为法。

寒胀中满分消汤　热胀中满分消汤

【原文】　　　　　气虚胀病分寒热，中满分消有二方。
　　　　　　　　　　　寒胀参芪归苓朴，半夏吴萸连二姜。
　　　　　　　　　　　升柴乌麻青柏泽，荜澄草蔻益木香。
　　　　　　　　　　　热缩六君知猪泽，枳朴芩连干姜黄。

〖注〗胀有虚、实、寒、热，若胀而形气虚少寒者，宜用寒胀中满分消汤，即人参、黄芪、当归、茯苓、厚朴、半夏、吴萸、黄连、干姜、生姜、升麻、柴胡、川乌、麻黄、青皮、黄柏、泽泻、荜澄茄、草豆蔻、益智、木香也。胀而形气虚少热者，宜用热胀中满分消汤，即缩砂、人参、白术、茯苓、炙草、广皮、半夏、知母、猪苓、泽泻、枳壳、厚朴、黄连、干姜、姜黄也。

【提要】阐述肿胀寒热虚实的辨证治疗。

【白话文】

气虚胀病治疗当分寒、热，有中满分消汤二个方子。若肿胀而气虚属寒者，宜用寒胀中满分消汤，即人参、黄芪、当归、茯苓、厚朴、半夏、吴茱萸、黄连、干姜、生姜、升麻、柴胡、川乌、麻黄、青皮、黄柏、泽泻、荜澄茄、草豆蔻、益智仁、木香。若肿胀而气虚属热者，宜用热胀中满分消汤，即缩砂仁、人参、白术、茯苓、炙甘草、广陈皮、半夏、知母、猪苓、泽泻、枳壳、厚朴、黄连、干姜、姜黄。

【解读】

肿胀属于阳气虚属寒者，症状多伴有大便溏泻、舌苔白、脉细，宜用寒胀中满分消汤治疗，以温阳补气，行气利水。肿胀属于气虚兼有热象者，多伴有大便干、舌苔黄、脉细数，宜用热胀中满分消汤，以补气健脾，清热利水。

【医案助读】

肾病综合征 武某，男，49 岁。于 1992 年元月初来诊。患肾病综合征近 2 年，反复发病，近因自服环磷酰胺 5 天，病情突然加重。症见：浮肿甚，尿少而赤，腹水，脘腹胀满，呕恶不食，燥热不安，口苦，舌质红、苔黄，脉滑数。实验室检查：尿蛋白（++++），尿素氮 19.6mmol/L，血肌酐 362.4μmol/L，二氧化碳结合力 18.2mmol/L，血浆总蛋白 37g/L，白蛋白 19g/L，血胆固醇 8.9mmol/L。余诊后投热胀中满分消汤原方。观察服药 3 周后，病人症状逐渐明显好转，浮肿近消，无恶心，无腹水、腹胀，尿量正常。舌淡红、苔白略腻，脉滑，遂改用五苓散加黄芪、陈皮、半夏、草果仁、丹参等辨证治疗 3 周。复查：尿蛋白（±），血脂稍高，其余化验均未见异常，病人无明显不适，病情稳定。[胡克杰，马龙侪. 热胀与寒胀中满分消汤的妙用. 黑龙江中医药，1995，10（5）：21－22.]

水肿治法

【原文】 上肿多风宜乎汗，下肿多湿利水泉。

汗宜越婢加苍术，利用贴脐琥珀丹。

外散内利疏凿饮，喘不得卧苏葶先。

阳水热浚湿神祐，阴水实脾肾气丸。

〖注〗从上肿者，多外感风邪，故宜乎汗。从下肿者，多内生湿邪，故宜乎利水。外散风水，宜用越婢汤加苍术，即麻黄、石膏、甘草、苍术也。内利水湿，宜用贴脐等法。一以巴豆去油四钱，水银粉二钱，硫黄一钱，研匀成饼，先用新绵一片布脐上，纳饼，外用帛缚，时许自然泻下恶水，待下三五次，去药以粥补住。日久形羸，隔一日取一次，一饼可救三五人。一以鲜赤商陆根，杵烂贴脐上，以帛缚定，水自小便出。一以田螺四个，大蒜五个，车前子末三钱，研成饼，贴脐中，以帕缚之，少时尿利即愈。或内服沉香琥珀丸，即苦葶苈子、真郁李仁、防己、沉香、陈皮、琥珀、杏仁、苏子、赤茯苓、泽泻、麝香也。若通身肿，则当外散内利，宜用疏凿饮子两解之。若水盛上攻，喘急不得卧，则当用苏子葶苈丸以定喘，即此二味，等份为末，枣肉丸。阳水属热实者，热盛宜用大圣浚川散；湿盛宜用舟车神祐丸以下之。二方在《医宗必读》。阴水属寒虚者，脾虚不食便软，宜用实脾饮；肾虚胫足冷硬，宜用肾气丸。

【提要】阐述水肿的辨证治疗。

【白话文】

从上半身开始肿的疾病，多是风邪引起，故宜用汗法治疗。下半身肿为主的疾病，多是湿邪引起，故宜用利水治疗。发汗用越婢加苍术汤治疗；利水用贴脐或沉香琥珀丹。全身肿的，用外散内利法之疏凿饮子治疗。喘促不能平卧者，先用苏子葶苈丸治疗。阳水中热盛者用大圣浚川散，阳水中湿盛者用舟车神祐丸；阴水中脾虚者用实脾饮，阴水中肾虚者用肾气丸。

【解读】

水肿病可分为阳水、阴水两大类。阳水发病多从上半身开始肿；阴水发病多从下半身开始肿。从上半身开始肿的疾病，多由风邪引起，故宜用汗法，可选用越婢加苍术汤发汗治疗，其方药组成为麻黄、石膏、甘草、苍术；下半身肿为主的疾病，多由湿邪引起，宜用利水法治疗，可用贴脐法攻下利水（即以巴豆去油四钱，水银粉两钱，硫黄一钱，研匀成饼），或内服沉香琥珀丹治疗，其药物组成为葶苈子、郁李仁、防己、沉香、陈皮、琥珀、杏仁、紫苏子、赤茯苓、泽泻、麝香。全身肿的，就用外散内利法治疗，内服疏凿饮子。喘促不能平卧者，先用苏子葶苈丸泻肺平喘利水消肿。阳水中热盛者用大圣浚川散清热利水，阳水中湿盛者用舟车神祐丸泻下利水；阴水中脾虚者用实脾饮健脾利水，阴水中肾虚者用肾气丸温肾利水治疗。

疏凿饮子　茯苓导水汤

【原文】　　　　　水肿两解疏凿饮，和剂茯苓导水汤。

疏凿椒目赤小豆，槟榔商陆木通羌。

秦艽大腹苓皮泽，茯苓导水泽苓桑。

木香木瓜砂陈术，苏叶大腹麦槟榔。

〖注〗水肿，外散内利两解，峻者疏凿饮，即椒目、赤小豆、槟榔、商陆、木通、羌活、秦艽、大腹皮、茯苓皮、泽泻也。外散内利两解，和者茯苓导水汤，即泽泻、茯苓、桑皮、木香、木瓜、砂仁、陈皮、白术、苏叶、大腹皮、麦冬、槟榔也。

【提要】阐述水肿虚实的辨证治疗。

【白话文】

全身水肿，属实者外散内利用疏凿饮子，属虚者用和解法茯苓导水汤。疏凿饮子组成：椒目、赤小豆、槟榔、商陆、木通、羌活、秦艽、大腹皮、茯苓皮、泽泻；茯苓导水汤组成：泽泻、茯苓、桑白皮、木香、木瓜、砂仁、陈皮、白术、紫苏叶、大腹皮、麦冬、槟榔。

【解读】

疏凿饮子主治阳水实证。功用为泻下逐水，疏风发表。以遍身水肿，气喘，口渴，二便不利，苔黄腻，脉数为辨证要点。水湿之邪，郁久化热，湿热之邪壅塞于全身肌肤经隧之间，所以全身浮肿明显；湿热壅滞三焦，则胸闷气喘；热邪耗伤津液，会出现口渴、二便不利。如果病人体虚不耐攻伐，则用茯苓导水汤健脾渗湿，利水消肿。以遍身水肿，气喘倚息，不能平卧，纳差，小便短涩为辨证要点。

【医案助读】

肾病综合征　某某，男，30 岁，工人。2012 年 6 月 8 日来诊。经西医明确诊断为肾病综合征。来诊之前日尿常规示：蛋白（++++）；血生化示：总胆固醇、甘油三酯等均升高。病人诉近两月来眼睑、四肢浮肿，溲赤便干，苔黄腻，脉小滑。拟为水热互结，三焦气机不利之证，方用疏凿饮子原方进治。用药如下：商陆 6g，泽泻 30g，赤小豆 30g，羌活 9g，大腹皮 15g，蜀椒目 12g，木通 3g，秦艽 9g，茯苓皮 30g，槟榔 15g，鲜生姜 3 片。5 剂。药后复诊，病人全身浮肿消退大半，尿常规示：蛋白（++）。效不更方，复进 5 剂，药后诸症消失，生化及尿常规近于正常，继用己椒苈黄汤合易黄汤为主加减进治 20 余剂，其生化及尿常规完全正常。用资生丸做散，每次 9g，水煮少顷代茶饮，日 3 服，以健脾化湿，脾肾双调，滋养荣卫，以求全功，半年后未再复发。[辛小红.疏凿饮子治疗湿热水肿案 2 则.中国中医急症,2013,22(6):1065 – 1066.]

实脾饮

【原文】　　　　里实自然寻浚祐，里虚实脾四君香。

　　　　　　　　木瓜附子大腹子，厚朴草果炒干姜。

　　　　　　　　投诸温补具无验，欲诸攻下又难当。

　　　　　　　　须行九补一攻法，缓求淡食命多昌。

〖注〗里实二便涩者，宜用浚川散、神祐丸。里虚二便通者，宜用实脾饮，即人参、白术、茯苓、炙草、木香、木瓜、川附子、大腹子、厚朴、草果、炒干姜也。肿胀之病属虚寒者，自宜投诸温补之药，而用之俱无效验者，虚中必有实邪也。欲投诸攻下之药，而又难堪，然不攻之终无法也，须行九补一攻之法。是用补养之药九日，俟其有可攻之机，而一日用泻下之药攻之。然攻药亦须初起少少与之，不胜病，渐加之，必审其药与元气当，逐邪而不伤正，始为法也。其后或补七日、攻一日，补五日、攻一日，补三日、攻一日，缓缓求之，以愈为度。若能戒盐酱，淡食百日，多有生者。

【提要】阐述水肿里证虚实的辨证治疗。

【白话文】

里实者用大圣浚川散、神祐丸；里虚者用实脾饮，即四君子汤（人参、白术、茯苓、炙甘草）加木香、木瓜、附子、大腹子、厚朴、草果、炒干姜。如果投以上温补没有疗效，又不能耐受攻下之药，须行九补一攻之法，缓缓求之，清淡饮食，才能保住性命，治愈疾病。

【解读】

水肿病人如里实者，二便不利（大便干结，小便短涩）可以用大圣浚川散、神祐丸；如里虚者用实脾饮治疗，以下半身肿甚、手足不温、口中不渴、胸腹胀满、大便溏薄、舌苔白腻、脉沉迟为辨证要点。如果应用以上温补治疗没有效果，应该为本虚兼有实邪之虚实夹杂证，此时应用攻下之药，身体不能耐受，单纯温补疗效不佳，治疗上须行九补一攻之法，即应用温补之剂九次，攻伐之剂一次，先补后攻，缓缓求之；并以清淡饮食补虚，注意饮食禁忌，才能保住性命，治愈疾病。

【医案助读】

慢性肾小球肾炎　某某，女，47岁。2006年5月12日初诊。因劳累，慢性肾小球肾炎复发，始见全身浮肿，晨起颜面肿甚，下午下肢肿势加重，纳差，腹胀，伴乏力、头晕、畏寒肢冷、小便短少、大便溏。舌淡、苔白腻，脉沉弦。血压正常。查尿蛋白(+++)，颗粒管型1～2个，血清白蛋白21g/L，球蛋白27g/L，血胆固醇8.1mmol/L。中医诊断：水肿（脾虚湿盛型）。治以温阳健脾，化湿利尿。方以实脾饮加减：党参、炒白术、茯苓各15g，黄芪、山药、益母草各30g，制附子（先煎）、干姜、草果仁各10g，厚朴、木香、木瓜、大腹皮、冬瓜皮、猪苓、车前子（包）各15g，泽泻、桂枝各10g。水煎服，每日1剂。上方服药15剂后，精神好转，尿量增多，水肿消退，纳食增加。查尿蛋白（+）。遂以原方加减，继服药30余剂，浮肿消退，饮食倍增。复查尿检：尿蛋白微量。为巩固疗效给予健脾益气之剂，调治近3个月。曾多次复查尿常规、血清白蛋白、球蛋白、胆固醇均系正常。后随访2年未见复发。［王玉英，李有先.实脾饮临床应用体会.中国中医药信息杂志，2011，18（6）：83-84.］

医宗金鉴卷四十二

疟疾总括

【原文】　　　　　夏伤于暑舍营内，秋感寒风并卫居。

比时或为外邪束，暑汗无出病疟疾。

〖注〗经曰：痎疟①皆生于风。谓四时病疟，未有不因风寒外束、暑邪内伏者也。又曰：疟者，风寒之气不常也。此言比时病疟者也。又曰：夏伤于暑，秋为痎疟。又曰：夏暑汗不出者，秋成风疟。谓夏伤于暑，其邪甚者即病暑，其邪微者则舍于营，复感秋气寒风，与卫并居，则暑与风寒合邪，始成疟病也。其不即病伤寒者，亦以有暑邪预伏于营中也。盖有风无暑，惟病风，有暑无风，惟病暑；必风暑合邪，始病疟也。

【提要】阐述疟疾发生的总体病机。

【注释】①痎疟：jiē nüè，疟疾的通称。亦指经年不愈的老疟。

【白话文】

夏天感受暑热之邪，内伏于营气之中，秋天感受风寒伤及卫气，这种情况可出现外感表证。若暑邪没有通过发汗而出，邪气内伏则容易产生疟疾一类的病证。

【解读】

疟疾发生与感受外邪有关，是感受疟邪，邪正交争于半表半里，出现以寒战壮热、头痛、汗出、休作有时为特征的传染性疾病，多发于夏秋季。疟疾的病因病机为：①《医门法律·疟疾论》认为"外邪得以入而疟之，每伏藏于半表半里，入而与阴争则寒，出而与阳争则热"；②随经络而内搏五脏，横连膜原；

③盛虚更替；④与卫气相集则引起发病，与卫气相离则病休。

根据疟疾阴阳偏盛、寒热多少的不同，把阴阳偏盛不明显的疟疾称为正疟；素体阳盛及疟邪引起的病理变化以阳热偏盛为主，临床表现寒少热多者，称为温疟；素体阳虚及疟邪引起的病理变化以阳虚寒盛为主，临床表现寒多热少者，称为寒疟。由瘴毒疟邪引起，以致阴阳极度偏盛，寒热偏颇，心神蒙蔽，神昏谵语者，则称为瘴疟。若因疟邪传染流行，病及一方，同期内发病甚多者，则称为疫疟。疟病日久，疟邪久留，使人体气血耗伤，正气不足，每遇劳累发病者，则称为劳疟。疟病日久，气机郁滞，血脉瘀滞，津凝成痰，气滞血瘀痰凝，结于胁下，则形成疟母。

日作间作

【原文】　　　　疟随经络循伏膂①，深入脊内注伏冲。
　　　　　　　　横连膜原②薄③脏腑，会卫之时正邪争。
　　　　　　　　得阴内搏生寒栗，得阳外出热蒸蒸。
　　　　　　　　邪浅日作日会卫，邪深间作卫迟逢。

〖注〗疟气之邪，伏藏于营，随其经络，循脊膂之表而下。此初病邪浅，传舍之次也。其邪深者，则入脊膂之内，伏注于冲脉，横连诸经脂膜之原内及脏腑。此邪渐深，传舍之次也。卫气者，一日、一夜周于身，每至明旦，则出足太阳睛明，大会于风府，腠理乃开，开则所客营卫之邪入，邪入得阴内搏则生寒，得阳外出则生热，内外相搏，邪正交争，而病乃作也。病初邪浅者，卫行未失常度，其邪日与卫会，故日作也。病久邪深者，卫行迟失常度，其邪不能日与卫会，故间日乃作也。时有间二日、间三日，或至数日作者，亦卫气行愈迟，会愈迟，故作愈迟也。

【提要】阐述疟疾发作间隔时间的病机。

【注释】①膂：lǚ，人体部位名，本义指脊梁骨。这里指脊柱两旁的肌肉，约当解剖学上骶棘肌分布处。《灵枢·经脉》："膀胱足太阳之脉……入循膂。"

②膜原：为内外交界之地，乃一身之半表半里，居于卫表肌腠之内，五脏六腑之外的膜及膜所围成的空样结构。

③薄：邪气和正气相互斗争。

【白话文】

疟疾沿着经络，逐渐传到脊背两旁的肌肉，并深入到脊柱内，注入脊柱相连接的冲脉。同时横向侵入膜原，内犯五脏六腑，若与卫气相会，出现正邪相争，风寒与卫气相争则出现寒战，暑热之邪欲外达则发热如蒸。疟邪侵犯较浅，则邪气与卫气每日均发生相会，而出现寒热。若是邪气较深（循行路径较长），正邪相会时间变长，发病的时间亦因此延长。

【解读】

典型的疟疾呈周期性发作，是因为疟疾发作的时间与其循行的经络脏腑密切相关。疟疾发作的主要病机是因为与卫气相遇，邪正相争而发病。疟邪传染通常是先深伏在营气，沿着所犯经络，及脊柱两旁肌肉的经络而下传冲脉。病邪较重则直接横向传入膜原，并由此进入五脏六腑。卫气具有温分肉、充皮肤、肥腠理、司开合的功能，虽行于脉外，但仍然依傍着脉道而运行。其运行与昼夜变化及寤寐有关。白天行于体表手足三阳经脉，晚上行于五脏六腑。卫气从足少阴经注于肾，而后至心、肺、肝、脾，复还于肾。疟邪与卫气相争，若是病情较浅，卫气尚强，则相争剧烈，寒热每天发作，且症状比较剧烈。若病情较重，卫气受伤而功能减弱，正气抗邪无力，发病时间会推迟，且症状不剧烈，但人体容易出现劳疟、疟母等表现。若正气强而邪气弱，亦可因邪气渐弱，引起的隔日疟和三日疟，此时应根据四诊情况，辨证论治。

疟昼夜作

【原文】　　　　卫不循经行脉外，阳会①昼发阴夜发。

　　　　　　　　　邪退自然归阳分，病进每必入阴家。

〖注〗营气循经而行脉中，卫气不循经而行脉外，惟日行于三阳，夜行于三阴。故邪在三阳之浅者，则昼发；邪在三阴之深者，则夜发。病邪将退者，夜发退为昼发，此为去阴就阳，则病欲已也。病邪渐进者，昼发进为夜发，此为去阳入阴，则病益甚也。

【提要】阐释卫气与邪气斗争的规律特点。

【注释】①阳会：与三阳经相会。此处指病邪在三阳经，与卫气抗争。

【白话文】

卫气不循行脉内，但沿脉道运行于脉外。病邪与卫气相争于三阳经，则白天发病；病邪与卫气相争于三阴经，则晚上发病。一般来说，病邪退则邪气从阳出，病邪加重邪气一定会入侵阴分。

【解读】

营气是沿着经脉循行脉中，卫气沿着经脉循行脉外，营卫一阴一阳防卫全身经脉气血，温暖全身经脉，并抵御外邪侵入。一般来说，病邪均为沿六经顺序进行传变，由阳入阴属病情加重，由阴入阳为病情向愈。故病邪在三阳经，则病程短，病情尚不严重，容易在白天发病；若是病邪已经传入三阴经，则病程长，病情重，且容易在晚上发病。

疟早晏作

【原文】　　　　　卫气平旦会风府，邪传日下一节间^①。

从头循下故益晏^②，下极复上早之缘^③。

〖注〗卫气流行，每日平旦会于风府，而邪气中人，从头项历风府，下循背腰，日下传脊之一节，邪与卫会日晚，故作日益晏也。邪传下极骶冲，其气复上行，邪与卫会日早，故作日益早也。

【提要】阐释疟病发作时间或早或晚的原因。

【注释】①节间：一个脊柱的间隙和距离。

②晏：yàn，意为迟、晚。

③缘：yuán，缘故，原因。

【白话文】

卫气在清晨时会聚在风府穴，疟邪每日下传一个脊柱间隙。当卫气从头往下运行时，卫气与疟邪相会时间就会随着日期的增加而延长。疟邪传到腰骶太冲穴，又会反过来上行，这时邪气与卫气相遇就会随着日期的延长而变得更早。

【解读】

卫气运行的特点，是每天清晨的时候在风府穴相聚，然后沿着经脉，运行在三阳经外，而疟邪传变的规律则是每天沿着足太阳膀胱经从上而下、下而复上的循环传变，故当卫气与下行的疟邪相会，则出现正邪相互争斗，引起疾病发作。根据这个规律，下行的疟邪与卫气相会的时间将逐日后延，而上行疟邪与卫气相会的时间将逐日前推，导致疟邪发作的时间，会因为疟邪的传变经络不一样，而出现推迟或者早发的现象。

疟疾治法

【原文】　　　　疟初气实汗吐下①，表里俱清用解方②。

　　　　　　　　清解不愈方可截③，久疟形④虚补自当。

〖注〗疟初气实，均宜汗、吐、下。有表里证汗、下之，胸满呕逆有饮者吐之。表里俱清，宜用和解。清解不愈，表里无证，可用截药止之。久疟形羸气虚，宜用补剂，自当然也。

【提要】阐释疟疾的治疗原则。

【注释】①汗吐下：指发汗、涌吐、泻下的治疗方法。

②解方：指清解的治疗方法或中药方剂。

③截：指截疟之法。

④形：形体。

【白话文】

疟病初起，人体正气强，因此可以采用汗、吐、下的治疗方法。用清解的方法治疗使表证和里证全部清除。若清解治疗不能痊愈的，可用截疟方法治疗。疟疾日久身体虚弱的应当采用补益的方法。

【解读】

根据疟疾的寒热虚实、发病早晚，进行辨证治疗，但截疟是主要的治疗原则。疟疾初起，常可伴表证，或者出现阳明热证，或者阳明腑实证等，可分别给予解表、清热、泻下等中药治疗。疟疾日久可出现正气虚弱，甚至气滞血瘀产生疟母。此时除了截疟外，正气虚弱者需要补虚扶弱；气滞血瘀结成积块者，当活血化瘀，软坚化结。

桂麻各半汤

【原文】　　　　疟初寒热两平①者，桂麻各半汗方疗。

汗少寒多麻倍入，汗多倍桂热加膏。

【注】疟病初起，寒热不多不少两平者，宜桂麻各半汤汗之。汗少寒多热少者，倍麻黄汤汗之；汗多寒少热平者，倍桂枝汤汗之；热多者，更加石膏。

【提要】阐释疟疾初起的治疗。

【注释】①寒热两平：寒证和热证势均力敌。

【白话文】

疟病刚开始，恶寒和发热势均力敌，且有汗出症状的，应该用桂麻各半汤治疗。若是出汗少，恶寒重，麻黄剂量应该加倍；若是出汗多，桂枝剂量加倍；发热重可加石膏。

【解读】

桂麻各半汤主要用于表实证和表虚证并存的疟疾初起之证。由桂枝 10g、大枣 3～5 枚、麻黄 10g、炙甘草 5g、白芍 10g、杏仁 10g、生姜 3 片等药物组成。临床应用于恶寒发热，并恶风汗出、鼻塞流涕、全身酸痛、头痛、舌质淡、苔薄白、脉浮等表证，疟疾、痢疾等合并表证者，亦可用之。本方属桂枝汤、麻黄汤两方同用。桂枝汤用于太阳表虚证，麻黄汤用于表实证。本方既取桂枝汤调和营卫之气，同时又取麻黄汤发散太阳之风寒。二方合用，旨在使营卫调和的基础上，祛除外感风寒，从而使表证去、疟疾除。疟疾刚发生的时候，恶寒和发热并重，应给桂麻各半汤发汗。若汗少、恶寒多、发热轻，麻黄剂量加倍以发汗；若是汗多、恶寒少、发热不甚，桂枝剂量加倍发汗；若是发热厉害，则加石膏。

本方禁用和慎用于：①风热感冒；②感冒后期出现阴伤、气虚以及发热等；③汗出淋漓，危重病感受风寒。

麻黄羌活汤　桂枝羌活汤　麻黄羌活加半夏汤　白虎汤
白虎桂枝汤　柴胡白虎汤　柴胡桂枝汤

【原文】　　　　寒多寒疟而无汗，麻黄羌活草防寻。

热多有汗为风疟，减麻添桂呕半均。

先热后寒名温疟，白虎汗多合桂君。

瘅疟①但热柴白虎，牝疟②惟寒柴桂亲。

〖注〗此皆诸疟初起之汗法也。先伤于寒，后伤于风，先寒后热，寒多热少无汗，谓之寒疟，宜用麻黄羌活汤，即麻黄、羌活、防风、甘草也。先伤于寒，后伤于风，先寒后热，热多寒少有汗，谓之风疟，宜用桂枝羌活汤，即桂枝、羌活、防风、甘草也。二证呕者，均加半夏。先伤于风，后伤于寒，先热后寒，谓之温疟，宜用白虎汤，汗多合桂枝汤。阳气盛，阳独发，则但热而不寒，谓之瘅疟，宜用柴胡白虎汤，即小柴胡合白虎汤也。阴气盛，阴独发，则但寒而不热，谓之牝疟，宜用柴胡桂枝汤，即小柴胡合桂枝汤也。

【提要】阐释实证疟疾的治疗方药。

【注释】①瘅疟：dān nüè，中医病名，疟疾之一。临床以但热不寒为主症。又名温疟、暑疟、瘅热、阳明瘅热。

②牝疟：pìn nüè，一种病名，疟疾之多寒者。因阳虚阴盛，多感阴湿所致。

【白话文】

恶寒重无汗的寒疟，用麻黄羌活汤。发热甚汗出者是风疟，麻黄剂量减少，加桂枝；若出现呕吐，可加半夏。先发热后恶寒者是温疟，用白虎汤；若是汗多应加桂枝为君药。瘅疟只发热不恶寒，可用小柴胡合白虎汤。牝疟只有恶寒，不发热，用柴胡桂枝汤。

【解读】

疟疾初起发病，常兼并表证，如兼表实证、表虚证，或者直接入里化热，或者留邪半表半里。应根据疟邪引起的症状，进行判断和辨证处方。

若是先被寒邪所伤，后被风邪所伤，症见先恶寒、后发热，且表现为恶寒多、发热少、无汗，称之为寒疟，宜用麻黄羌活汤治疗。本方出自《素问病机气宜保命集》，全方由麻黄（去节）10g、羌活 10g、防风 10g、甘草（炙）10g组成。方中麻黄，辛、微苦，温，归肺、膀胱经，发汗散寒，宣肺平喘，利水消肿，为君药；配伍羌活、防风祛风除湿通络为臣；甘草调和诸药为佐。诸药合用，使风寒得散、风湿能除，营卫自和则诸症自愈。该方主要运用于：①风寒表证。症见恶寒发热、少汗头痛、全身酸痛、肢节烦疼等。②诸证兼感风寒。疟疾、痢疾、水肿等见头痛无汗、一身尽痛、心烦不渴、舌淡脉浮。本方禁用于阴虚发热者；内热炽盛者忌用。

若是先被寒邪所伤，后被风邪所伤，症见先恶寒、后发热、热多于寒，且有汗出，称之为风疟，应用桂枝羌活汤，本方由桂枝、羌活、防风、甘草组成。以上二证兼夹呕吐者，均可加半夏。

若阳气过盛，症见只热不寒，称之为瘅疟，应用柴胡白虎汤，即小柴胡合白虎汤。

若阴气太盛，症见只寒不热，称之为牝疟，宜用柴胡桂枝汤，即小柴胡合桂枝汤。

【医案助读】

周身乏力 某某，男，63 岁。于 2 个月前感冒后出现发热、咳嗽、咳痰、周身乏力，四肢关节疼痛，于外院就诊静脉滴注"青霉素、清开灵"等药物，经治疗后病人咳嗽、咳痰及关节疼痛好转，仍有周身乏力症状，外院继续口服中药煎剂四十余天，经治疗后周身乏力无改善，同时出现失眠。考虑病人乃老年男性，2 个月前外感病史，经治疗后或外证虽去、但营卫不和，邪入少阳，故见乏力、默默不欲饮食、心烦寐差；或曾使用抗生素及口服中药，过用寒凉而致坏病。此次复感外邪，一经病证未愈，另一经病证又起，虽与柴胡桂枝汤证太阳证未去、少阳证又起顺序有所不同，但皆为太阳少阳并病，并以太阳经证为重。结合病人舌脉，中医辨病：虚劳；辨证：太阳少阳并病；治则：调和营卫、和解少阳，故以柴胡桂枝汤为主方加减。拟方如下：柴胡 12g，法半夏 10g，党参 10g，黄芩 10g，炙甘草 6g，桂枝 20g，炒白芍 20g，葛根 30g，生姜 10g，大枣 5 枚。水煎服。1 剂后病人无发热，周身疼痛缓解。4 剂后病人干咳及周身乏力减轻，无关节疼痛，口干欲冷饮，饮食可，睡眠差，二便正常，舌淡苔薄、舌边稍红，脉弦细。

6 月 10 日继以柴胡桂枝汤为主方，于上方基础上去葛根，减桂枝量为 10g，加五味子 5g、香附 10g、郁金 10g 以佐金平木，养心安神。4 剂后病人无干咳，周身乏力感不明显，心烦不寐减轻，口干欲冷饮，舌淡苔薄黄，脉弦细。

6 月 15 日继投以解怒补肝汤加减，拟方如下：柴胡 10g，炒白芍 20g，当归 10g，泽泻 10g，荆芥 10g，炙甘草 6g，炒枳壳 10g，牡丹皮 10g，天花粉 10g，淡竹叶 10g，黄芩 6g，炒白术 10g，茯苓 10g。带药 7 剂出院，水煎服。2 周后随访诸症皆消。[吕毅. 柴胡桂枝汤治疗周身乏力验案 1 则. 中国民族民间医药，2017，26（21）：81 - 82.]

草果柴平汤　大柴胡汤

【原文】　　　　　　食疟痞闷噫①恶食，草果小柴平胃宜。

疟里便硬大柴下，消②槟果朴量加之。

〖注〗因食而病疟者，则痞闷、噫气、恶食，宜小柴胡合平胃散加草果清之。凡疟有里不清，便硬者，宜大柴胡汤加芒硝、厚朴、草果、槟榔下之。

【提要】阐释饮食引起疟疾的治疗方药。

【注释】①噫：yì，指饱食或积食后，胃里的气体从嘴里出来并发出声音。
②消：即硝，芒硝之意。

【白话文】

因饮食引起的疟疾可见胃脘痞闷、嗳气、厌恶饮食，应用小柴胡汤合平胃散加草果和解少阳，温化痰湿。疟邪入里化热引起便秘，可用大柴胡汤加芒硝、厚朴、草果、槟榔通下。

【解读】

疟疾伴饮食不节，常容易产生食积，出现胃脘痞闷、嗳气、厌恶饮食的症状，应用小柴胡合平胃散加草果。一方面和解少阳，治疗疟疾；另一方面温化食积。草果柴平汤药用柴胡、黄芩、人参、半夏（汤泡七次）、甘草、陈皮、苍术（泔浸）、厚朴（姜制）、草果。方中柴胡疏肝理气；法半夏、厚朴和胃降逆止呕；黄芩清胆胃郁热；苍术、陈皮燥湿和中；草果燥湿温中，除痰截疟；人参、甘草，以补正气而和中；姜、枣之辛甘，调和营卫。本方可用于寒热并作、胸腹满闷、恶食心烦的食疟、湿疟等病。

若出现食积入里化热，见大便较硬者，可用大柴胡汤加芒硝、厚朴、草果、槟榔攻下通里。

清脾饮

【原文】　　　　　　疟疾已经汗吐下，清解未尽寒热方。

清脾白术青朴果，小柴参去入苓姜。

气虚加参痰橘半，饮多宜逐①倍姜榔。

渴热知膏天花粉，食滞麦曲湿泽苍。

〖注〗疟疾已经或汗或吐或下，表里无证，法当清解，宜用清脾饮和之，即白术、青皮、厚朴、草果、柴胡、黄芩、半夏、甘草、茯苓、生姜也。气虚者加人参；痰多者加橘红倍半夏；饮多者倍生姜加槟榔；渴热者加知母、石膏、天花粉；食滞者加麦芽、神曲；湿盛者加泽泻、苍术。

【提要】阐释疟疾久治未愈出现虚证或虚实夹杂的治疗方药。

【注释】①逐：逐饮之义。

【白话文】

疟疾已经发汗、催吐、通下治疗后，仍残存寒热不愈，用清脾饮即白术、青皮、厚朴、草果、小柴胡汤去人参、加茯苓和生姜治疗。气虚可加人参；有痰可加橘皮、法半夏；痰饮多采用逐饮的方法，同时生姜和槟榔剂量加倍；口渴可加知母、石膏和天花粉；饮食停滞可加麦芽、神曲；湿气内停可加泽泻和苍术。

【解读】

疟疾实证通过发汗、催吐、通下等治疗后，仍残存着寒热没有完全清除的症状。这时可用清解法治疗，中药方可用清脾饮，该方出自《重订严氏济生方》。中药组成为青皮（去白）、厚朴（姜制炒）、白术、草果仁、柴胡（去芦）、茯苓（去皮）、半夏（汤泡七次）、黄芩、甘草各等份。因为疟疾出现往来寒热的症状，是邪在少阳经半表半里，所以以小柴胡为君药，加青皮行肝经之气，厚朴宽胃中之积滞，草果化痰消壅，苓、术健脾化湿以扶正。该方祛痰除湿，和胃截疟，可治瘅疟，但热不寒，或热多寒少，膈满能食，口苦舌干，心烦口渴，小便黄赤，大便不利，脉弦数。气虚加人参；痰多加橘红，半夏剂量加倍；痰饮多生姜加倍，同时加槟榔；口渴发热加知母、石膏、天花粉；饮食积滞加麦芽、神曲；湿气过盛加泽泻和苍术。

【医案助读】

春瘟 刘某，女，51 岁。2009 年 3 月 12 日因发热、寒战就诊，诊拟：感冒，肠伤寒？痢疾？使用抗病毒、氯霉素治疗两周，未见明显效果，邀请中医会诊。病人体型较肥胖，精神疲惫，大便日行 6 次、粪便恶臭，发热，恶寒，体温 39.5℃，不思饮食。查阅病历：ALT：112U/L；血常规：WBC 4.5×10^9/L、RBC：3.5×10^9/L；尿常规：尿蛋白 0.2g/L，白细胞阴性；血钙 2.0mmol/L；肥达试验阴性，大便常规正常，心电图正常，胸片示双肺纹理增粗，B 超示肝、胆、脾正常。舌质红、舌苔厚腻，脉滑数。予清脾饮加减温服，服药 1 剂热退至 37℃，再进 2 剂病愈出院。[谭广兴，黄敏英. 清脾饮加减治疗春瘟的临床体会. 中外健康文摘，2010，7（18）：341 – 342.]

久疟　虚疟　劳疟

【原文】　　　　久疟①气虚脾胃弱，四兽②益气等汤斟。

劳疟③鳖甲十全补，热除芪桂入柴芩。

〖注〗久患疟疾，形气俱虚，脾胃弱不思食，宜用四兽饮、补中益气等汤，斟酌治之。久病劳损，气血两虚，而病疟疾者，名曰劳疟。宜用十全大补汤，倍加鳖甲；热盛者除去黄芪、肉桂，加柴胡、黄芩也。

【提要】阐释久疟和劳疟的治疗方药。

【注释】①久疟：日久不愈之疟疾。

②四兽：即四兽饮，出自《三因极一病证方论》。由半夏（汤洗去滑）、茯苓、人参、草果、陈皮、甘草、乌梅肉、白术、生姜、枣子各等份组成。

③劳疟：指疟疾日久而使身体虚弱，将成虚劳，又称"疟劳"。或因多病劳损，气血两虚而患疟疾，均称劳疟。

【白话文】

疟疾病久，易产生气虚和脾胃虚弱证，用四兽饮、补中益气等汤药治疗。若是久病成劳疟，在十全大补汤的基础上，加鳖甲；发热较盛的，去黄芪、肉桂，加柴胡和黄芩。

【解读】

疟疾患病时间长，容易耗损气血，导致人体元气亏虚，脾胃虚弱，症见乏力纳少、脘腹满闷、形体消瘦、恶寒发热、夜寐不安等症状，用四兽饮、补中益气汤等治疗。四兽饮用六君子汤健脾，行气化痰，以助中气而生血气；加乌梅生津敛涩，以使正气存内，气血内收而不耗；草果化湿健脾和中，以佐六君子除积痰于内。全方补中气，燥湿化痰，敛气生津，为治疟疾日久，正气内伤，气滞湿阻的中药方。补中益气汤（《脾胃论》）方中重用黄芪，味甘微温，入脾、肺经，补中益气，升阳固表，为君药。配伍人参、炙甘草、白术补气健脾为臣，与黄芪合用，以增强其补中益气之功。血为气之母，气虚时久，营血亏虚，故用当归养血和营，协人参、黄芪以补气养血；陈皮理气和胃，使诸药补而不滞，共为佐药。并以少量升麻、柴胡升阳举陷，协助君药以升提下陷之中气，为佐使药。《本草纲目》曾说："升麻引阳明清气上行，柴胡引少阳清气上行，此乃禀赋虚弱，元气虚馁，及劳役饥饱，生冷内伤，脾胃引经最要药也。"炙甘草调和诸药，亦为使药。诸药合用，使气虚者补之，气陷者升之，气虚发热者，得此甘温益气而除之，元气内充，清阳碍升，则诸症自愈。

出现劳损症状如微寒微热，或发于昼，或发于夜，气虚多汗，饮食少进，或停止发作后遇劳即发，称之为劳疟，可用十全大补汤，鳖甲剂量加倍。十全大补汤方由四君子汤合四物汤再加黄芪、肉桂而成。四君子汤和四物汤分别为补气与补血之要方，二方相伍，共奏气血双补之功；黄芪甘温，为补气要药，与四君子相伍，则本方补气之力益著；肉桂辛甘大热，补火助阳，温通血脉，与诸益气养血之品同用，可温通阳气，鼓舞气血生长，从而增强本方补益虚损之功。诸药配伍，补气之中有升阳之力，养血之中有温通之能，共收大补气血之效。若是出现发热太过可去黄芪、肉桂，加柴胡、黄芩等药。

【医案助读】

孕妇患疟 郝氏妇怀孕九月患疟。三四发即呕恶畏食。诊其脉气口涩数不调，右关尺弦数微滑。此中脘有冷物阻滞之候。以小柴胡去黄芩，加炮姜、山楂，四服稍安思食。但性不嗜粥，连食肺、鸭之类，遂疟痢兼并，胎气下坠不安，以补中益气去黄芪，加木香、乌梅，五服而产，产后疟痢俱不复作矣。[罗和古，余更新. 女科医案. 北京：中国医药科技出版社，2015：662.]

柴胡截疟饮　密陀僧散

【原文】　　　　　诸疟发过三五次，表里皆清截法先。

未清截早发不已，已清不截正衰难[①]。

截虚柴胡截疟饮，小柴梅桃槟常山。

截实不二密陀僧，烧酒冷调服面南[②]。

〖注〗凡疟按法治之，发过三五次，表里无证，当先以截疟药截之。若表里未清截早，则疟疾必复发之不已。表里已清不截，则正衰邪盛而难治也。截不足人之疟，宜用小柴胡汤加常山、槟榔、乌梅、桃仁、姜、枣煎，并滓露一宿，次日发前一二时小温服，恶心以糖拌乌梅肉压之。截有余人之疟，宜用不二饮全方，或密陀僧细末，大人七分，小儿量之，冷烧酒调，面南如前法服之。一服不愈，再服必止。戒鸡、鱼、豆腐、面食、羹汤、热粥、热物。

【提要】阐释截疟法治疗疟疾的重要性及治疗方药。

【注释】①难：此处指治疗困难。

②面南：面对南方。

【白话文】

疟疾发病三五次后，除疟疾症状外，表证、里证全部消除，用截疟法。若是表、里证仍存就用截疟治疗，则导致疟疾反复发作。若是表、里证已清还不截疟，则出现正气衰弱，导致疾病治疗艰难。体质虚弱的人截疟可用柴胡截疟饮，本方由小柴胡汤加乌梅、桃仁、槟榔、常山等药组成。若是实证疟疾截疟应该用不二饮，或用密陀僧，面朝南方用烧酒冷调内服。

【解读】

不伴表证和阳明里证的疟疾称之为正疟。正疟发作症状比较典型，常先有呵欠乏力，继则寒战鼓颔，寒罢则内外皆热，头痛面赤，口渴引饮，终则遍身汗出，热退身凉，每日或间一两日发作一次，寒热休作有时，舌红、苔薄白或黄腻，脉弦。正疟应该用柴胡截疟饮进行治疗，该方由柴胡 12g、黄芩 9g、人参 10g、甘草 6g、半夏 12g、生姜 3g、大枣 10g、常山 12g、槟榔 15g、乌梅 10g、桃仁 10g 组成。方中柴胡入肝、胆，透泄与清解少阳，为君药；黄芩清泄少阳半表半里之热，槟榔驱虫行气消积，共为臣药；半夏、生姜和胃降逆止呕，人参、大枣、山药益气健脾扶正以祛邪，乌梅、桃仁活血化瘀消积，共为佐药；甘草为使，调和诸药药性。对邪气较实的人截疟，应该用不二饮治疗；或者用密陀僧研成细末，大人用七分，小儿酌量减少，用冷烧酒调服。一次服用没有痊愈，第二服一定会停止发作。服药期间禁食鸡、鱼、豆腐、面食、羹汤、热粥、热物。

【医案助读】

正疟 张某，男，22 岁。因高热、寒战休作有时就诊。病人自诉：寒战、高热隔日一发。每次初感乏力，继之寒战，寒罢则通体发热，头痛，面赤，口渴，心烦，最终大汗淋漓，热退身凉。查：舌红、苔薄白，脉弦。外周血涂片检出疟原虫。西医诊断：疟疾；中医诊断：疟疾，正疟。治法：和解截疟。方药：柴胡截疟饮加减。药用：柴胡 12g，黄芩 9g，法半夏 12g，常山 15g，槟榔 15g，陈皮 10g，青蒿 20g，草果 15g，生姜 5 g，大枣 6 枚。上方连服 5 剂后，症状缓解，治愈出院。[刘铁军. 传染病临床诊治. 北京：科学技术文献出版社，2006：332.]

痎疟　疟母

【原文】　　　　痎疟经年久不愈，疟母成块结癖癥^①。
　　　　　　　　形实控涎^②或化滞^③，攻后余法与前同。

〖注〗痎疟，经年不愈之老疟也。疟母，久疟腹中成块癖也。形实宜用控涎丹以攻痰饮，或用化滞丸以攻积滞。攻后之余法，与前所治疟法同也。

【提要】阐释疟母的治疗原则。

【注释】①癖癥：pǐ zhèng。癖，又称癖气，指痞块生于两胁，时痛时止的病证。多由饮食不节，寒痰凝聚，气血瘀阻所致。癥为可触及腹腔内有形可征的包块。

②控涎：指控涎丹，出自《三因极一病证方论》。由甘遂（去心）、紫大戟（去皮）、白芥子各等份组成。

③化滞：即化滞丸，出自《血证论》卷八。由巴豆一钱（去油）、三棱二钱、莪术二钱、青皮一钱、陈皮一钱、黄连三钱、半夏三钱、木香二钱、丁香一钱组成。主治寒热气滞之积。

【白话文】

疟疾多年不愈，形成疟母，在胁下结成癖气和包块。形状比较坚实的用控涎丹或化滞丸。攻法治疗疟疾后，其他的治疗方法和前面一样。

【解读】

疟疾日久不愈，可继发两个疾病：疟母和劳疟。其中疟母为顽痰挟瘀结于胁下所形成的痞块。《金匮要略·疟病脉证并治》云："病疟以月一日发，当以十五日愈，设不瘥，当月尽解。如其不瘥，当云何？师曰：此结为癥瘕，名曰疟母。急治之，宜鳖甲煎丸。"《张氏医通》卷三云："疟母者，顽痰挟血食而结为癥瘕。"故疟母治疗，应削坚散结，破癥化瘀，用鳖甲煎丸，或小柴胡加鳖甲、莪术、桃仁。若是出现虚人久疟，时止时发，可先予芎归鳖甲饮；劳疟见脾虚，可用补中益气汤加鳖甲，扶正祛邪；见少食痞闷，用四兽饮加鳖甲、当归、莪术、肉桂。若虚人疟母，必在补益的基础上进行活血散结等治疗。久疟不愈，容易产生瘀血内结于内，须加鳖甲消之；若未出现气滞血瘀引起的积聚或结块，可只用补益方法治疗。

桂枝麻黄柴胡四物去杏仁加桃仁汤

【原文】　　　　疟在夜发三阴疟[1]，桂麻柴物杏易桃。
鬼疟[2]尸疰[3]多恶梦，恐怖苏合效功高。

〖注〗疟在夜发，名曰三阴疟疾。初热宜用桂枝汤、麻黄汤、小柴胡汤、四物汤方合剂，以杏仁易桃仁，增损汗之。汗解之后，余同前法。鬼疟亦多在夜发，由尸气疰之，比三阴疟疾，则夜多恶梦，时生恐怖，宜用苏合香丸治之。

【提要】阐释三阴疟以及疟疾伴神志改变的治疗方药。

【注释】①三阴疟：即三日疟。由于元气内虚，卫气不固，病邪深入，每隔三天发作一次，因邪气潜伏于"三阴"。一说因病邪缠绵日久，兼有三阴经主症出现。

②鬼疟：意为疟疾发作无常，或恶梦、恐惧者。也指夜疟。

③尸疰：一曰瘰病；一曰由尸体传来的疾病。

【白话文】

三阴疟多在夜间发作，用桂枝汤、麻黄汤、小柴胡汤合四物汤，同时将杏仁换成桃仁。鬼疟由感染尸体上的邪气引起，症见夜寐恶梦，易生恐怖，用苏合香丸治疗效果好。

【解读】

三阴疟是因为疟邪伏在三阴经上，多表现为恶寒重于发热，常伴乏力纳差，形体消瘦，夜寐不安，劳则汗出，面色萎黄，且多在晚上发作。治疗上，可合用桂枝汤、麻黄汤解表，小柴胡汤和解少阳、祛邪外出，四物汤养血，同时将杏仁换成桃仁。此处三阴疟和寒疟类似。寒疟表现为发作时热少寒多，口不渴，胸闷脘痞，神疲体倦，舌苔白腻，脉弦；病机为素体阳虚，疟邪入侵，寒湿内盛引起；治疗常以和解表里，温阳达邪为主；方用柴胡桂枝干姜汤和截疟七宝饮治疗。

鬼疟是感染了尸体上的邪气引起，除了发作时恶寒发热外，还可见夜寐恶梦、易生恐怖、心神不宁等症状，用苏合香丸（《广济方》）醒脑开窍、温化痰湿治疗效果好。苏合香丸由白术、朱砂（研，水飞）、研麝香、诃黎勒（煨，去皮）、香附、沉香、青木香、丁香、安息香、白檀香、荜茇、犀角（水牛角代）各一两（各 30g）、熏陆香（即乳香）、苏合香、龙脑香（即冰片）各半两（各15g）组成。方中苏合香、安息香善透窍逐秽化浊，开闭醒神；麝香、冰片开窍通闭，辟秽化浊，善通全身诸窍，共为君药。香附、丁香、青木香、沉香、白檀香辛香行气，调畅气血，温通降逆，宣窍开郁，使气降则痰降，气顺则痰消；乳香行气兼活血，使气血运行通畅，则疼痛可止，共为臣药。本方集 10 种香药为一方，开窍启闭，为方之主体。

霍乱总括

【原文】　　　　　挥霍①变乱生仓卒②，心腹大痛吐痢兼。

　　　　　　　　　吐泻不出干霍乱，舌卷筋③缩入腹难。

〖注〗欲吐不吐，欲泻不泻，心腹大痛，名曰干霍乱，又名搅肠痧。若舌卷筋缩，则卵阴入腹，难治也。

【提要】阐释霍乱的主要病机及症状。

【注释】①挥霍：摇手为挥，反手为霍。形容病情变化快。

②仓卒：cāng cù，匆忙急迫之义。

③筋：经筋，指足厥阴肝经的经筋。

【白话文】

霍乱发病急，顷刻诸多症状已发生。症见从心胸到腹部疼痛难忍，呕吐和下痢同时发作。若欲呕吐却没有呕出任何物质，欲腹泻却拉不出大便，是干霍乱。若出现舌头卷，筋缩，睾丸和阴部缩进腹中，属于难治。

【解读】

霍乱是呕吐和腹泻同时发作，挥霍缭乱的一种疾病。可见从心下至腹部疼痛剧烈，呕吐甚，且下痢血便。中医学认为与感受外邪、饮食不节等有关系，表现在脾胃失调，升清降浊紊乱，引起清阳不升反降而为泻，浊阴不降反升而为呕吐。本病根据病情性质分为寒、热、虚、实四类，临床上，当根据四诊资料仔细辨证，方可在瞬息变化的病情中，找到合适的治疗方案。

藿香正气散　二香汤　甘露饮

【原文】　　　　　霍乱风寒暑食水，杂邪为病正气方。
　　　　　　　　　藿苏陈半茯苓草，芷桔腹皮厚朴当。
　　　　　　　　　转筋①木瓜吴萸入，暑合香薷湿入苍。
　　　　　　　　　暑热六一甘露饮，寒极乌附理中汤。

〖注〗霍乱之病，得之于风寒暑食水邪杂揉为病，乱于肠胃，清浊相干，故心腹大痛吐泻也。藿香正气散，即藿香、苏叶、陈皮、半夏、茯苓、甘草、白芷、桔梗、大腹皮、厚朴也；暑则吐多，合香薷饮名二香汤；湿则泻多，加苍术。暑热甚者，用辰砂六一散，或五苓散加石膏、滑石、寒水石，名甘露饮。寒极肢厥②脉伏者，用炮川乌、炮川附合理中汤。

【提要】阐释霍乱的疾病病因、对证用药原则。

【注释】①转筋：俗名"抽筋"，见肢体筋脉牵掣拘挛，痛如扭转。多指腓肠肌挛急，是津液脱失的一种症状。

②肢厥：四肢逆冷的表现。

【白话文】

霍乱因为风、寒、暑、食物、水等邪气杂合侵犯人体而生病。用藿香正气散，全方由藿香、紫苏叶、陈皮、半夏、茯苓、甘草、白芷、橘皮、大腹皮、厚朴、当归等药组成；若出现筋脉牵掣拘挛加用木瓜和吴茱萸；合并暑热之邪，藿香正气散与香薷饮合用；合并湿邪加用苍术。暑热并重可用六一散或甘露饮；寒邪甚用乌头、附子合理中汤。

【解读】

霍乱可因风、寒、暑、湿、水等邪气杂合致病，影响脾胃的运化功能，致脾胃升清降浊功能紊乱，出现上吐下泻，胸腹胀满疼痛，口干心烦，舌质淡苔薄白，脉濡。属脾胃寒湿者，可用藿香正气散治疗。该方由藿香、紫苏叶、陈皮、半夏、茯苓、甘草、白芷、桔梗、大腹皮、厚朴等组成；兼夹暑邪见呕吐发作频繁者，可合用香薷饮名二香汤；兼夹湿邪见腹泻频繁者，加苍术。暑热甚则用辰砂六一散，或五苓散加石膏、寒水石也就是甘露饮治疗。寒甚出现肢体冰冷，脉沉伏在里，属寒邪内盛者，用炮川乌、炮川附子合并理中汤。

【医案助读】

外感风寒泄泻　梁某某，男，6 岁。患儿 1 天前夜间睡觉受凉后，出现腹泻，日 5～6 次，大便清稀夹泡沫，伴轻咳、流涕，舌淡红、苔白腻，脉浮紧。证属外感风寒泄泻。治以解表化湿，调理肠胃。用藿香正气散加减：藿香 10g，紫苏梗 10g，桔梗 10g，黄芩 10g，黄连 3g，云木香 6g，水半夏 10g，陈皮 10g，茯苓 10g，炒薏苡仁 10g，甘草 6g，建泽泻 10g。服 3 剂后患儿泻止。[秦潞平.藿香正气散儿科应用举隅.辽宁中医药大学学报，2010，12（5）：218－219.]

噎膈翻胃总括

【原文】　　　　　三阳热结①伤津液，干枯贲幽魄②不通。

　　　　　　　　　贲门不纳为噎膈，幽门不放翻胃成。

　　　　　　　　　二证留连传导隘③，魄门应自④涩于行。

　　　　　　　　　胸痛便硬如羊粪，吐沫呕血命难生。

〖注〗三阳热结，谓胃、小肠、大肠三腑热结不散，灼伤津液也。胃之上口为贲门，小肠之上口为幽门，大肠之下口为魄门。三腑津液既伤，三门自然干枯，而水谷出入之道不得流通矣。贲门干枯，则纳入水谷之道路狭隘，故食不能下，为噎塞也。幽门干枯，则放出腐化之道路狭隘，故食入反出为翻胃也。二证留连日久，则大肠传导之路狭隘，故魄门自应燥涩难行也。胸痛如刺，胃脘伤也。便如羊粪，津液枯也。吐沫呕血，血液不行，皆死证也。

【提要】阐释噎膈和反胃的病机。

【注释】①三阳热结：火热内结于胃、大肠、小肠三腑，出现津液受伤，表现为噎膈、反胃、大便干结等症状。

②贲幽魄：分别指贲门、幽门和肛门。

③隘：狭窄。

④应自：自应。

【白话文】

热结胃、小肠、大肠不散，可灼伤津液，导致贲门、幽门、魄门干涩不通。贲门不能受纳食物则出现噎膈，幽门不能容纳食物则出现反胃。上述两个症状反复发作，若不好转则逐渐产生传导阻滞，肛门自然出现干涩则肠道运行不通畅，可见胸痛、大便干硬如羊屎等症状；若见呕吐涎沫和鲜血，则性命很难保全。

【解读】

胃、小肠、大肠均为食物受纳运化的通道，也是脾胃运化的基本前提，他们的特点是降而不升，润而不燥。若是出现升降失调和润燥相反，则容易产生噎膈、反胃和便秘等症状，出现食物传导失常之证。其中噎膈是贲门干枯滞涩引起，反胃是幽门干枯、传导失司引起，便秘或者大便干枯、脓血等为肛门干枯滞涩引起。三者虽然病位不同，但病机的根本在热结三阳，津液受伤，腑道滞涩引起。若是出现口吐涎沫和呕血，则多为元气衰败或者病邪伤及营血所致，多意味着病情较重，治疗困难。

人参利膈丸　汞硫散

【原文】　五汁①大黄清燥热，丁沉君子②理虚寒。

便秘壅过应利膈③，吐逆不止汞硫先。

利膈小承参草木，归藿槟桃麻蜜丸。

汞一硫二研如墨，老酒姜汁服即安。

〖注〗五汁，谓五汁饮，以清燥干也。大黄，谓大黄汤，即大黄一味，用姜汁炙大黄片变黑黄色，量人弱强，每服二三钱，加陈仓米一撮，葱白二茎，煎去滓服，以治热结也。丁香、沉香加入四君子、六君子、理中汤内，治虚寒也。利膈，谓利膈丸，即枳壳、厚朴、大黄、人参、甘草、木香、当归、藿香、槟榔、桃仁、火麻仁，蜜为丸也。汞硫，谓汞硫散也。

【提要】阐释热结胃肠的用药。

【注释】①五汁：即五汁饮。出自《温病条辨》卷一，由梨汁、荸荠汁、鲜苇根汁、麦冬汁、藕汁（或用蔗汁）组成。

②君子：即四君子汤。

③利膈：即利膈丸。由枳壳、厚朴、大黄、人参、甘草、木香、当归、藿香、槟榔、桃仁、火麻仁组成，蜜为丸。

【白话文】

五汁饮加大黄清除肠道燥热，四君子汤、理中汤加丁香、沉香可以治疗虚寒。便秘阻塞大肠应该用利膈丸治疗，呕吐气逆不能停止可用汞硫散治疗。利膈丸用小承气加人参、甘草、木香、当归、藿香、槟榔、桃仁、蜂蜜为丸。汞硫散用升汞一份、硫黄二份研细如墨，用老酒和姜汁冲服。

【解读】

肠道不通可分寒、热、虚、实，其中肠道热结，伤及津液，可用五汁饮滋阴润燥；可酌情加大黄，清热攻下。若是体质虚弱，可在服药之后，用陈仓米一撮、葱白二茎，煎服养胃。肠道虚寒可用丁香、沉香加入四君子、六君子、理中汤内，健脾益气，行气降逆。若是大肠虚滞，可用利膈丸健脾行气，润肠通便。组成为枳壳、厚朴、大黄、人参、甘草、木香、当归、藿香、槟榔、桃仁、火麻仁，蜜为丸也。汞硫散可治疗顽固性呕吐，但毒性相对较大，应中病即止。此处治疗肠道不同，既包括了肠道传导无力引起的便秘，同时也可用于治疗肠道传导失常引起的腹痛腹胀。若是只有腹胀腹痛，可去除诸方中的通便导滞药。

【医案助读】

气郁久吐　王某某，男，62 岁，社员。病史：于一年前因与人吵架后情志不舒，自觉气逆胸闷，呕吐，逐渐加重，久之食后即吐。经当地治疗一年余效果不佳，遂来我院求治。病人形体消瘦，面色憔悴。自述胃脘不舒，两胁胀痛，食后即吐，大便干燥，舌红苔燥，脉弦数。人参利膈丸原方配料成丸，每服 1 丸，1 日 3 次。服药 3 天后大便通畅，呕吐减轻。服至 30 丸，诸症悉除而愈。随访半年，未复发。[吴焕革. 人参利膈丸治愈气郁久吐三例. 辽宁中医，1979，（5）：38.]

四君子汤 四物汤 二陈汤 二十四味流气饮

【原文】 气少血枯四君物，痰多气滞二陈流①。

余者亦同呕吐法，竭思区画②待天休。

〖注〗气少者宜四君子汤，血枯者宜四物汤，痰多宜二陈汤，气滞者宜二十四味流气饮。其余之治法同呕吐。此病虽竭心思区画，亦不过尽人事以待天命也。

【提要】 阐释噎膈反胃虚实的用药原则。

【注释】 ①流：即二十四味流气饮，出自《疮疡经验全书》卷四。全方由半夏（汤洗七次）二两，陈皮（去白）二斤，厚朴（去粗皮，姜制，炒）一斤，青皮（去白）一斤，甘草（燂）一斤，香附（炒，去毛）一斤，紫苏叶（去枝、梗）一斤，人参四两，赤茯苓（去黑皮）四两，干木瓜四两，白术四两，白芷四两，麦门冬四两，草果仁六两，肉桂（去粗皮，不见火）六两，蓬莪术（煨，切）六两，大腹皮六两，丁香皮六两，槟榔六两，木香（不见火）六两，木通（去节）八两，沉香六两，枳壳（去瓤，麸炒）四两，大黄（面裹，煨，去面，切）二两组成。水二盅，加生姜五片，葱白三根，煎热服。以衣覆患上，出汗为妙，止可一服。

②竭思区画：竭力思考和判断。

【白话文】

气虚、血枯可用四君子汤和四物汤。痰多、气滞用二陈汤和二十四味流气饮。其余同治疗呕吐的方法。这个病即使竭力思考，也不过是尽人事等待命运的抉择罢了。

【解读】

噎膈和反胃日久均可见脾胃运化失司，气血生化乏源，而见病人形瘦骨销，气血枯干，津液内竭，虚火内生，气滞痰饮胶着于内，此时病人元气衰败，气血极度亏虚，阴阳即将离绝。虽根据辨证论治，气虚用四君子汤，血枯用四物汤，痰多用二陈汤，气滞用二十四味流气饮，但终因病情危重，即使努力对证治疗，有时候也不能挽回病人的性命。

【医案助读】

呕吐 一妊妇，霍乱已止，但不进饮食，口内味酸，泛行消导宽中。薛曰：此胃气伤而虚热也，当服四君子汤。彼不信，乃服人参养荣汤。呕吐酸水，其胎不安，足药复伤也。仍与四君子汤，俾煎熟令患者嗅药气，不作呕，则呷少许，恐复呕则胎为之动也。如是旬余而愈。[罗和古.女科医案.北京：中国医药科技出版社，2004：280.]

呕吐哕总括

【原文】　　　　有物有声谓之呕，有物无声吐之征。

　　　　　　　　无物有声哕干呕，面青指黑痛厥凶①。

〚注〛面色青，指甲黑也，中痛不止，肢厥不回，其凶可知也。

【提要】阐释呕、吐哕的特点和凶候的特点。

【注释】① 凶：指预后不良。

【白话文】

　　有物有声称之为呕，有物无声是吐的表现。无物有声称之为哕、呃逆和干呕。面色青、指甲黑且腹痛、肢体冰冷者属病情危重。

【解读】

　　呕吐发生的病理机制为胃失和降，胃气上逆。其病理表现分为虚、实两类。实证主要因为外邪、饮食、情志、痰饮；虚证多以脾胃气虚，胃阴亏虚为主。其中实证多为忽然发生呕吐，且呕吐物量多，多伴酸腐气味；虚证呕吐多呕吐物不多，酸腐味不重，而且反复发作。

　　呃逆多为胃气上逆动膈，引起气逆上冲，以喉间呃呃连声，声短而频，难以自制为特点。其病多因饮食不当、情志不遂和正气亏虚引起。在病理表现上分为实证和虚证。实证多为寒凝、火郁、气滞、痰阻；虚证多因脾肾两虚，胃阴亏耗引起。

　　呕吐和呃逆均为胃气上逆引起，且病位均以胃为主，涉及肝、脾。但呕吐属胃气上逆，冲咽而出，发出呕吐之声，亦可见呕吐之物；呃逆是气从膈间上逆冲喉。呕吐声音比呃逆偏长，且频率稍慢；呃逆则没有胃内容物从吐出。在急慢性疾病的严重阶段，出现呃逆不止，同时伴面色和指甲青黑、腹痛、肢体冰冷是胃气衰败、阳气将脱的表现，多预示着预后不良，需要密切关注。

小半夏汤 橘皮半夏汤 大半夏汤
黄连半夏汤 丁萸六均汤

【原文】　　　　呕吐半姜为圣药[①]，气盛加橘虚蜜参。

　　　　　　　　热盛姜连便闭下，寒盛丁萸姜六君。

〖注〗便闭，谓大小二便闭而不行，宜攻下也。初吐切不可下，恐逆病势也。

【提要】阐释呕吐的证治。

【注释】① 圣药：指疗效较好的药物。

【白话文】

　　治疗呕吐，半夏、生姜是圣药。气滞可加橘皮；气虚则加蜂蜜和人参；呕吐伴热气盛，二便不通，可加黄连、生姜。呕吐伴寒气盛，二便不通，可用丁萸六君汤治疗。

【解读】

　　此处指出治疗呕吐的圣药为小半夏汤。小半夏汤出自张仲景所著《金匮要略》，书中云"呕家本渴，渴者为欲解，今反不渴，心下有支饮也"，此方主治饮停于胃，胃失和降之支饮呕吐。半夏辛散温燥有毒，可燥湿化饮，温中和胃，降逆止呕，为治水饮内停，胃失和降之要药；生姜性辛温，可解表散寒，温胃降逆，能助半夏燥湿化饮、降逆止呕，且生姜有解毒之功，能制半夏之悍，解半夏之毒。两药合用，和胃降逆止呕。呕吐治疗分为寒、热、虚、实，临床上可根据病证特点进行加减，如气滞甚加陈皮，气虚则加人参和蜂蜜，属热加黄连，属寒则加吴茱萸和丁香、干姜等温胃降逆止呕。

【医案助读】

　　眩晕呕吐　王某某，女，53 岁。1963 年 5 月 10 日初诊。眩晕 3 天，呕吐频繁，呕吐物俱是清水涎沫，量多盈盆，合目卧床，稍转动便感觉天旋地转。自述每年要发数次，每次发作长达月余，痛苦不堪，西医诊断为"内耳眩晕症"。刻诊见形体肥胖，苔薄白而腻，脉沉软滑。此水饮停胃，浊邪僭上，清空不清。法当和胃化饮，饮化浊降则诸症自除。处方：制半夏 12g，生姜 10g。2 剂。

　　5 月 13 日复诊：眩晕，呕吐均止。原方加茯苓 12g，续服 2 剂。并予丸方（二陈汤加白术，姜汁泛丸）常服，以求巩固。追访 2 年，未发作。

按：前人云"无痰不作眩"。此"痰"字，实为痰饮、水湿、胃浊的总称。本病临证，须辨明呕吐物的性味，如呕吐酸苦者，多为肝阳胆火冲激胃浊，口中甜腻、胸闷欲吐、胃纳不馨者，为湿浊阻气，与水饮停聚有别。本例根据频吐清水涎沫的特征，同时结合形体肥胖、脉沉滑，断为水饮停胃，治以化饮和胃，本《内经》"甚者独行"之旨，径取《金匮》小半夏汤原方，使饮化呕止晕平，可谓求本之治。[陈嘉栋，姚立丹，陈苏. 眩晕十则. 中医杂志，1980，（7）：16-19.]

五汁饮　硫汞散　化滞丸

【原文】　　　　　　润燥止吐五汁饮，芦荠甘蔗竹沥姜。
　　　　　　　　　　呕吐不下硫汞坠[①]，积痛作吐化滞[②]良。

〖注〗五汁饮，即芦根、荸荠、甘蔗、竹沥、姜汁也。呕吐诸药，汤水到咽即吐者，宜用重坠之药，以石硫黄二钱，水银一钱，同研如煤色极细，用老酒姜汁调服。稍点白滚汤，亦可顿服之，其药即不能吐出。次日大便，出黑色秽物，诸汤水药服之，则不吐也。如不大便黑色，再服，以大便利为度。吐而痛者，乃积也，宜化滞丸。

【提要】阐释津亏呕吐和顽固性呕吐的治疗方法。

【注释】①坠：坠下，指所用药物重坠，以治疗上逆之病。

②化滞：即化滞丸，出自《血证论》卷八。本方是由巴豆、三棱、莪术、青皮、陈皮、黄连、半夏、木香、丁香组成的丸药，主治寒热气滞之积。

【白话文】

润燥止呕用五汁饮，即芦根、荸荠、甘蔗、竹沥、姜汁也。呕吐致饮食和药物不能入者，可用硫汞散。积滞疼痛引起的呕吐用化滞丸效果较好。

【解读】

因胃中津液亏虚，导致饮食难下、气逆上冲引起的呕吐可用五汁饮治疗。五汁饮是典型的食疗方。方中五种药物多为多汁滋润的食物，且药性非常平和清润，可以起到滋润且不良反应少的效果。若是出现滴水难进的病人，可用硫汞散重坠降逆，但应中病即止，以防重伤胃气。该方硫黄和汞均为有毒之药，不仅要中病即止，同时也要严格按照剂量处方，否则容易引起中毒死亡现象。饮食或痰饮积滞，可致胃肠气滞、气逆上冲而呕吐，则可用化滞丸。化滞丸中含有巴豆，故在临床上不能久用、重用。

诸泄总括

【原文】　　　　湿盛濡泻^①即水泻，多水肠鸣腹不疼。

寒湿洞泻^②即寒泻，鸭溏清彻痛雷鸣。

完谷不化名飧泻，土衰木盛不升清。

脾虚腹满食后泻，肾泻寒虚晨数行。

〖注〗濡者，水也。洞者，直倾下也。鸭溏，如鸭屎之溏，澄彻清冷也。痛，腹痛也。雷鸣，肠鸣甚也。不升清，谓清气在下不上升也。脾泻，脾虚也。食泻，饮食后即泻也。晨数行，每至早晨行泻数次也。

【提要】阐释泄泻的种类和特点。

【注释】①濡泻：指湿盛伤脾的泄泻。

②洞泻：即寒泻，可见鸭溏清彻、腹痛雷鸣。

【白话文】

湿气偏盛引起的泄泻为水泻，可见体内水多肠鸣、不腹痛。寒湿偏盛引起的腹泻是寒泻，表现为状如鸭粪或大便溏，且大便清澈，腹部疼甚，腹中肠鸣如雷。大便完谷不化称之为飧泻，是因脾虚肝旺清阳不升引起。脾虚出现腹部胀满，易引起饭后腹泻。肾阳虚则早晨泄泻次数增多。

【解读】

泄泻是以排便次数增多，粪质稀溏或完谷不化，甚至泻出如水样为主症的病证。泄泻的病因包括感受寒湿暑热之邪、饮食所伤、情志失调、病后体虚、禀赋不足等。基本病机为脾病与湿盛，致肠道功能失司。病位主要在肠，主病之脏为脾，与肝、肾有关。病理因素为湿邪，但多兼夹寒、热、滞等。

泄泻在辨证上分虚实。一般来讲，因湿邪、食滞等引起的泄泻，常忽然发作，腹泻急迫，可伴腹痛、发热、呕吐等症，为实证。因脾虚、肾虚、肝郁等引起的腹泻，常反复发作，可伴面色萎黄、形体消瘦、心烦不寐等症，为虚证。同时，泄泻虚证、实证之间可以相互转化，因为脾虚常可生湿，湿邪又可困脾。

此外，少数腹泻病人，可因腹泻过盛或过久，引起痉、厥、闭、脱等危证，尤其是伴有高热、呕吐、热毒等症者更易出现，故在临床上应以注意。久泻脾病还可及肾，导致肾阳亏虚、命门火衰之五更泄泻。

食泻 胃泻 饮泻 痰泻 火泻 暑泻 滑泻 大瘕泻

【原文】　　　　　伤食①作泻即胃泻，噫气②腹痛秽而黏③。

渴饮泻复渴饮泻，时泻时止却属痰。

火泻阵阵痛饮冷，暑泻面垢汗渴烦。

滑泻日久不能禁，大瘕今时作痢看。

〖注〗过食作泻，名曰食泻，即胃泻也。秽而黏，所泻之物臭而黏也。渴而饮，饮而泻，泻而复渴，渴而复饮，饮而复泻，饮泻也。时或泻，时或不泻，属痰泻也。阵阵，谓泻一阵、痛一阵也。大瘕泻，即今时之痢疾病也。

【提要】进一步阐释泄泻的种类和特点。

【注释】①伤食：指饮食不节，表现为饮食不洁、过食肥甘厚腻、饮食寒热太过火不及等。

②噫气：嗳气。

③秽而黏：大便污秽且黏滞。

【白话文】

饮食不节引起的腹泻称为胃泻，症见嗳气、腹痛、大便污秽黏滞。渴了饮水即泄泻，泻后又引起口渴，再饮水仍腹泻，属于饮泻。时泻时止是痰泻。火热引起的泄泻可出现腹部阵痛，渴喜饮冷水，忽然泄泻，面部污垢且心烦口渴。滑泻为泄泻日久，腹泻不能自控。大瘕泻现在归属于痢疾。

【解读】

本段阐述了伤食泻、痰饮泻、热泻、暑泻、滑泻的典型症状和病证特点，并明确指出大瘕泻属于痢疾。这些泄泻中，饮食失调、痰饮内停、火热内迫、暑湿均可引起腹泻，以急性腹泻为主，且多为实证。滑泻多为急性腹泻演变而来，急性腹泻失治、误治，或者出现食复、劳复，均可导致腹泻时间延长，并逐渐转为滑泻。因此，滑泻虽然也存在湿邪，但以虚证为主，尤其是脾虚为主，多涉及肝、肾，并可引起脾肾两虚，甚至阴阳两虚。

泄泻死证

【原文】　　泄泻形衰脉实大，五虚哕逆手足寒。

大孔直出无禁止，下泻上嗽命多难。

〖注〗五虚，谓脉细、皮寒、气少、水浆不入、大便不禁也。大孔，谓肛门大孔不禁也。

【提要】阐释泄泻的危重病证。

【白话文】

腹泻见形体衰弱，脉象反实大，或五虚证伴呕吐气逆、手足寒冷、肛门失禁、腹泻与咳嗽并存，则性命难保。

【解读】

严重的腹泻，可出现邪盛正衰、脉症不一的现象，如形体极度衰弱，脉象反而实大；也可出现五虚证，呃逆不止，呕逆频繁，手足冰冷，肛门不闭，大便失禁，同时出现腹泻和喘息不止等症状。这是因为，暴泻不仅伤阴，同时也伤阳。阴阳重伤则容易导致阴阳不相维系，而致亡阴、亡阳等证候。

参苓白术散

【原文】　　湿泻胃苓分清浊①，寒泻理中附子添。

飧泻升阳益胃②治，倍加芍药减黄连。

脾泻参苓白术散，扁豆四君莲肉攒。

薏苡山药缩砂桔，肾泻二神③四神丸。

〖注〗参苓白术散，即扁豆、人参、白术、茯苓、炙草、莲肉、薏苡仁、山药、缩砂、桔梗也。二神丸，即补骨脂、肉豆蔻；本方加吴茱萸、五味子，名四神丸。

【提要】阐释部分泄泻的治疗用药。

【注释】①分清浊：分辨清气和浊阴。

②升阳益胃：即升阳益胃汤，出自《内外伤辨惑论》。由黄芪二两、半夏、

人参、炙甘草各一两、独活、防风、白芍药、羌活各五钱、橘皮四钱、茯苓三钱、柴胡、泽泻、白术各三钱、黄连一钱组成。为末，每服三钱，加姜枣水煎服。主治脾胃虚弱，怠惰嗜卧；时值秋燥令行，湿热方退，体重节痛，口苦舌干，心不思食，食不知味，大便不调，小便频数；兼见肺病，洒淅恶寒，惨惨不乐，乃阳气不升也。

③二神：即二神丸，出自《普济本事方》卷二。由补骨脂（炒香）四两、肉豆蔻（生）二两组成。主治脾肾虚弱，纳食减弱。

【白话文】

因湿浊引起的腹泻，可用胃苓汤化湿行气。因寒邪引起的腹泻用理中汤加附子。飧泻用升阳益胃汤治疗，其中芍药剂量加倍，黄连剂量酌减。脾虚泄泻用参苓白术散治疗，此方药的组成包括扁豆、四君子汤、莲子、薏苡仁、山药、砂仁、桔梗等药。肾虚泄泻用二神丸、四神丸等。

【解读】

泄泻主要的病机为脾病和湿盛，病位主要在脾，常累及肝、肾。一般属湿邪过盛引起的泄泻，用胃苓汤化湿止泻；寒邪侵犯引起的泄泻，用附子理中汤温中散寒；腹泻完谷不化，属清阳下陷，用升阳益胃汤升阳举陷治疗；若是脾虚引起的腹泻，用参苓白术散健脾化湿；脾肾两虚引起的腹泻，可以用二神丸和四神丸补益脾肾。

【医案助读】

慢性结肠炎 某某，女，48岁。腹泻年余，伴腹隐痛，曾做结肠镜，诊断为慢性结肠炎，迭进中西医药，效微。查：舌胖有齿印，苔薄白微腻，脉弦细。鉴于大便溏薄不干爽，故辨证属脾虚湿停，投参苓白术散加减。处方：太子参10g，白术10g，茯苓10g，山药10g，白扁豆10g，莲子肉10g，桔梗10g，薏苡仁10g，砂仁10g，黄连3g，黄柏10g，甘草5g，每日1剂，水煎温服3次。7剂后诸症减轻。原方加减，调治3个月余而痊愈。[周立云，曾珠，熊芳，等. 参苓白术散临床应用举隅. 中国民间疗法，2017，25（4）：49－50.]

青六散　芍药芩连葛根汤　八柱散

【原文】　　　　　　食泻实下虚消导，饮泻实者神祐①斟。

虚者春泽②甘露饮③，痰泻实攻虚六君。

火泻草芍芩连葛，暑泻红曲六一④匀。

滑泻八柱理中附，粟壳乌梅诃蔻寻。

〖注〗食泻形气实者，宜大承、化滞等药下之；形气虚者，宜枳术、平胃等消导之。神祐斟，谓虽当用神祐丸逐饮，然亦斟酌不可过也。春泽，谓春泽汤也。甘露饮，谓五苓甘露饮也。芍药芩连葛根汤，即甘草、芍药、黄芩、黄连、葛根也。青六散，即六一散加红曲也。八柱散，附子理中汤加罂粟壳、乌梅、诃子、肉蔻也。

【提要】阐释食泻、饮泻、痰泻、火泻、暑泻、滑泻的治疗用药。

【注释】①神祐：即神祐丸，出自《儒门事亲》卷十二，由甘遂（以面包，不令透水，煮百余沸，取出用冷水浸过，去面，焙干）、大戟（醋浸煮，焙干）、芫花（醋浸煮）各半两，黑牵牛、大黄各一两组成。主治停饮胸满，湿痹，胃脘痛。

②春泽：即春泽汤，其中《世医得效方》卷二的药物组成为五苓散加人参。《普济方》卷一三三引《御药院方》中药组物成为泽泻三钱，猪苓三钱，赤茯苓二钱，白术二钱，官桂一钱，人参二钱，柴胡二钱，麦门冬二钱。主治伤暑泄泻，泻定仍渴，小便不利。

③甘露饮：谓五苓甘露饮，由五苓散加石膏、寒水石、滑石组成。

④六一：即六一散，出自《黄帝素问宣明论方》，由滑石和甘草组成。

【白话文】

食泻实证应用通下之法，虚证则应消导。饮泻实证用神祐丸，虚证用春泽汤加甘露饮。痰泻实证应攻下，虚证用六君子汤。火泻用甘草、芍药、黄芩、黄连、葛根。暑泻用六一散加红曲治疗。滑泻用八柱散，即附子理中汤加罂粟壳、乌梅、诃子、肉豆蔻。

【解读】

根据病因，可将泄泻分为食泻、饮泻、痰泻、火泻、暑泻、滑泻等病证。其中前三者均可有虚、实证，火泻和暑泻均为实证，滑泻以虚证为主。根据虚则补之、实则泻之的原则，分别用不同的方剂，对证治疗。

腹泻的治疗大法为运脾化湿；急性腹泻以湿盛为主，重在化湿，佐以分利；再根据寒湿和湿热的不同，分别采用温化寒湿和清化湿热的治疗方法。久泻虚证以脾虚为主，当以健脾。若出现肝气乘脾，则抑肝扶脾；若肾阳衰弱，则温肾健脾；若中气下陷，则升阳举陷；若久泻不止，则应固涩。其中，暴泻不宜早涩，以免闭门留寇；久泻不能过度分利，以免伤及阴液。

【医案助读】

直肠炎 梁某，男，19岁。2009年9月11日初诊。主诉：腹痛、腹泻1个月。现病史：病人1个月前无明显诱因出现腹痛腹泻，伴有脓血便。入院查大便常规：黏液（++++），大便潜血（OB）（+），脓细胞（+），红细胞（++）。肠镜示直肠出血、炎症。诊断为直肠炎，给予抗生素治疗（具体不详），服用14天，诸症未缓解，自行停药，求诊中医。查看前中医治疗方以清热解毒之金银花、穿心莲、败酱草等为主，服用10剂，未缓解，今日求诊。刻症：腹痛欲便，腹泻，里急后重，大便1天10余次，脓血便，伴有大量黏液，腰骶部疼痛。纳食可，眠安，小便正常。苔黄厚腻，脉弦滑数。中医诊断：痢疾，肠道湿热证。西医诊断：直肠炎。处方：葛根30g，黄芩60g，黄连60g，炙甘草30g，炒白术30g，白芍60g，黄芪30g，白头翁30g，白矾9g，生姜3片。14剂，水煎服，每日1剂。

14剂后二诊：腹痛消失，脓血便消失，大便3~4次/日。以上方加木香15g。

继续服用14剂后三诊：腹痛、腹泻已愈，大便1~2次/日，大便常规检查均为阴性。纳眠正常，小便正常。[周强，逄冰，彭智平，等. 仝小林教授应用大剂量葛根芩连汤治疗直肠炎经验. 中国中医急症，2013，22（1）：55-56.]

泻心导赤散　茯苓车前子饮　苓桂理中汤

【原文】　　　　口糜泄泻虽云热，上下相移亦必虚。

心脾开窍于舌口，小肠胃病化职失[①]。

糜发生地通连草，泻下参苓白术宜。

尿少茯苓车前饮，火虚苓桂理中医。

〖注〗口疮糜烂泄泻一证，古经未载，以理推之，虽云属热，然其上发口糜下泻即止，泄泻方止口糜即生，观其上、下相移之情状，亦必纯实热之所为也。心之窍开于舌，脾之窍开于口，心脾之热，故上发口舌疮赤糜烂。胃主消化水谷，小肠主盛受消化，心脾之热下移小肠胃腑，则运化之职失矣，故下注泄泻也。口糜发时，晚用泻心导赤散，滚汤淬服之，即生地、木通、黄连、甘草梢也。下泄泻时，早晚用参苓白术散，糯米汤服之。若小便甚少，下痢不止，则为水走大肠，宜用茯苓、车前子，二味各等份，煎汤时时代饮，利水导热。若

231

服寒凉药口疮不效，则为虚火上泛，宜用理中汤加肉桂大倍茯苓，降阳利水。降阳而口糜自消，水利泄泻自止，可并愈也。

【提要】阐释口糜泄泻的病机和治疗用药。

【注释】①化职失：正常运化功能失调。

【白话文】

口腔糜烂同时伴腹泻虽然都说是热邪引起，若症状上、下来回变化必然成虚证。口糜属心、脾，心、脾分别开窍于舌和口；腹泻是小肠、胃出现病变引起运化功能失职。口腔糜烂可用生地、木通、黄连、甘草等中药清热泻火；腹泻可用人参、茯苓、白术健脾化湿；尿少用茯苓、车前草逐饮；虚火用理中汤加茯苓、肉桂治疗。

【解读】

口疮糜烂同时伴泄泻，与心、脾有关，多为虚实夹杂证，为心脾有热，脾胃运化失调，水湿内蕴所致。故在治疗上，既要清心脾之热，也要健脾化湿，若是水湿成饮，则要加逐饮之药。本病特点是口糜与腹泻交替发生。

痢疾总括

【原文】　　　大瘕小肠大肠泻，肠澼滞下古痢名。

外因风暑湿蒸气，内因不谨饮食生。

白痢伤气赤伤血，寒虚微痛热窘疼①。

实坠粪前虚坠②后，湿热寒虚初久称。

〔注〕大瘕泻者，里急后重，数至圊而不能便，茎中痛也。小肠泻者，溲涩而便脓血，少腹痛也。大肠泻者，食已窘迫，大便色白，肠鸣切痛也。肠澼者，饮食不节，起居不时，阴受之，则入五脏，䐜胀闭塞，下为飧泻，久为肠澼，腹痛下血也。滞下者，积汁垢腻，与湿热滞于肠中，因而下也。此皆古痢之名也。然痢之为病，里急后重，下痢脓血，小便赤涩。里急者，腹痛积滞也；后重者，下坠气滞也；小便赤涩者，湿热郁滞也。皆因外受风暑湿蒸之气，内伤生冷饮食过度而生也。白痢自大肠来，大肠与肺为表里，肺主气，故属伤气也；赤痢自小肠来，小肠与心为表里，心主血，故属伤血也。寒闭痛甚，寒开痛微，痢开痛减，

故痛微也；虚者少气，气无壅滞，故亦痛微也；热者多实，性急不得舒通，故窘痛甚也。后坠下迫肛门，粪出坠止，为粪前坠，乃滞也，故曰实坠；粪出更坠，为粪后坠，非滞也，故曰虚坠。初痢多属湿热，久痢多属寒虚也。

【提要】阐释痢疾的病因病机。

【注释】①窘疼：窘迫疼痛。

②坠：坠痛。

【白话文】

大瘕泻、小肠泻、大肠泻、肠澼、滞下等都是古代痢疾的名称。外因是感受风、暑、湿邪，内因是内伤饮食所致。白痢是因为伤气引起，红痢是因为伤血引起。寒痢和虚痢均可见腹部微痛，而热痢多腹痛窘迫。实痢大便前肛门重坠，虚痢大便后肛门重坠。湿热、寒虚痢疾有初痢和久痢之称。

【解读】

痢疾是以大便次数增多、腹痛、里急后重、痢下赤白黏胨为主要症状的一类病证，是夏秋季常见的肠道传染病。病因有外感时邪疫毒和饮食不洁；病机主要为邪蕴肠腑，气血壅滞，传导失司，脂络受伤而成痢；病位主要在大肠，与脾、肾、肝有关。病理因素以湿热疫毒为主，病理性质分寒、热、虚、实，根据发病的新久、下痢的特点以及伴随的症状进行判断。辨证上，首先要分清疾病的寒、热、虚、实，其次分清在气、在血，还要分清痢疾的初起和久病等。痢疾的预后，要特别观察邪毒炽盛、胃气有无衰败、阴津是否干涸、阳气是否虚脱等情况。

【原文】　　　　　噤口饮食俱不纳，水谷糟粕杂血脓。

风痢坠重圊①清血，休息②时作复时停。

热痢鱼脑稠黏秽，寒痢稀溏③白清腥。

湿痢黑豆汁浑浊，五色相杂脏气凶。

〖注〗噤口痢者，下利不食，或呕不能食也。水谷痢者，糟粕脓血杂下也。风痢者，似肠风下清血而有坠痛也。休息痢者，时发作时停止也。五色痢者，五色脓血相杂而下也，若有脏腐尸臭之气则凶。

【提要】阐释各种痢疾的症状特点。

【注释】①圊：qīng，上厕所。

②休息：指休息痢。

③瀣：xiè，原为动词，指糊状物、胶状物由稠变稀。这里指大便稀溏。

【白话文】

噤口痢可见饮食难进，大便夹杂脓血。水谷痢可见糟粕、脓血杂下。风痢可见腹部坠重且大便鲜血。休息痢可见痢疾时发时止。热痢可见大便如鱼脑样，黏稠秽臭。寒痢可见大便稀溏，白色如清水状并伴有腥味。湿痢可见大便如黑豆汁且浑浊不清。痢疾若见五种颜色大便，预示疾病凶险。

【解读】

痢疾分为实证和虚证。其中实证包括寒湿痢、湿热痢、疫毒痢，虚证包括阴虚痢、虚寒痢、休息痢。此外还有两种较为凶险的痢疾为噤口痢和五色痢。

临床上，要根据以下三点进行辨证。①辨久暴，察虚实主次：暴痢发病急，病程短，腹痛胀满，痛而拒按，痛时窘迫欲便，便后里急后重暂时减轻者为实；腹痛绵绵，时轻时重，病程长，腹痛绵绵，痛而喜按，便后里急后重不减、坠胀甚者，常为虚中夹实。②辨寒热偏重：大便排出脓血，色鲜红，甚则紫黑，稠厚腥臭，腹痛，里急后重明显，口渴，口臭，小便黄赤，舌红苔黄腻，脉滑数者属热；大便排出赤白清稀，白多赤少，腹痛喜按，里急后重不明显，面白肢冷形寒，舌淡苔白，脉沉细者属寒。③辨伤气、伤血：下痢白多赤少者，湿邪伤及气分；赤多白少，或以血为主者，热邪伤及血分。

痢疾死证

【原文】　　　　　　水浆不入痢不止，气少脉细皮肤寒。

纯血噤口呕脏气①，身热脉大命难全。

〖注〗下利不止，水浆不入，气少脉细，皮肤寒，死于阳绝也。下利纯血，噤口，呕逆脏气，身热脉大，死于阴绝也。

【提要】阐释痢疾的危重证候。

【注释】①脏气：粪便的气味，亦有认为指脏气衰败的。

【白话文】

饮食难进，下痢没有休止，气息微弱，脉象微细，皮肤寒冷；大便为纯粹的鲜血，出现噤口痢，呕吐纯粹粪臭味，身体发热，脉象浮大，则性命不能保全。

【解读】

大凡病之危候，不外乎阴、阳将绝。痢疾出现危重病证，可见饮食难进，大便痢疾不能停止。出现气息微弱，脉象微细，皮肤寒冷，这属于阳气将绝之兆。下痢为纯鲜血，口噤不能食，气逆，干呕，口吐粪臭味，身体发热，脉象浮大，为阴气将绝，虚阳上越之象。

仓廪汤　大黄黄连汤

【原文】　　　　初痢表热宜仓廪①，里热冲心②大黄连。

　　　　　　　　寒痢理中诃蔻缩，附白桂赤不须言。

〔注〕初痢有表证发热者，不宜攻之，法当先解其外，用仓廪汤汗之。里热盛，上冲心作呕噤口者，法当先攻其里，用大黄、黄连、好酒煎服攻之。寒痢宜用理中汤，加诃子、肉蔻、缩砂。白多者加附子，赤多者加肉桂也。

【提要】阐释初痢、热痢、寒痢的治疗用药。

【注释】①仓廪：廪 lǐn。即仓廪汤，出自《传信适用方》卷二。由人参、茯苓、甘草、前胡、川芎、羌活、独活、桔梗、柴胡、枳壳各等份组成。

②冲心：指自觉有股热气从少腹上冲脘腹、胸咽部的表现。

【白话文】

初痢见表热证当用仓廪汤。里热上冲心引起呕吐者，用大黄黄连汤。寒痢可用理中汤加诃子、肉豆蔻、缩砂仁。下痢白多用附子，赤多加肉桂。

【解读】

痢疾刚开始发生，称为初痢。初痢只是按发病的时间来命名，同时也意味着多伴随表证，亦有寒痢和热痢之分。初痢和寒、热痢均为痢疾实证。治疗上以祛邪为主。

痢疾初起很容易伴随表证，故可用仓廪汤托邪出表，这种方法亦称为"逆流挽舟"法，即用解表的药物，将陷入阳明的邪气托出来。

严重的湿热痢疾可出现热盛冲心的证候，症见呕吐、不能饮食，同时伴痢疾不止。治法当清热燥湿、攻里通下，用大黄、黄连、好酒煎服攻下；此时因湿热较盛，用酒煎服，就是要防止大黄、黄连过度寒凉，以防过寒拒药。

寒痢可用理中汤，加诃子、肉豆蔻、缩砂仁以温散寒湿，兼理气。此处诃子兼收涩，若是邪毒较盛，可减量或不用。

痢疾大便白色黏胨多的加制附子，红色多的加肉桂；此处所治可能均为寒痢，用附子可能为伤及肾阳，用肉桂主要因为伤及脾阳。痢疾致病，多伤及肠道脂膜，故用药多加气分药物；若是出现便血，又加和血止血药物治之。暂未见临床应用报道。

芍药汤

【原文】　　　　　初痢内外无大热，芩连枳木芍归槟。

　　　　　　　　　　桂草尿涩滑石倍，痢数^①窘痛入大黄。

〖注〗初痢外无表热，内热不盛，宜用芍药汤，即黄芩、黄连、枳实、木香、芍药、当归、槟榔、甘草、肉桂少许也。小便涩赤加滑石；下利次数无度，下坠痛甚，入大黄也。

【提要】阐释芍药汤的组成及主治。

【注释】①数：次数多。

【白话文】

初痢表里没有出现大热，用芍药汤，即黄芩、黄连、枳实、木香、芍药、当归、槟榔、肉桂、甘草。出现小便赤涩者滑石剂量加倍；下痢次数多，出现腹部窘迫疼痛者，可加大黄攻下。

【解读】

芍药汤出自《素问病机气宜保命集》，由芍药一两（30g）、当归半两（15g）、黄连半两（15g）、槟榔二钱（6g）、木香二钱（6g）、炙甘草二钱（6g）、大黄三钱（9g）、黄芩半两（15g）、肉桂二钱半（5g）组成，治疗湿热塞滞肠中，气血失调所致的痢疾。症见：腹痛，便脓血，赤白相兼，里急后重，肛门灼热，小便短赤，舌苔黄腻，脉弦数。

方中黄芩、黄连性味苦寒，入大肠经，功擅清热燥湿解毒，以除致病之因，为君药。重用芍药养血和营、缓急止痛，配以当归养血活血，体现了"行血则便脓自愈"之义，且可兼顾湿热邪毒熏灼肠络，伤耗阴血之虑；木香、槟榔行气导滞，"调气则后重自除"，四药相配，调和气血，是为臣药。大黄苦寒沉降，合芩、连则清热燥湿之功著，合归、芍则活血行气之力彰，其泻下通腑作用可通导湿热积滞从大便而去，体现"通因通用"之法。方以少量肉桂，其辛热温通之性，既可助归、芍行血和营，又可防呕逆拒药，属佐助兼反佐之用。炙甘草和中调药，与芍药相配，又能缓急止痛，亦为佐使。诸药合用，湿去热清，气血调和，故下痢可愈。若见小便赤且涩，可加滑石；下痢次数多且不能控制，腹部坠痛严重者，加大黄用量攻下。

【医案助读】

痢疾 陈某，男，46岁。1960年7月14日初诊。下痢9天，便夹脓血，形似腐肉，便前腹痛，里急后重，日十数次，饮食尚佳。舌质红、苔腻，脉象弦滑。辨证：湿热蕴于肠道，伤及血络。立法：行气和血，清热解毒。芍药汤加减：白芍10g，黄芩10g，黄连3g，肉桂2.5g，槟榔10g，马齿苋30g。复诊：药后脓血便止，腹痛明显减轻，惟觉口渴，此胃津受伤，以原法出入：白芍10g，石斛10g，藿香梗5g，甘草1.5g，黄芩6g，荷梗10g。又服3剂治愈。[王永炎，杜怀荣，田德录，等.中国百年百名中医临床家丛书.北京：中国中医药出版社，2001.]

香连和胃汤　参连开噤汤　贴脐法

【原文】　　　　　痢疾下①后调气血，宜用香连和胃汤。

黄芩芍药香连草，陈皮白术缩砂当。

赤虚②更加椿榆炒，白虚③参苓共炒姜。

噤口参连石莲子，贴脐④王瓜藤散良。

〖注〗痢疾攻后病势大减，宜调气血，用香连和胃汤，即黄芩、芍药、木香、黄连、甘草、陈皮、白术、当归、缩砂也。赤痢下血多虚者，当涩之，加炒椿根白皮、炒地榆；白痢日久气虚者，加人参、茯苓、炒干姜以补之。实而噤口堪下者，以大黄黄连汤下之。不堪下者，内以人参、黄连、石莲子煎汤，徐徐服之，下咽即好；外以贴脐王瓜藤散，即王瓜藤、茎、叶经霜者，烧灰香油调，纳脐中，即有效也。

【提要】阐释痢疾攻下治疗后的中药调理。

【注释】①下：攻下治疗。

②赤虚：下痢鲜血后出现虚证。

237

③白虚：下痢白色黏胨后出现虚证。

④贴脐：敷贴脐部神阙穴。

【白话文】

痢疾攻下治疗后，应该注重气血的调理，可用香连和胃汤，组成为黄芩、芍药、木香、黄连、甘草、陈皮、白术、缩砂仁、当归等药物。若是痢下大便鲜红且身体较虚弱加炒椿根皮、炒地榆；若是出现下痢白色黏胨且身体较虚，可加人参、茯苓和炒干姜。出现噤口痢可用人参、黄连、石莲子等药物，外加脐部贴敷王瓜藤散。

【解读】

痢疾经过清热利湿、温化寒湿等攻下治疗，病情得到控制后，应该顾护气血。如用香连和胃汤调理气血，即黄芩、芍药、木香、黄连、甘草、陈皮、白术、当归、缩砂仁也。方中黄芩、黄连清热燥湿，白术、木香、陈皮、砂仁健脾行气宽中，当归、白芍养血和血。故既可防止痢疾死灰复燃，同时又可使受损的脾胃得到恢复。赤痢便血多虚证，用酸涩之法，加炒椿根白皮、炒地榆，此处加上收涩之药，旨在防止正气进一步随便血而消耗，但同时又有收敛固邪之弊端。下痢白色黏胨，可使脾胃气虚，加人参、茯苓、炒干姜进行补益。攻下之后出现噤口痢实证者，用大黄黄连汤清热攻下。若为虚证，可加人参、黄连、石莲子煎汤频服；外用王瓜藤散贴敷，即王瓜藤、茎、叶经霜者，烧灰用香油调，纳脐中，即有效也。噤口痢可直接发病，亦可出现在病情后期，病人病情逐渐严重而引起。

【医案助读】

痢疾 李某，女，26岁。1993年9月15日初诊。妊娠18周，泻痢、腹痛下坠4天。大便每日10余次，稀黏便内夹脓血，大便前腹痛难忍，排便不畅，小腹下坠，肛门烧灼，进食少，恶心呕吐，小便黄赤、量少。在外院已输液治疗3天，疗效不显。望病人痛苦病容，舌质淡红、舌苔厚腻微黄，脉滑数。化验大便常规报告：黏液（++）、红血球（+++）、脓球（++++）。诊断为细菌性痢疾，中医辨证属湿热痢。处方：酒炒黄连3g，酒炒黄芩9g，炒白芍、砂仁、甘草各6g，焦山楂9g。3剂，水煎，早晚空腹服用，红白糖各1匙匀为引。3天后复诊，大便次数减少到每日3～4次，肉眼未见脓血，食欲增加，仍感腹痛下坠，舌苔薄腻，脉滑。在上方基础上加白芍6g，减黄芩3g。3剂，水煎服。服药后化验大便常规报告：黏液（+），脓、血球消失；腹痛等诸症亦随之而除。

［张莉香．新加香连和胃汤治疗孕妇痢疾 46 例．陕西中医，1995，16（6）：245.］

真人养脏汤

【原文】　　　　　久痢寒热①乌梅治，寒虚②滑痢③养脏汤。

　　　　　　　　　　参术肉蔻归诃桂，芍药罂粟草木香。

〖注〗久痢脏有寒热不分者，宜乌梅丸调和之。寒虚滑脱者，宜养脏汤温补之，即人参、白术、肉蔻、当归、诃子、肉桂、芍药、罂粟壳、甘草、木香也。

【提要】阐释久痢的两种证候及治疗用药。

【注释】①寒热：寒证和热证错杂。

②寒虚：指虚寒。

③滑痢：体虚久痢滑脱不禁。

【白话文】

寒热错杂的久痢用乌梅丸治疗。体内虚寒出现久痢滑脱不禁，用真人养脏汤，即人参、白术、肉豆蔻、当归、诃子、肉桂、芍药、罂粟壳、甘草、木香。

【解读】

痢疾日久，可伤及人体正气，出现脾胃虚弱，阴虚内热或者气血两虚，但是多残存痢疾之邪。故可寒热错杂，也可伤及脾胃之阳，出现脾胃虚寒。出现寒热错杂，可用乌梅丸，在扶正的基础上，寒温并用，以治疾病。虚寒滑脱，用真人养脏汤以益气温阳，收涩养血，温中理气。方中重用罂粟壳涩肠止泻，为君药。肉豆蔻、诃子暖脾温中，涩肠止泻，为臣药。泻痢日久，耗伤气血，故用人参、白术益气健脾；当归、白芍养血和血，且白芍又治下痢腹痛；以肉桂温补脾肾，消散阴寒；木香理气醒脾，使诸补涩之品不致壅滞气机，共为佐药。使以炙甘草调和诸药，且合参、术补中益气，合芍药缓急止痛。诸药合用，涩肠止泻，温中补虚，养已伤之脏气。

香连平胃散　　胃风汤

【原文】　　　　　水谷①调中益气②治，湿痢香连平胃方。

　　　　　　　　　　虚湿风痢③胃风④治，桂粟八珍减地黄。

〖注〗水谷痢者，乃脾胃虚，腐化不及，宜调中益气汤。湿痢宜木香、黄连，合平胃散方。湿而虚者，宜用胃风汤，即肉桂、粟米、八珍汤减地黄也。

【提要】阐释水谷痢、湿痢、风痢的治疗用药。

【注释】①水谷：即水谷痢。指脾胃虚弱，不能消化水谷所致的痢疾。

②调中益气：即调中益气汤，出自《脾胃论》卷中。由黄芪一钱，人参（去芦头，有嗽者去之）、甘草、苍术各五分，柴胡、橘皮（如腹中气不得运转，更加一分）、升麻各二分，木香一分或二分组成。具有益气健脾，和中祛湿的功效。主治肠胃虚弱，湿阻气滞，脘腹胀满，不思饮食，身体倦怠，大便泄泻，肢节烦疼者。

③风痢：指因内伏风邪，伤于脾胃所致的痢疾。

④胃风：即胃风汤，出自《太平惠民和剂局方》卷六。由白芍、白术、肉桂（去粗皮）、人参（去芦）、当归（去芦）、川芎、茯苓（去皮）各等份组成。主治风冷乘虚，入客肠胃，水谷不化，泄泻注下，腹胁虚满，肠鸣疗痛，及肠胃湿毒，下如豆汁，或下瘀血，日夜无度。

【白话文】

水谷痢可用调中益气汤治疗，湿痢可用木香、黄连合平胃散治疗。湿气重且合并虚证，可用胃风汤治疗，即肉桂、粟米、八珍汤减去地黄。

【解读】

水谷痢、湿痢、风痢均是按病因进行命名的痢疾，分别用调中益气汤、香连平胃散、胃风汤等治疗。其中调中益气汤针对水谷痢的病证，具有健脾益气，宽中理气的效果；香连平胃散主要功效是燥湿理气清热，可治疗湿热痢；胃风汤具有益气健脾，温中养血的效果，可治疗风痢。此三种痢疾均为实证痢疾；其中饮食、湿邪、风邪均为病因，故治疗也是针对病因进行的。根据病因和发病的特点，此处痢疾可能与疫毒邪气无关。

五色痢　休息痢治法

【原文】　　　　　五色①休息②皆伤脏，涩早③滞热蕴于中。

补之不应④脉有力，日久仍攻余法同。

〖注〗五色、休息二痢，皆因用止涩药早，或因滞热下之未尽，蕴于肠胃，伤脏气也。

用一切补养之药不应，则可知初病非止涩太早，即下之未尽也。诊其脉若有力，虽日久仍当攻也。其余治法，与诸痢同。

【提要】阐释五色痢和休息痢的治法。

【注释】①五色：即五色痢，指痢下脓血呈现多种颜色者。

②休息：指休息痢，时作时止的痢疾。

③涩早：收涩过早。

④补之不用：用补益中药效果不好。

【白话文】

五色痢、休息痢都已经伤及脏气，因收涩过早导致热邪伏藏体内。若补益药物效果不佳，病情时间很长，仍然可以攻下，治疗方法同前。

【解读】

痢疾收涩和补益过早，容易留邪在里，产生五色痢和休息痢。其中五色痢指下痢色如鱼脑，如猪肝，如赤豆汁，或下痢为纯血或如屋漏者，是较为严重的痢疾。休息痢为下痢时发时止，迁延不愈。这两种痢疾都伤及了胃气，甚至有些出现胃气衰败的情况。故在治疗上，应该权衡正邪之间的力量，既要密切关注邪气的强弱，同时也要关注胃气的变化，切莫一味祛邪，而致正气衰败、邪气过盛，出现发热不休、口渴烦躁、喘息鼻促、神昏乏力、面色干枯而黄等。因此，一定要在攻邪的基础上，进行扶正补益，做到祛邪不伤正，补益不留邪，只有这样，才能保全性命，祛邪外出。

疸证总括

【原文】　　　　面目身黄欲安卧，小便浑黄疸病成。

已食如饥饱①烦眩，胃疸谷疸酒疸名。

女劳额黑少腹急，小便自利②审③瘀生。

黄汗微肿皆湿热，阴黄重痛④厥⑤如冰。

〖注〗面目身黄，但欲安卧，小便黄浑，此黄疸病已成也。如已食如饥，食难用饱，饱则心烦头眩，此欲作胃疸。胃疸者，即谷疸也。若已见黄色，疸已成矣。得之于胃有湿热，大饥过食也。酒疸者，得之于饮酒无度，而发是病也。女劳疸者，疸而额黑，少腹急，小便自利，得之于大劳大热与女交接也。瘀血发黄，亦少腹急，小便自利，但不额黑耳，详在伤寒门。黄汗者，汗出黄色染衣，面目微肿，得之于素有湿热，汗出入水浴之也。此皆湿热而成，惟阴黄则属湿寒。阴黄者，身重而痛，身重而痛，厥冷如冰，详在伤寒门。

【提要】阐释黄疸总的病因病机及与黄汗的鉴别。

【注释】①饱：吃了总难饱。

②小便自利：小便排出顺畅，小便色、量、次数正常。

③审：判断。

④重痛：身体沉重疼痛。

⑤厥：四肢厥冷。

【白话文】

皮肤、面色、白睛发黄且总想卧床，小便浑浊黄色说明黄疸病已经形成。饭后仍饥饿，饱后心烦头眩，可见于胃疸、谷疸和酒疸。女劳疸症见额头发黑、少腹拘急，根据小便排出通畅与否判断是否合并有瘀血证。出现黄汗和面目微肿属于湿热；阴黄则身重疼痛，四肢厥冷如冰。

【解读】

黄疸是以目黄、身黄、小便黄为主症的一种病证，其中目睛黄染尤为本病的重要特征。黄疸在《内经》中已有病名和主要症状的记载，在《伤寒论》中将黄疸分为黑疸、谷疸、酒疸和女劳疸等类别。本段在其基础上，添加了胃疸。其中胃疸是因为饮食引起，可见胃脘部虚而发热，出现易饥、饭后不解等症；酒疸为饮酒过量引起，可见嗜酒、一身面目皆黄、乏力纳少、口舌鲜红等症；女劳疸则为过度女色所致，可见腰膝酸软、乏力纳差、眼圈黑、夜尿频等症。黄汗为汗出如黄柏汁，染衣黄色，以腋下为甚，属湿热内蕴所致。阴黄则因为寒湿蕴于肝胆，导致黄疸出现，并可合并畏寒、胃脘闷胀、纳少、四肢厥冷等症状。黄疸多为身目皆黄，无汗出，且不染衣，故病人衣服不会变黄，故与黄汗鉴别。黄汗多见于夏天汗出之季节。

疸病死证

【原文】　　　　疸过十日而反剧，色若烟熏①目暗青②。

喘满^③渴烦如啖蒜^④，面黧汗冷及天行^⑤。

〖注〗仲景曰：黄疸之病，当以十八日为期，治之十日上宜瘥，反剧为难治也。色若烟熏，目神暗青，阳黄死证也。喘满渴烦不已，心胸如啖蒜刺痛，黄毒入腹，死证也。面色黧黑，冷汗漐漐，阴黄死证也。天行疫疠发黄，名曰瘟黄，死人最暴也。

【提要】阐释危重黄疸病的症状。

【注释】①烟熏：皮肤如被烟熏一样呈黑色。

②目暗青：眼睛神态呈暗青色。

③喘满：呼吸喘促，胸满而闷。

④如啖蒜：口渴心烦如吃了大蒜一样灼热疼痛。

⑤天行：此处指瘟黄。

【白话文】

黄疸在 10 天后病情变得更加严重，黄疸由黄色变成如烟熏一样的暗黑，眼睛神态变得暗青，可见喘息气促、口渴心烦、胸满灼热刺痛、面色黧黑、汗出冰冷，或者表现为天行疫疠黄疸，这些都是危重病证。

【解读】

黄疸危重病证，是病人出现黄疸半个月左右，病情急剧加重，表现在：①黄疸逐渐加深，甚至由黄色转为烟灰色；②出现神志改变：神志昏迷、淡漠、兴奋谵妄、嗜睡或者夜寐不安等；③出现其他脏器症状：呼吸急促喘息、心悸心慌、小便量少、大便里急后重、皮肤瘀斑、腹胀腹痛等；④出现血证：可见鼻衄、齿衄、皮肤瘀斑、二便出血等；⑤出现亡阳或亡阴：大汗淋漓、四肢厥冷等。若是 1 个月内病人未见死亡，黄疸又可转变为阴黄，出现皮肤如烟熏色，伴胸闷乏力、纳差等症。

麻黄茵陈醇酒汤　茵陈蒿汤　栀子柏皮汤　茵陈五苓散

【原文】　　　　　表实^①麻黄茵陈酒，里实^②茵陈栀大黄。

　　　　　　　　无证茵陈栀子柏，尿少茵陈五苓汤。

〖注〗诸疸表实无汗者，以麻黄、茵陈、无灰好酒煎服汗之。里实不便，以茵陈、栀子、大黄下之。无表里证，以茵陈、栀子、柏皮清之。小便短少，以茵陈五苓散利之。

【提要】阐释黄疸兼见表实、里实、无表里证、尿少的治疗用药。

【注释】①表实：指兼风寒表证。

②里实：指兼阳明腑实证。

【白话文】

黄疸兼表实证者，用麻黄、茵陈，用陈酒煎服。兼里实证用茵陈、栀子、大黄退黄攻下。若是不兼表、里实证，用茵陈、栀子、柏皮治疗。兼见尿少用茵陈五苓汤治疗。

【解读】

黄疸辨证，除了要区分阴黄和阳黄之外，还要根据黄疸的并发症进行辨证用药。黄疸初起，多兼表证，可用麻黄茵陈醇酒汤；若湿热入里，化热积于肠腑，见黄疸伴大便秘结者，可用茵陈蒿汤治疗。若只是黄疸，没有兼症者，可用栀子柏皮汤。黄疸伴小便短少，可用茵陈五苓散利尿退黄。

【医案助读】

黄疸 某某，男，23岁，农民。病人因"身目尿黄2周，乏力纳差1周"入院，有慢性乙型肝炎病史，平常未定期检查及治疗。2周前，家人发现病人皮肤、目睛发黄，病人自觉小便黄，但未予重视。1周前，病人自觉乏力、纳差，进食量仅为平常的1/3，厌油腻，遂到当地医院就诊，查肝功能：ALT 723U/L，AST 564U/L，TBIL 534mmol/L，在当地医院予维生素静脉滴注治疗，症状无明显改善。入院后症见：身目黄染、色鲜明，尿如浓茶样，乏力，纳差，睡眠佳，大便秘结，舌暗红、边有瘀点、苔黄腻，脉弦滑。中医诊断：黄疸——阳黄（热重于湿）；西医诊断：病毒性肝炎（乙型慢性重度）。入院后查肝功能：ALT 683U/L，AST 484U/L，TBIL 726mmol/L；乙肝两对半：大三阳；HBV DNA定量：$6.5×10^6$。治疗给予丹参针静脉滴注活血，甘利欣、古拉定静脉滴注护肝，胆维他口服护肝退黄，同时予以清热利湿、活血退黄中药。以茵陈蒿汤加减。处方：茵陈30g，大黄10g，炒栀子10g，赤芍30g，虎杖15g，白芍10g，白术10g，枳壳15g，山楂15g，丹参15g，益母草15g，甘草5g。水煎服。口服1周，病人诸症改善，胃纳好转，黄疸减轻，复查肝功能：ALT 396U/L，AST 225U/L，TBIL 542mmol/L。效不更方，上方加减继续治疗3周后，病人症状基本消失，复查肝功能：ALT 67U/L，AST 48U/L，TBIL85mmol/L。病情稳定，好转出院。[萧焕明，蔡高术，谢玉宝.池晓玲运用经方治疗黄疸验案举隅.江苏中医药，2010，42(2)：46-48.]

胃疸汤

【原文】　　　　　谷疸①热实宜乎下②，不实③宜用胃疸汤。

　　　　　　　　　茵陈胃苓减草朴，连栀防己葛秦方。

〖注〗胃疸汤，即茵陈、苍术、陈皮、白术、茯苓、猪苓、泽泻、黄连、栀子、防己、葛根、秦艽也。

【提要】阐释胃疸汤的组成及主治。

【注释】①谷疸：因饮食引起的黄疸。

②下：此处指消食导滞。

③不实：没有形成实证。

【白话文】

　　谷疸属实热证应该消食导滞攻下，如果还没形成实证可用胃疸汤，全方由茵陈、苍术、陈皮、白术、茯苓、猪苓、泽泻、黄连、栀子、防己、葛根、秦艽组成。

【解读】

　　胃疸汤由茵陈、苍术、陈皮、白术、茯苓、猪苓、泽泻、黄连、栀子、防己、葛根、秦艽组成，主治谷疸。方中茵陈、栀子、秦艽、黄连、防己清利肝胆湿热、退黄，苍术、白术、陈皮、葛根健脾燥湿，白术、茯苓、猪苓、泽泻淡渗退黄。全方较茵陈蒿汤加强了健脾燥湿、渗湿退黄的功能。可见病人寒湿较重，阻滞气机，故其治疗应为谷疸之寒湿滞脾，兼饮食停滞类型为更妙。

【医案助读】

　　急性传染性肝炎　许某某，男，22岁。因"疲乏无力，食欲减退，脘腹胀满，面目一身尽黄8天"入上海市立第一人民医院西医内科住院治疗，诊断为急性传染性肝炎，入院时黄疸指数120单位，入院后服复合维生素、酵母片及葡萄糖粉、金霉素，入院后1周复查肝功能，黄疸指数升至160单位，临床症状亦无改进。后转入该院中医内科，仍服复合维生素、酵母片及葡萄糖粉外，其余西药一律停用，用中药胃疸汤加减。用药有：茵陈、秦艽、黄连、栀子、苍术、白术、茯苓、猪苓、泽泻、防己、陈皮、葛根。8天后复查黄疸指数返至35单位，一般临床症状全部消失。〔上海市卫生局. 中医研究工作资

料汇编·第二辑. 上海：科技卫生出版社，1958：1.]

茵陈解酲汤　栀子大黄汤　蔓菁子散

【原文】　　　　　　酒疸虚茵解酲汤①，实用栀鼓枳大黄。

黄汗一味蔓菁散，石膏茵陈芪术防。

〖注〗酒疸虚者，用茵陈解酲汤，即葛花解酲汤加茵陈也。实者，用栀子大黄汤，即栀子、淡豆豉、枳实、大黄也。黄汗宜用蔓菁子一味，为细末，每服二钱，日三，井华水调服，小便白则愈；或用加味玉屏风散，即石膏、茵陈、黄芪、白术、防风也。

【提要】阐释酒疸、黄汗的中药治疗。

【注释】①茵陈解酲汤：即葛花解酲汤加茵陈也。葛花解酲汤组成：白豆蔻五钱，缩砂仁五钱，葛花五钱，干生姜二钱，神曲（炒黄）二钱，泽泻二钱，白术二钱，橘皮（去白）一钱五分，猪苓（去皮）一钱五分，人参（去芦）一钱五分，白茯苓一钱五分，木香五分，莲花青皮（去穰）三分。

【白话文】

酒疸虚证用茵陈解酲汤。实证用栀子大黄汤，本方由栀子、淡豆豉、枳实、大黄组成。黄汗用蔓菁子散治疗，本方由蔓菁子单味药组成；或者用玉屏风散加黄芪、茵陈，全方由石膏、茵陈、黄芪、白术、防风组成。

【解读】

酒疸是因为饮酒过量引起的黄疸。酒为湿热之品，容易伤肝，致胆汁不循常道，溢出胆道之外，故见黄疸。若是脾胃虚弱之证，可用茵陈解酲汤，即葛花解酲汤加茵陈，葛花解酲汤健脾行气、化湿，加上茵陈利胆退黄。能治酒疸初起，黄疸不重的酒疸。同时，葛花解酲汤也是最常见的解酒方，临床上出现醉酒或者不耐酒者，服此方，通过健脾化湿而解酒之湿热。若出现大便秘结，可用栀子大黄汤，该方枳实、大黄通腑攻积，栀子、淡豆豉清利肝胆、解热除烦，四药同用，可治湿热滞腑、腑道不通引起的黄疸、便秘、大便不畅等症。

黄汗为汗出后病人入水，水热互郁于肌表，所致身肿、发热、汗出色黄如柏汁的病证。可用蔓菁子散治疗，或者用玉屏风散加黄芪、茵陈治疗。此处蔓菁子又为蔓荆子，具有疏散风热，清利头目的作用；玉屏风散亦为固表之剂。可见黄汗当从表治，其中表实可用蔓荆子疏散风热，表虚可用玉屏风散固表。

【医案助读】

酒精性肝硬化 余某，男，54 岁，职员。2018 年 2 月 5 日初诊。病人以腹胀 1 年余，加重伴巩膜黄染 1 天为主诉就诊。刻诊：腹胀，乏力，发热，偶有恶心，无呕吐、腹痛、出血等症状，夜寐差，食纳差，舌暗红、苔黄腻，脉弦。追问病史：病人 1 年前出现乏力，腹部胀满不适，于当地医院就诊，明确诊断为"肝硬化"，经治疗病人症状缓解（具体治疗方案不详），后病人上述症状时有反复。既往否认其他内、外科病史，有饮酒史 30 年余，平均每日饮酒量约 2 两，最近一次饮酒为 1 周前。查体：体温 37.2℃，脉搏 78 次/分，BP 112/76mmHg，呼吸 19 次/分。辅助检查：肝功能：STP 52g/L，ALT 8U/L，γ-GT 200.4U/L，总胆红素 200μmol/L，非结合胆红素 50.3μmol/L，结合胆红素 20.1μmol/L。上腹部 CT 示：肝硬化。中医诊断：黄疸（湿热中阻）。西医诊断：肝硬化。治疗方法：建议病人住院行专科治疗，病人以家庭经济情况差为由拒绝，坚持要求于门诊服用中药治疗。故中医治疗以利湿化浊益肝，佐以清热为法，方选葛花醒酒颗粒合茵陈蒿汤加减，处方：葛花 30g，白豆蔻 15g，木香 9g，炒神曲 9g，砂仁 12g，橘皮 12g，生白术 15g，青皮 12g，茯苓 15g，泽泻 15g，猪苓 12g，人参 6g，甘草 9g，大黄 5g，栀子 9g，茵陈 15g。7 剂，每日 1 剂，免煎颗粒剂型，水溶取 400ml，每日于早、晚 2 次温服，并嘱其清淡饮食，戒酒。

2 月 13 日二诊，自诉服药后上述症状较前明显减轻，依原方继续服用 1 个月。

3 月 26 日三诊，自诉上述症状悉减，巩膜无黄染。遂在原方基础上加山药 15g，太子参 12g，嘱病人长期代茶饮以补脾益气，燥湿化浊。随访病人病情平稳，无急性复发。[史晓旭，张育军，赵文颖.葛花醒酒颗粒治疗急慢性酒精中毒临床案例 2 则.世界最新医学信息文摘，2019，19（35）：225-226.]

石膏散　肾疸汤

【原文】　　女劳①实者膏滑麦，女劳虚者肾疸②医。
　　　　　　　升阳散火③减去芍，加芩柏曲四苓俱。

〖注〗石膏散，即煅石膏、飞滑石各等份，每服二钱，大麦汤调服。肾疸汤，即升阳散火汤减去芍药，即升麻、苍术、防风、独活、柴胡、羌活、葛根、人参、甘草，加入黄芩、黄柏、神曲、白术、茯苓、猪苓、泽泻也。

【提要】阐释女劳疸的治疗用药。

【注释】①女劳：即女劳疸，因房劳过度引起的黄疸，症见身黄、额上微黑、膀胱急、少腹满、小便通利、大便色黑、傍晚手足心发热而反觉恶寒。

②肾疸：即肾疸汤，出自《兰室秘藏》卷下。由羌活五分，防风五分，藁本五分，独活五分，柴胡五分，升麻五钱，白茯苓二分，泽泻三分，猪苓四分，白术五分，苍术一钱，黄柏二分，人参三分，葛根五分，神曲六分，甘草三钱组成。

③升阳散火：即升阳散火汤。详见卷四十"内伤总括"。

【白话文】

女劳疸实证用石膏散，全方由石膏、滑石和麦冬组成；虚证用肾疸汤治疗，全方由升阳散火汤去芍药，加黄芩、黄柏、神曲、白术、茯苓、猪苓、泽泻。

【解读】

因房劳过度引起的黄疸，称之为女劳疸。女劳疸分为实证和虚证。实证可见发热、目黄、口干、尿黄等症，用石膏散治疗；虚证可见乏力纳差、身体困重、小便不利、全身疼痛等症，用肾疸汤治疗。石膏散清热利湿滋阴，主治湿热内蕴、热盛津亏诸证；本方没有退黄之药，若是出现黄疸，可加利胆退黄中药。肾疸汤以祛风散寒、疏通经络、健脾化湿为主，治疗女劳疸见虚证房劳兼感风寒证；同样地，该方没有利胆退黄之药，故若黄疸较重，可酌情加减。肾疸汤目前临床较少用，暂未见临床应用报道。

积聚总括

【原文】　　　　　五积六聚本难经，七癥八瘕载千金。

肠覃石瘕辨月事，痃①癖之名别浅深②。

脏积发时有常处③，腑聚忽散无本根。

癥类积痃瘕聚癖，肠满汁溢④外寒因。

〖注〗五积、六聚之名，本乎《难经》。五积者，肥气、伏梁、痞气、息贲、奔豚也。六聚者，积之着于孙络、缓筋、募原、膂筋、肠后、输脉也。七癥、八瘕之名，载《千金方》。七癥者，蛟、蛇、鳖、肉、发、虱、米也。八瘕者，青、黄、燥、血、脂、狐、蛇、鳖也。肠覃者，积在肠外，状如怀子，月事以时而下。石瘕者，积在胞中，状如怀子，月事不以时下，故曰辨月事也。疝者，外结募原肌肉之间。癖者，内结隐僻膂脊肠胃之后，故曰别浅深也。然积者属脏，阴也，故发有常处，不离其部；聚者属腑，阳也，故发无根本，忽聚忽散。癥不移，而可见，故类积、类疝也；瘕能移，有时隐，故类聚、类癖也。积聚、癥瘕、肠覃、石瘕、疝癖之疾，皆得之于喜怒不节则伤脏，饮食过饱则伤腑，肠胃填满，汁液外溢，为外寒所袭，与内气血、食物凝结相成也。

【提要】阐释各类积聚的名称来源及辨证特点。

【注释】①疝：xuán，古病名。亦称"疝气"。泛指生于腹腔内弦索状的痞块。后世以疝病为脐旁两侧像条索状的块状物；亦有以两胁弦急、心肋胀痛为疝气。

②浅深：病位的深浅。

③常处：定处。

④肠满汁溢：肠胃满塞，肠胃内液体外溢。

【白话文】

五积、六聚的名称，出自《难经》。七癥、八瘕最早在《备急千金要方》中记载。通过判断月经的情况来区分肠覃、石瘕，分辨病位的轻重深浅来区分疝、癖。脏腑积证的病位固定不移；六腑聚证发病无定处。癥和积证、疝证类似，而瘕证和聚证、癖证相似。肠胃满塞、汁液外溢属于外寒引起。

【解读】

积聚是腹内结块，或痛或胀的病证。包括积证和聚证两种。积属有形，结块固定不移，痛有定处，病在血分，是为脏病；聚属无形，包块聚散无常，痛无定处，病在气分，是为腑病。积聚的病因包括情志失调、饮食不节、感受寒邪或黄疸、虫毒、久疟、久泻、久痢等。

积聚的辨证，首先应区别积和聚的不同。积证病程较长，病情深重，治疗也难；聚证病程较短，病情较轻，治疗较易。少数聚证日久不愈，可以由气入血，转为积证。其次辨积证初、中、末期虚实的不同。积证病程较长，病程阶段不同，虚实也不同。初期正气未至大虚，邪气虽实而不甚，积块较小，质地亦软；中期正气渐衰而邪气渐甚，积块增大，质地较硬，形体消瘦，体质衰弱；

末期正气大虚而邪气实甚，积块较大，质地坚硬，消瘦明显，机体虚衰。临床所见积聚之证，常是先因气滞成聚，日久则血瘀成积。其三要辨病位。积证多在五脏，如有肝积、肾积等；聚主要在六腑，如胃、胆、肠、膀胱等。不同的脏腑治疗方法不一样。

积聚难证

【原文】　　　　　积聚牢坚^①不软动^②，胃弱溏泻不堪攻。

奔豚^③发作状欲死，气上冲喉神怖惊^④。

〖注〗积聚牢固不动，坚硬不软，则病深矣。胃弱食少、大便溏泻，不堪攻矣。五积之中，奔豚最为难治，若更发作，正气虚不能支，其状欲死，从少腹起，气上冲喉，神色惊怖，皆恶候也。

【提要】阐释积聚的危重证候。

【注释】①牢坚：形容包块牢固坚硬。

②不软动：包块不柔软，且推之不能移动。

③奔豚：又称奔豚气。系肾脏寒气上冲，或肝脏气火上逆，引起发作性下腹气上冲胸，直达咽喉，腹部绞痛，胸闷气急，头晕目眩，心悸易惊，烦躁不安，发作过后如常，有的夹杂寒热往来或吐脓症状。因其发作时胸腹如有小豚奔闯，故名奔豚。

④神怖惊：心情恐怖惊悚。

【白话文】

积聚见包块牢固坚硬、位置固定不移，若出现脾胃虚弱、大便溏泻，则不能承受攻下治疗。奔豚发作严重者其症如将死，可见发作性的气上冲喉、恐怖惊悚。

【解读】

此处阐述两种积聚的严重病证。一种是积证见包块坚硬，固定不移，且出现脾胃虚弱证候。这类病证为积证日久，消耗气血，损伤脾胃，故见胃气先衰，气血生化乏源，故除了上面的情况，病人多见形体消瘦，甚至形销骨立、双眼凹陷、米饮难进、语言低微等元气大伤之征。积聚形态坚硬，固定不移，不能推动，则病情较深；脾胃虚弱，饮食减少，大便溏泻，则不耐攻。一种是积证见奔豚证，多为肾脏气衰，不能固脱，导致元气外散，从少腹上冲咽喉，上越而亡，其症如将死，故病人出现神色恐怖之症。

积聚治法

【原文】　　　　　积聚胃强①攻可用，攻虚兼补正邪安。
　　　　　　　　　气食积癖②宜化滞，温白③桃仁④控涎丹。

〖注〗积聚宜攻，然胃强能食，始可用攻。若攻虚人，须兼补药，或一攻三补，或五补一攻，攻邪而不伤正，养正而不助邪，则邪正相安也。凡攻气食积癖，宜用秘方化滞丸，方在内伤门。攻积聚、癥瘕，宜用温白丸，即万病紫菀丸，方倍川乌。攻血积、血瘕，宜用桃仁煎，即桃仁、大黄各一两，虻虫（炒）五钱，朴硝一两，共为末，先以醇醋一斤，用砂器慢火煎至多半钟，下末药搅良久，为小丸，前一日不吃晚饭，五更初，温酒送一钱，取下恶物如豆汁鸡肝；未下，次日再服，见鲜血止药。如无虻虫，以蟨虫代之，然不如虻虫为愈也。攻痰积，宜用控涎丹，方在痰饮门。

【提要】阐释积聚的治疗原则。

【注释】①胃强：胃气尚强，正气不弱。

②气食积癖：因食物和气滞引起的积证和癖证。

③温白：即温白汤，由万病紫菀丸方中川乌剂量加倍组成。万病紫菀丸药物组成为：紫菀（去苗土）一两，吴茱萸（汤洗七次，焙干）一两，菖蒲一两，柴胡（去须）一两，厚朴（姜制）一两，桔梗（去芦）、茯苓（去皮）、皂荚（去皮、弦子等，炙）、桂枝、干姜（炮）、黄连（去须）各八钱，蜀椒（去目及闭口，微炒）半两，巴豆（去皮膜，出油，研）半两，人参（去芦）半两，川乌（炮，去皮脐）三钱，羌活半两，独活半两，防风半两。

④桃仁：即桃仁煎。由桃仁、大黄、虻虫、朴硝组成。

【白话文】

积聚在胃气尚强的时候可以用攻下的方法，对体虚的人可同时采用补益的方法，才能使正气和邪气达到平衡，病情稳定。因饮食和气滞引起的积癖可用化滞丸、温白丸、桃仁煎、控涎丹等治疗。

【解读】

攻下法是治疗积聚的主要方法，但是要应用得当。对于积证，治疗当分初、中、末三期。初期邪气实，正气不虚，应予消散；中期邪实正虚，予消补兼施；后期以正虚为主，应扶正除积。聚证多为实证，多以行气散结为主。本段中化滞丸、温白汤、桃仁煎、控涎丹分别为针对气滞、食积、瘀血、痰饮等引起的积聚的中药方，临床治疗上，应根据正气的强弱，进行加减。同时要明白，攻下法治疗须中病即止，过度治疗容易伤及正气。

【医案助读】

胰腺周围多发性囊肿 曹某，男，52 岁。诊于 1994 年 10 月 22 日。病人以脘腹胀满、背部困痛、纳食减少为主诉来诊。经 B 超检查：①肝内脂肪沉积；②胰头右上方腹膜后有一 2.2cm×2.3cm×1.9cm 囊性包块，近胰体部包膜下又可见到 1.4cm×0.7cm×0.8cm 实性低回声区，胰头部右上方还可见到 4.0cm×2.8cm×2.3cm 囊实性包块，后部回声衰减。查脉象细滑，舌红苔白。既为癥积，又系囊性，乃属气血凝结、停痰瘀积者多，故拟桂枝茯苓丸合控涎丹加味组方为丸，活血化瘀，消痰散结，期以缓缓消散。处方：桂枝、茯苓、牡丹皮、白芍、甘遂、大戟、白芥子、五灵脂各 30g。为细末，水糊为丸，如桐子大，每次口服 7～10 丸，1 日 1 次，温开水送下。3 个月后上述症状消失，饮食增加，又照上方自配一料服完。于 1995 年 6 月 22 日、1996 年 7 月 10 日两次 B 超复查，胰腺各部正常，囊肿全部消散获愈。[翟书庆. 翟书庆中医临证精要. 郑州：中原农民出版社，2013：185.]

疝证总括

【原文】

经云任脉结①七疝，子和②七疝主于肝。

肝经过腹环阴器，任脉循腹里之原。

疝证少腹引阴痛，冲上③冲心二便难。

厥吐痕瘕狐出入，癀脓瘣秘木④癞⑤㿗。

〖注〗经曰：任脉为病，男子内结七疝，女子带下瘕聚。瘕聚者，即女子之疝也。七疝主任者，原以任脉起中极，循腹里也。七疝主肝者，盖以肝经过腹里，环阴器也。是以诸疝病，无不由是二经，故主之也。疝病之证，少腹痛引阴丸，气上冲心，不得二便者，为冲疝也。少腹痛引阴丸，肝之逆气冲胃作吐者，为厥疝也。少腹之气不伸，左右癥块作痛者，为瘕疝也。卧则入腹，立则出腹入囊，似狐之昼则出穴而溺，夜则入穴而不溺者，为狐疝也。少腹痛引阴丸，横骨两端约纹中状如黄瓜，内有脓血者，为㿗疝也。少腹痛引阴丸，小便不通者，为㿉疝也。少腹不痛，阴囊肿大顽硬者，为癫疝也。

【提要】阐释疝气的主要病位和病证特点。

【注释】①结：集结。

②子和：即张子和。

③冲上：冲疝。

④木：麻木不疼。

⑤癫：tuí，指阴囊或阴户肿大。

【白话文】

《内经》说：任脉之气结聚，会产生各种疝气。张子和认为各种疝气由肝经所主。肝经循行胫骨、腹部后，环绕生殖器官；任脉起于中极，循行腹内。疝气可见少腹疼痛，痛引阴部。冲疝可见气逆冲心，并出现大小便困难。厥疝见口吐冷涎，四肢冰凉。瘕疝见腹中结块。腹部包块像狐狸一样出入腹部者，称为狐疝。疝气若是溃烂出脓的为㿗疝。少腹疼痛牵引睾丸，小便癃闭不通者，称为㿉疝。少腹不痛，阴囊肿大顽硬者，称为癫疝。

【解读】

疝气是以睾丸、阴囊肿胀疼痛，或牵引小腹作痛为主要特征的一类病证。多因肝郁气滞，或寒邪、湿热、瘀血凝聚，或气虚下陷所致。肝之经脉络阴器、七疝主于肝经，所以前人谓诸疝不离乎肝。而任脉起于中极之下，上毛际、循腹里、上关元，故任脉受病，也会引起疝病。疝气的病因很多，病机也较复杂。如情志抑郁、肝失条达、气机不畅，或寒邪、湿邪、湿热之邪下注于肝经、任脉，或瘀血凝聚均可导致疝病的发生。

疝气可根据寒、热、虚、实和在气、在血，分为①寒疝：阴囊肿硬发冷，睾丸痛引小腹，喜暖畏寒，舌苔白，脉沉迟为主症，属寒实证。若阴囊肿胀而冷、按之不坚、腹中切痛、痛引睾丸、形寒足冷、舌质淡、苔白、脉沉细，属肝肾虚寒。②水疝：阴囊水肿状如水晶，或痛或痒，或阴囊潮湿，舌苔薄腻，脉弦为主症，属湿寒证。若阴囊红肿而痛痒，小便短少，口渴心烦，皮肤破损而出黄水，舌苔黄腻，脉弦数，则系湿邪化热，或湿热下注，属湿热证。③气疝：阴囊肿胀偏痛，少腹有下坠感、时缓时急，舌苔薄白，脉弦为主症。属气滞者，兼见小腹作胀，多因大怒而发病；属气虚者，阴囊偏坠作痛、遇劳即发，舌边有齿痕、苔薄，脉浮。④狐疝：阴囊一侧肿大、时上时下、如有物状，卧则入腹、立则入囊，胀痛为主症。

疝证同名异辨

【原文】　　　　　　血疝便毒①溃鱼口②，㿉癞气坠筋即痔③。
　　　　　　　　　　水疝胞痹皆癃疝④，冲⑤似小肠腰痛连。

〖注〗有谓血疝者，其证即便毒、鱼口也。㿉癞者，其证即㿉癞疝也。气疝者，即偏坠也。筋疝者，即下疳也。水疝小便不通，胞痹即膀胱气⑥，皆癃疝也。冲疝证似小肠气⑦，而更连腰痛也。

【提要】阐释不同疝气名称的分辨和异同。

【注释】①便毒：生于阴部大腿根缝处（腹股沟）的结肿疮毒，其未破溃之时叫便毒。

②鱼口：性病之生于阴部（腹股沟）结肿成疮毒，已溃烂者。

③痔：指下疳，发生在男女阴部的早期梅疮。

④癃疝：小腹及睾丸疼痛并见有尿闭的疝病。

⑤冲：指冲疝。

⑥膀胱气：指小腹肿痛而不得小便的疝气。

⑦小肠气：小儿多见病。为小肠进入阴囊所致。

【白话文】

血疝是生于阴部腹股沟处的疝肿疮毒，其未溃烂时称为便毒，已溃烂时称为鱼口。㿉、癞疝就是睾丸肿大麻木。气疝就是一侧阴囊肿胀，病侧少腹下坠感。筋疝就是下疳。水疝和胞痹都是癃疝。冲疝和小肠气证候相似，且都有腰痛症状。

【解读】

疝气根据病变特点和部位，在古代分为不同的种类。且古代的疝气和西医学的疝气不完全相同。古代将外生殖器部位的一些感染溃疡也称之为疝气，如梅毒、淋病，以及尖锐湿疣、淋巴结肿大溃烂等，本段提及的便毒、鱼口、下疳、筋疝都是这类病证。阴囊水肿古代也称为疝气，包括㿗疝和癫疝。这两种疝气均为阴囊水肿所致，只是前者水肿相对较轻，阴囊张力较少，后者则为病情较重者。本段中提及的小肠气、㿉疝和胞痹、气疝，才是西医学意义的疝气。其中㿉疝就是膀胱平滑肌松弛，坠入尿道，引起小便不畅或点滴难出；气疝为小肠或大肠在一定的压力下，突出腹膜腔引起腹部包块，以及疼痛，甚至腹胀或者肠梗阻等病证。临床上可通过腹部体检以及腹部的影像学检查判断。

诸疝治法

【原文】　　　　　治疝左右①分气血，尤别②虚湿热与寒。
　　　　　　　　　寒收引痛热多纵③，湿肿重坠虚轻然④。

〖注〗疝病，凡在左边阴丸属血分，凡在右边阴丸属气分。凡寒则收引而痛甚，热则纵而痛微。凡湿则肿而重坠，而虚亦肿坠，但轻轻然而不重也。

【提要】阐释疝气的辨证论治。

【注释】①左右：区分左右。

②别：分别。

③纵：松弛。

④轻然：飘飘轻不重。

【白话文】

治疗疝气，应按疝气发生的左右来判别在气、在血，尤其是要区分虚、湿、热和寒。寒证收引疼痛，热证松弛不收，湿气多肿重坠感，虚证症状偏轻。

【解读】

治疗疝气，应该辨别寒、热、虚、实和在气、在血。寒疝可见局部冰凉麻木，受寒则收引、疼痛剧烈，可伴见畏寒喜暖、小便清长、大便溏稀等症。热疝可见疝气松弛和热痛，红肿溃烂，伴见口干舌燥、大便秘、小便短赤等症。实证疝气起病急，发病时间短，症状较重。虚证疝气发病时间久，症状较轻，且常伴乏力纳差、形体消瘦、面色萎黄。在气多不出现刺痛，疝气肿胀重坠在血则可见刺痛、局部暗紫和瘀青。

当归温疝汤　乌桂汤

【原文】　　　　中寒①冷疝归芍附，桂索茴楝泽萸苓。
　　　　　　　　外寒②入腹川乌蜜，肉桂芍草枣姜同。

〖注〗当归温疝汤，即当归、白芍、附子、肉桂、延胡索、小茴香、川楝子、泽泻、吴
茱萸、白茯苓也。乌桂汤，即川乌、蜂蜜、肉桂、白芍药、炙甘草、生姜、大枣也。

【提要】阐释寒疝的治疗用药。

【注释】①中寒：阳虚里寒。
②外寒：外感寒邪。

【白话文】

阳虚里寒引起的冷疝用当归温疝汤，全方由当归、芍药、制附子、桂枝、
延胡索、川楝子、泽泻、吴茱萸、茯苓组成。外感寒邪入里则用乌桂汤，全方
由川乌、蜜糖、肉桂、芍药、甘草、红枣、干姜等药组成。

【解读】

寒疝治疗用方分里寒和表寒。阳虚里寒的疝气，当养血温经，暖肝散寒。
方用当归温疝汤。方中用当归、芍药养血温经；桂枝、吴茱萸、延胡索、川
楝子入肝经，温里散寒，行气止痛；泽泻、茯苓渗湿利水。全方重在养肝血，
温肝经，疏肝理气止痛，兼以利水渗湿。外感风寒引起的疝气，当祛风散寒，
调和营卫。可用乌桂汤治疗。方中用桂枝汤祛风解表散寒，且调和营卫；川
乌散肝肾之寒，通络止痛。当归温疝汤目前临床较少用，暂未见临床应用报道。

乌头栀子汤

【原文】　　　　外寒内热①乌栀炒，水酒加盐疝痛安。
　　　　　　　　癫疝不问新与久，三层茴香②自可痊。

〖注〗此茴香丸，方在《医宗必读》。

【提要】阐释表寒内热疝气和癫疝的治疗用药。

【注释】①外寒内热：表寒兼里热。

②三层茴香：即三层茴香丸，由八角茴香、附子、川楝子、木香、槟榔、荜茇、茯苓、北沙参组成。

【白话文】

外寒内热的疝气用栀子炒川乌，水酒加盐外用，可止疝痛。癫疝无论新发还是旧疾，用三层茴香丸治疗可以痊愈。

【解读】

疝气见外寒内热者，用乌头栀子汤治疗，其中乌头温热散寒，且可祛风止痛；栀子清热利湿，入肝经。两者合用，内外兼治，既可清热散寒，还可消肿止痛。癫疝为阴囊麻木肿胀，多为寒湿之邪郁于肝经，故用三层茴香丸。该方行气利水，温经止痛；且川楝子、茴香等药入肝经，可使肝经之寒湿去、经络通，疝气可除。目前该方临床已较少使用，暂未见临床应用报道。

十味苍柏散

【原文】　　　　　醇酒①厚味②湿热疝，不谨③房劳受外寒。

　　　　　　　　　苍柏香附青益草，茴索楂桃附子煎。

〖注〗此散，即苍术、黄柏、香附、青皮、益智、甘草、小茴香、南山楂、元胡索、桃仁、附子也。

【提要】阐释十味苍柏散的适应证。

【注释】①醇酒：喜欢喝酒。

②厚味：肥甘厚腻食物。

③不谨：不谨慎。

【白话文】

十味苍柏散用于饮酒或者肥甘厚腻引起的湿热疝气，也可治房事不谨慎感受外寒引起的诸证。全方药物组成：苍术、黄柏、香附、青皮、益智仁、甘草、小茴香、延胡索、山楂、桃仁、制附子。

【解读】

十味苍柏散用于湿热疝，症见少腹及阴部疼痛，呈胀痛，可见局部溃烂出脓，阴囊局部肿大，舌质红、苔薄黄腻，脉弦。常因好饮酒，或嗜食肥甘厚腻，亦可见于房事后复感风寒之证。方中苍术、黄柏、青皮、小茴香行气燥湿，延胡索、川楝子、香附行气止痛，桃仁、山楂、延胡索活血止痛，益智仁、制附子、甘草温阳。全方诸药多数入肝经，以温肝疏肝，理气活血，燥湿清热。全方寒热并用，气血同理，专攻肝经，以直达疝之所，为治疗湿热疝气较为理想的药方。

【医案助读】

小儿疝气 王某，男，6个月。阴部肿物时出时没1个月余。每因啼哭或挣便时肿物突出，需用手按揉或睡眠后消失。先后用疝气带和中西药治疗无效。患儿太小无法手术，故来求治。望之阴囊右侧松弛，患儿哭挣即见肿物突出，哭止平卧即入腹中，面青少华，舌淡苔白，指纹沉滞而青。诊为寒凝气滞之疝气。治以温通散结，疏肝理气，佐以健脾升阳。方用《医宗金鉴》十味苍柏散加减：醋青皮3g，川附子5g，黄柏4g，益智仁5g，南山楂6g，苍术3g，香附、醋延胡索各5g，乌药6g，升麻、桃仁各3g，黄芪10g，柴胡3g。每日1剂煎服，连服5剂。并用成都名医王静安之温经消液散坐浴。上方服完后，患儿阴囊肿物消失，但挣大便时仍有出现。守上方再加白术10g，红参5g，鹿角胶3g。10剂煎服。痊愈。[王熙国.附子在儿科的临床运用举隅.中国中西医结合儿科学，2009，1（3）：219-220.]

茴楝五苓散　大黄皂刺汤

【原文】　　　　膀胱水疝尿不利①，五苓茴楝与葱盐。
　　　　　　　　瘕硬②血疝宜乎下，大黄皂刺酒来煎。

〖注〗大黄皂刺汤，即大黄、皂刺各三钱，酒煎服也。

【提要】阐释水疝和血疝的治疗用药。

【注释】①尿不利：小便不通畅。

②瘕硬：包块坚硬。

【白话文】

　　膀胱水疝可见小便不畅，用五苓散加小茴香、川楝子和葱白、食盐治疗。包块坚硬的血疝应该攻下，用大黄皂刺汤治疗，全方由大黄、皂角刺和酒来煎服。

【解读】

水疝为阴囊积水引起阴囊肿胀之病证。症见阴囊肿大光亮如水晶状，不红不热；或有瘙痒感，破溃伤流黄水；或于小腹部按之而有水声。可见寒湿证和湿热证两种。主要治疗方法为行气逐水，根据寒湿、湿热等不同，进行加减用药。轻症者可选用五苓散加减，重症者可选用禹功散加减。若是兼寒可加乌药、制附子、小茴香、艾叶、吴茱萸等治疗；兼热证可加黄柏、知母、秦皮、秦艽、败酱草等治疗；兼见瘀血可用少腹逐瘀汤加减或者桃仁煎。包块坚硬的血疝多为瘀血阻滞引起，故可以用大黄皂刺汤来攻下；外治可用葱白、川楝子、小茴香、大黄、食盐等研粉外敷。本病相当于西医学中的睾丸鞘膜积液、阴囊水肿等病。积水严重导致阴囊高张力者可用穿刺放水或选用外科手术治疗。

羊肉汤

【原文】　　　　　血分①寒疝女产后，脐腹连阴②胀痛疼。

　　　　　　　　　羊肉一斤姜五两，当归三两水八升。

【提要】阐释产后寒疝的证候特点和用药。

【注释】①血分：病在血分。

②阴：阴部。

【白话文】

血分寒疝多发生在妇女产后，症见脐腹连着阴部胀痛，可用羊肉一斤、生姜五两、当归三两、水八升煎服。

【解读】

当归生姜羊肉汤具有补气养血，温中暖肾的作用，适用于妇女产后气血虚弱，阳虚失温所致的腹痛，同时，此汤还可以治疗血虚乳少、恶露不止等症状。本方用在此处治疗产后疝气，取产后血虚引起疝气之意。

夺命汤

【原文】　　　　　冲疝厥疝痛上攻，脐悸①奔豚气上行。

　　　　　　　　　吴萸一味为君主，肉桂泽泻白茯苓。

【提要】阐释疝气重证的治疗用药。

【注释】①脐悸：脐部悸动。

【白话文】

冲疝、厥疝见阴部疼痛上攻至腹、脐部悸动、气逆上行者，可用吴茱萸为君，加肉桂、泽泻、茯苓治疗。

【解读】

冲疝和厥疝均为疝气中的重证，均可见阴部疼痛上攻至腹部，同时可见脐部悸动、气从少腹上冲心胸和咽喉、心烦恐怖等症。可用吴茱萸为君，温肝经而降肝经之逆；同时用肉桂为臣，协助吴茱萸温经散寒；茯苓、泽泻利水，同时具有导邪外出的功效。全方温经降逆，治疗寒气上冲引起的冲疝和厥疝。

青木香丸

【原文】　　　　气疝诸疝走注痛①，青木香②附吴萸良。

巴豆拌炒川楝肉，乌药荜澄小茴香。

〔注〕青木香丸，即青木香五钱，酒醋浸炒吴茱萸一两，香附醋炒一两，荜澄茄五钱，乌药五钱，小茴香五钱，巴豆仁二十一粒、研碎拌炒川楝肉五钱，为末，合均，葱涎为小丸，每服三钱，酒盐任下立愈。及能医一切疝痛神效。

【提要】阐释气疝的治疗用药及青木香丸的药物组成。

【注释】①走注痛：指邪气进入人体引起的一种时间较长且延绵的疼痛。

②青木香：即青木香丸。

【白话文】

包括气疝在内的疝气引起的时间较长且延绵的疼痛，可用青木香丸治疗。其药物组成为青木香、制香附、吴茱萸、高良姜、巴豆拌炒川楝子肉、乌药、荜澄茄、小茴香。

【解读】

疝气因气机阻滞，引起经络不通，形成走注痛者，可用青木香丸治疗。青木香丸中吴茱萸、巴豆、乌药、小茴香、荜澄茄温胞脉而逐阴寒，木香、香附、川楝子行气暖宫止痛，诸药合用，使寒凝解、气滞通。故对寒中气滞引起的疝气疼痛和少腹疼痛，病在肝经者效果较好。

【医案助读】

疝癖 周某，女，38 岁。左脐下髂前上嵴腹股沟内侧发作性疼痛，疼痛时有筋突起，用手摸之如弓弦状，不痛时弓弦状突起消失已 8 年余。B 超检查正常，排除子宫肌瘤、附件囊肿等，多以盆腔炎、附件炎治疗无效。形寒怕冷，小便清长，舌质淡、苔薄白，脉沉细。诊断为疝癖，辨证为寒客包脉、阳气失运。治宜温通胞脉、散寒止痛。方用青木香丸：青木香 12g，香附 24g，吴茱萸 12g，川楝子 24g（另包），巴豆 12g（另包），乌药 24g，荜澄茄 12g，小茴香 12g。将巴豆去壳打碎与川楝子同在铁锅内拌炒，当巴豆炒至老黄色后去巴豆将川楝子入药。1 日 1 剂，水煎服。服 2 剂后疼痛大减，弓弦状突起消失。继续服药 6 剂痊愈，随访半年无复发。［杨岸森．尹志美辨病论治经验．实用中医药杂志，2011，27（6）：404－405．］

茴香楝实丸

【原文】　　　　　楝实狐疝一切疝，楝肉茴香马蔺芫。
　　　　　　　　　三萸①二皮各一两，仍宜急灸大敦安。

〖注〗茴香楝实丸，治狐疝及一切诸疝，即川楝肉、小茴香、马蔺花②、芫花醋炒变焦色、山茱萸、吴茱萸、食茱萸③、青皮、陈皮各一两，为末，醋糊为小丸，酒送二钱。

【提要】阐释茴香楝实丸的适应证和注意事项。

【注释】①三萸：指山茱萸、吴茱萸、食茱萸。

②马蔺花：咸酸微苦，凉。清热，解毒，止血，利尿。主治喉痹，吐血，衄血，小便不通，淋病，疝气，痈疽。

③食茱萸：辛苦，温，有毒。温中，燥湿，杀虫，止痛。主治呕逆吞酸，厥阴头痛，脏寒吐泻，脘腹胀痛，经行腹痛，五更泄泻，高血压症，脚气，疝气，口疮溃疡，齿痛，湿疹，黄水疮。

【白话文】

茴香楝实丸治疗狐疝和一切疝气。药物组成为川楝子、小茴香、马蔺花、芫花（醋炒变焦色）、山茱萸、吴茱萸、食茱萸、青皮、陈皮各一两，为末，醋糊为小丸，酒送二钱。治疗过程中，若疼痛厉害，可急灸大敦穴止痛。

【解读】

茴香楝实丸可治狐疝和一切疝气。方中川楝子、小茴香、吴茱萸、食茱萸入肝经，温经行气，降逆止痛；马蔺花、芫花解毒利水；山茱萸补肝肾之阴，以防阴伤太过；青皮、陈皮温中燥湿行气。全方主治寒湿疝气为主，症见少腹连及阴部肿胀疼痛、收引拘急，可见水肿晶亮等症。可艾灸大敦穴以助疗效。目前该方临床已较少使用，暂未见临床应用报道。

医宗金鉴卷四十三

头痛眩晕总括

【原文】　　　　头痛痰热风湿气，或兼气血虚而疼。

在右属气多痰热，左属血少更属风。

因风眩晕头风痛，热晕烦渴火上攻。

气郁不伸痰呕吐，湿则重痛虚动增。

〖注〗头痛，属痰，属热，属风，属湿，属气，或兼气虚、血虚。因风而痛，谓之头风，必眩晕。因热而痛晕者，则烦渴。因气郁而痛晕者，则志意不伸。因痰而痛晕者，则呕吐痰涎。因湿而痛晕者，则头重不起。因虚而痛晕者，动则更痛更晕也。

【提要】阐述头痛、眩晕的病因病机及临床症状。

【白话文】

头痛、眩晕多由于痰浊上泛、热邪炽盛、风寒（或热）外束、虚风内动、湿浊熏蒸及气机郁滞引起，除此之外气血亏虚也可引起眩晕头痛。头右侧症状明显者多由气虚、痰热之邪导致；左侧症状明显者，则多由血虚、虚风内动导致。因感受风寒（或热）导致眩晕、头痛的称为头风痛；因热邪炽盛上扰清窍导致的眩晕、头痛多伴有烦渴症状；气机郁滞导致的眩晕、头痛，多伴有情志抑郁、精神不振；因痰浊上泛导致的眩晕、头痛多伴有呕吐症状；因湿浊熏蒸导致的眩晕、头痛多伴有头部困重；气血亏虚导致的眩晕、头痛，稍微活动则症状加重。

【解读】

头为"诸阳之会"、"清阳之府"，又为髓海之所在，居于人体之最高位。五脏六腑之精气皆上注于头，手足三阳经亦上循头面。若六淫之邪上犯清空，阻遏清阳；或肝郁阳亢，上扰清空；或痰瘀痹阻经络，壅遏经气；或气血亏虚，肾精不足，头部经脉失养而挛急，均可导致头痛的发生。

头痛眩晕死证

【原文】　　　　　真头脑痛朝夕死，手足厥逆至节青。

　　　　　　　　　泻多眩晕时时冒[1]，头猝大痛目瞀[2]凶。

〖注〗真头痛，痛连脑内，手足青冷至肘膝之节，朝发夕死。凡头痛眩晕，时时迷冒，及头目猝然大痛，目视不见，或泻多之后，皆凶证也。

【提要】阐述头痛、眩晕的危重证候。

【注释】[1]冒：指两眼失神、昏花。

[2]瞀：mào，指两眼失神、昏花。

【白话文】

真头脑痛病人病情危重，随时有生命危险，手足冰冷，直至肘、膝关节。泻利之后，元气虚弱，出现眩晕，两眼失神、昏花，预后凶险；头突然剧烈疼痛，两眼失神、昏花，预后也凶险。

【解读】

真头痛一名，首见于《难经》。在《难经·六十难》中对真头痛有如下描述："入连脑者，名真头痛"。真头痛常见于西医学中的以头痛为主要表现的各类危重病证，发病急暴，预后凶险，若抢救不及时，可危及生命。

荜茇散　　芎芷石膏汤

【原文】　　　　　头风嘀鼻热荜茇，湿盛瓜蒂入茶茗。

　　　　　　　　　风盛日久三圣散[1]，内服芎芷石膏灵。

　　　　　　　　　芎芷石膏菊羌藁，苦加细辛风防荆。

　　　　　　　　　热加栀翘芩薄草，便秘尿红硝黄攻。

〖注〗一切头风兼热者，以荜茇散嗡鼻。即荜茇一味为末，用猪胆汁拌过，嗡之作嚏立愈。一切头风兼湿者，以瓜蒂、松萝茶，二味为末，嗡之出黄水立愈。头风风盛时发，日久不愈，则多令人目昏，以三圣散嗡之，方在中风门内。用芎芷石膏汤，即芎、芷、石膏、菊花、羌活、藁本也。苦痛者加细辛，风盛目昏加防风、荆芥穗，热盛加栀子、连翘、黄芩、薄荷、甘草，大便秘、小便赤加硝、黄，攻之自愈也。

【提要】阐述头风风盛的主方及兼症的用药加减方法。

【注释】①三圣散：由防风、瓜蒂、藜芦组成。共为粗末，水煎徐徐服之，以吐为度，不必尽剂。亦可鼻内灌之。

【白话文】

风邪夹热引起的头痛可用荜茇散嗡鼻取喷嚏治疗；因湿邪引起的头痛，可用瓜蒂、茶叶（松萝茶）研末嗡鼻治疗；风盛头痛久治不愈，用三圣散嗡鼻，并内服芎芷石膏汤效果较好。芎芷石膏汤组成：川芎、白芷、石膏、菊花、羌活、藁本。若头痛较剧可加细辛散寒止痛；风盛导致头晕目眩，可加防风、荆芥穗辛散上行、疏散风邪；热盛可加栀子、连翘、黄芩、薄荷、甘草清利头目、搜风散热；大便秘结、小便黄赤，可加芒硝、大黄以泻热通便。

【解读】

风邪外袭，循经上扰头部，阻遏清阳之气，故见头痛。《素问·太阴阳明论》曰："伤于风者，上先受之。"若风邪稽留不去，头痛久而不愈者，其痛或偏或正，休作无时，即为头风。外风宜散，治宜散风邪、止头痛。风为百病之长，宜夹寒、痰邪，亦可携热或郁而化热，当分而治之。芎芷石膏汤主治头痛眩晕，头风盛时发作，日久不愈；外感风热头痛。临床以头痛而胀，甚则头痛如裂，发热恶风，面红目赤，口渴喜饮，大便不畅或便秘，小便黄，舌红苔黄，脉浮数为辨证要点。

【医案助读】

血管神经性头痛 某某，男，42岁。既往体检，诉间断性头痛2年余，头痛如劈，遇寒加重，严重影响其工作生活。外院经相关检查诊断为血管神经性头痛，给予氟桂利嗪胶囊、谷维素、头痛宁胶囊及加巴喷丁胶囊，病人头痛无明显改善。2014年10月4日于我院初诊。症见：头痛，以双侧太阳穴为著，阵发性发作，口干口苦，小便黄，大便尚可，舌质暗红、苔黄腻，脉弦。西医诊断为血管神经性头痛；中医诊断为头痛，证型：太少合病、络脉不通。方用芎芷石膏汤加减。组方：川芎25g，石膏15g，白芷15g，藁本12g，羌活15g，菊花 12g，柴胡 12g，黄芩 12g，当归 12g，赤芍 15g，炙甘草 6g。7 剂，水煎服，1 剂/日。嘱勿食辛辣、油腻饮食，避风寒，慎起居，节劳作，畅情志。

2014 年 10 月 11 日复诊：病人头痛明显改善，舌脉同前，加川牛膝 20g 活血通络，续服 7 剂，头痛症状消失。[罗丕舵，孟毅，刘志勇，等. 芎芷石膏汤治疗头痛的临床应用. 中医临床研究，2016，8（29）：42 – 43.]

茶调散　清震汤　滚痰丸　人参芎附汤

【原文】　　　　风热便利茶调散，雷头荷叶苍与升。

痰热滚痰①芎作引，虚寒真痛附参芎。

〖注〗雷头风痛，头面疙瘩，耳闻雷声，宜清震汤，即荷叶、苍术、升麻也。人参芎附汤，即人参、川芎、川附也。

【提要】阐述偏正头风、头痛、眩晕各型的证治。

【注释】①滚痰：即滚痰丸，由防风、瓜蒂、藜芦组成。共为粗末，水煎徐徐服之，以吐为度，不必尽剂。亦可鼻内灌之。

【白话文】

风热头痛，小便通利，可予茶调散治疗；头痛耳鸣重者，可予清震汤治疗；痰热上扰，予滚痰汤治疗，并予川芎作药引；虚寒头痛，予人参芎附汤治疗。

【解读】

《素问·太阴阳明论》曰："伤于风者，上先受之。"若风邪稽留不去，头痛久而不愈者，其痛或偏或正，休作无时，即为头风。风为百病之长，宜携热、携痰、携寒，或阳虚风邪外越，故治疗上分型论治。风邪头痛，或有恶寒、发热、鼻塞，予茶调散。头痛兼有似雷鸣之响声，而头面则起核块或肿痛红赤的病证，多由湿毒郁结于上所致，故予清震汤。"百病皆因痰作祟，顽痰怪证力能匡"，痰热胶结，予滚痰丸，并予川芎引药上行、为诸药之先导，涌吐痰涎，中病即止。虚寒头痛，虚阳外越，予人参芎附汤以温阳祛风止痛。

【医案助读】

眩晕　某某，女，56 岁。初诊：2012 年 9 月 4 日。病人反复头晕 30 余年，每遇劳累或情绪刺激等诱因后易发。近半年来头晕明显加重，甚者无诱因亦发，经静脉滴注天麻素注射液、丹红注射液等治疗后未见明显好转。头颅 CT 及颈椎 X 线均显示未见明显异常。其母及姐姐均有头晕病史。既往否认有高血压病史。刻下症：头晕，头胀痛，视物旋转，如坐舟车，时有恶心欲吐，胃纳欠佳，伴耳鸣汗出，潮热便艰，口鼻热疹，寐可，喜叹息。舌淡红、胖、有齿痕，苔中根薄黄腻，脉滑。四诊合参，中医诊断为眩晕；证属脾虚失运，清阳不升，兼肝经郁热。方用清震汤加味，处方：苍术 9g，白术 9g，升麻 9g，泽泻 9g，川芎 9g，葛根 9g，僵蚕 9g，片姜黄 6g，沙苑子 9g，白蒺藜 9g，蝉蜕 3g，郁金 9g，蒲公英 9g，稆豆衣 9g，川牛膝 9g，怀牛膝 9g，全瓜蒌 15g，制川大黄 9g。1 剂/日，水煎服。

二诊：2012 年 9 月 11 日。服上方 7 剂后，头晕得缓，无恶心，胸闷偶作，喜叹息，便艰，舌红、苔薄腻，脉滑。上方去蒲公英，加绿萼梅 9g、川楝子 9g、玄参 9g。1 剂/日，水煎服。1 周后复诊，病人诸症明显改善，药已中病，继予原方 7 剂。后随访未见复发。[李文娟，颜新. 颜新运用清震汤加味治疗眩晕验案举隅. 中医药导报，2017，23（2）：112－113.]

芎犀丸

【原文】　　　　　偏正头风芎犀丸，血虚四物薄羌天。
　　　　　　　　　气虚补中①加芎细，气逆降气黑锡丹。

〚注〛血虚，面少血色，或久脱血也。天，天麻也。降气，苏子降气汤也。
【提要】阐述风痰、血虚、气虚、气逆偏正头痛的治疗。
【注释】①补中：即补中益气汤。
【白话文】

风痰上扰偏正头痛，宜芎犀丸以治风化痰；血虚头痛，宜四物汤加薄荷、羌活、天麻以养血调血、祛风止痛；气虚头痛宜补益中气、斡旋中焦，宜以补中益气汤加川芎、生地；气逆上实下虚头痛宜降气、温肾纳气，宜苏子降气汤冲服黑锡丹。

【解读】

偏正头痛、头风有虚实之分。风痰上扰，伴头目晕眩、恶心，宜祛风化痰，予芎犀丸；血虚头痛、头风宜养血调血和血以息风；气虚头痛宜补中气，黄元御认为：中土为四象之母，心肝肺肾之气运行亦必以中气升降为本，中气衰败升降逆行则诸病丛生。故宜予补中益气汤以摄气止痛；气逆上冲巅顶，头风头痛而作，上实下虚，故予降气息风，方宜苏子降气汤和黑锡丹温肾纳气。

芎麻汤　半夏白术天麻汤

【原文】　　　　欲吐晕重风痰痛，芎麻汤下白丸①宁。

虚者六君芪干柏，天麻曲蘗泽苍同。

〖注〗麻，天麻也。白丸，青州白丸子也。虚者，谓风痰兼气虚者，宜半夏白术天麻汤，即六君子加黄芪、干姜、黄柏、天麻、神曲、麦蘗、泽泻、苍术也。

【提要】阐述风痰上扰头痛眩晕证的治疗。

【注释】①白丸：即青州白丸子，由生南星、白附子、川乌头组成。研碎，以糯米粉煎粥清为丸，如绿豆大。

【白话文】

风痰上扰眩晕头痛以头重呕恶为辨证要点，宜燥湿化痰，平肝息风，方宜芎麻汤冲服青州白丸子；若兼气虚，宜半夏白术天麻汤，即六君子汤加黄芪、干姜、黄柏、天麻、神曲、麦蘗、泽泻、苍术以健脾燥湿化痰。

【解读】

半夏白术天麻汤所治风痰头痛眩晕，以头重呕恶、舌苔白腻为辨证要点。其病缘于脾虚生痰，并肝风内动所致。痰浊蒙蔽清阳，风痰上扰清空，故眩晕而头重痛；痰气交阻，浊阴不降，故胸闷呕恶。治以化痰息风，兼以健脾祛湿。方中半夏燥湿化痰、降逆止呕，天麻化痰息风而止头眩，二者合用，为治风痰眩晕头痛之要药。李杲云："足太阴痰厥头痛，非半夏不能疗；眼黑头眩，风虚内作，非天麻不能除去。"

【医案助读】

偏头痛　孙某，女，44 岁。平素饮食不节，发作性双颞侧头痛 10 余年，反复外院就诊，头颅 MRI+MRA 检查未见明显异常，长期服用西药及中成药，效果欠佳。于 2016 年 4 月 12 日初诊。症见：双颞侧头痛，呈搏动性，严重时伴恶心、呕吐，纳差，反酸，眠差，二便可。舌质淡、舌体胖大、苔白腻，脉弦滑。西医诊断为偏头痛；中医诊断为头痛，证属痰浊中阻兼有脾虚。方用半夏白术天麻汤加减，药用：法半夏 30g，白术 15g，天麻 15g，茯神 30g，陈皮 10g，生薏苡仁 30g，怀菊花 15g，蔓荆子 15g，佛手 15g，香附 15g，党参 15g，川芎 30g，醋延胡索 30g，何首乌藤 30g，炒酸枣仁 15g，煅瓦楞子 30g，黄连 10g，制吴茱萸 5g，甘草 10g。7 剂，1 剂/日，水煎服。另服舒肝解郁胶囊 2 粒/次，2 次/日。嘱勿食辛辣、油腻之品，避风寒，慎起居，节劳作，畅情志。

2016 年 4 月 19 日复诊：舌脉同前，守方续服 7 剂。

2016 年 4 月 26 日三诊：予前方加桃仁 10g，红花 10g，续服 7 剂，症状全部消失。随访 1 年，未再复发。[李鹏辉，羊田，孟毅. 半夏白术天麻汤临床应用举隅. 中国民族民间医药，2017，26（8）：66-69.]

荆穗四物汤

【原文】　　　　头晕头痛同一治，血虚物穗气补中。
　　　　　　　　气血两虚十全补，上盛下虚黑锡[①]灵。

〖注〗头晕之虚实寒热诸证，同乎头痛一治法也。其有因血虚，宜用荆穗四物汤，即当归、川芎、白芍、熟地黄、荆芥穗也。气虚，宜用补中益气汤。气血两虚，宜用十全大补汤。上盛下虚，宜用黑锡丹。

【提要】阐述头晕虚证的治疗。

【注释】①黑锡：即黑锡丹，由黑锡、硫黄、川楝子、胡芦巴、木香、附子（制）、肉豆蔻、补骨脂、沉香、小茴香、阳起石、肉桂组成。

【白话文】

头晕虚实寒热辨证治法与头痛的虚实寒热辨证相类似。血虚头晕，宜用荆穗四物汤，即当归、川芎、白芍、熟地黄、荆芥穗组成；气虚头晕，宜用补中益气汤；气血两虚头晕，宜用十全大补汤加减；上盛下虚头晕，宜用黑锡丹。

【解读】

头晕病的辨证可参照头痛病以虚实寒热立论。治疗血虚头晕以荆穗四物汤为代表，由当归、川芎、白芍、熟地黄、荆芥穗养血调血和血以定眩；气虚头晕以补中益气汤为代表，以补益中气、健脾养血；气血两虚头晕宜十全大补汤以温补气血；真气亏惫、上盛下虚头晕宜选黑锡丹升降阴阳、交通上下。张秉成曰："夫人之所赖以生者，血与气耳。故一切补气诸方，皆从四君化出；一切补血诸方，又当从此四物而化也。补气者，当求之脾肺；补血者，当求之肝肾。地黄入肾，壮水补阴，白芍入肝，敛阴益血，二味为补血之正药。然血虚多滞，经脉隧道，不能滑利通畅，又恐地、芍纯阴之性，无温养流动之机，故必加以当归、川芎辛香温润，能养血而行血之气以流动之。总之，此方乃调理一切血证是其所长。若纯阴虚血少，宜静不宜动者，则归、芎之走窜行散，又非所宜也。"

【医案助读】

眩晕 李某，女，43 岁。主因"头晕反复发作近 30 年，加重 4 年"于 2004 年 7 月 23 日初诊。病人自幼年起即出现头晕，每于夏季出现，近 4 年头晕加重，四季均有发作，夏季尤甚。伴头痛、头昏头沉，自觉反应迟钝，无耳鸣，头晕甚时恶心。外院查血常规提示全血细胞减少，经骨髓穿刺诊为"骨髓异常增生综合征"，给予相关治疗，病人病情稳定，但仍时有头晕发作，纳可，眠可，大便量少。舌瘦质紫暗、苔黄腻，脉细滑。中医诊断：眩晕，证属气血亏虚；西医诊断：骨髓异常增生综合征。治以益气养血升阳，方选荆穗四物汤加减。处方：炒荆芥穗 9g，川芎 10g，当归 10g，炒蒺藜 12g，白芍 12g，熟地 12g，炒枣仁 15g，茯苓 18g，半夏 10g，升麻 6g，柴胡 10g，炒枳壳 12g，佛手 10g，甘草 6g。7 剂。

2004 年 8 月 27 日复诊。诉头晕程度明显减轻，发作次数明显减少，伴乏力、气短、倦怠，纳眠可，大便 1～2 天 1 次，胃中有烧灼感，嗳气频繁。舌暗，苔白腻、边有齿痕，脉细滑尺沉。既见效机，前法原方续进，上方加太子参 12g、生黄芪 15g、炒白术 10g，去佛手。7 剂，水煎服。药后随访，病人诉病情稳定，头晕偶有发作。[王秋风，刘宗莲，路洁. 国医大师路志正应用荆芥经验举隅. 中国中药杂志，2015，40（19）：3871.]

眼目总括

【原文】　　目为五脏六腑精，气白筋黑骨精瞳。

血为眦络肉约束，里撷系属脑项中。

经热腠开因风入，合邪上攻赤肿疼。

轻者外障生云翳，重者积热顿伤睛。

〖注〗经曰：五脏六腑之精气，皆上注于目而为之精。精之窠为眼，气之精为白眼，筋之精为黑眼，骨之精为瞳子，血之精为络眦，肉之精为约束，即眼胞也；里撷筋骨血气之精，而与脉系上属于脑，后出于项中。因经热蒸乎腠理，故风邪得以入之，风热之邪合上攻于目，赤肿疼痛。轻者则为外障，或暴生云翳；重者则积热之甚，陡然痛伤睛也。

【提要】阐述眼的中医学生理及眼病的病因病机。

【白话文】

眼目由五脏六腑精气充养，眼白属肺，黑珠属肝，瞳孔属肾，眼角血络属心，上下眼睑保护眼球、属脾。总的来说是提挈各脏器精气，心包络为之大主。各脏器的精气到达眼睛，由脏器的经络传导，目系经络上循大脑，由大脑入项中。经络有热，腠理开，易感受风邪，风邪挟他邪上攻眼目，可导致目赤肿痛。轻者生外障、翳膜；重者热郁于内，可导致眼睛突然疼痛，伤害眼睛。

【解读】

眼与五脏的关系，《灵枢·大惑论》认识到："精之窠为眼，骨之精为瞳子，筋之精为黑眼，血之精为络，其窠气之精为白眼，肌肉之精为约束，里撷筋骨血气之精而与脉并为系、上属于脑、后出于项中。"《审视瑶函·内外二障论》云："眼乃五脏六腑之精华上注于目而为明。"说明眼的结构及其功能都与五脏六腑精气密切相关。《太平圣惠方·眼论》所述"明孔遍通五脏，脏气若乱，目患即生；诸脏既安，何辄有损"则反映了脏腑与眼病发生的关系。

外障病证

【原文】　　　　火眼赤肿泪涩痛，硬肿多热软多风。

睑粟①烂弦②鸡觇肉③，胬肉④赤脉贯瞳睛⑤；

血灌瞳人⑥高突起⑦，旋螺尖起⑧蟹睛⑨疼。

拳毛⑩风泪⑪风痒极⑫，赤膜下垂⑬黄膜冲⑭。

〖注〗风热上攻，目赤肿痛多泪，隐涩难开，火眼也。肿而硬者，属热盛也，宜先下之；肿而软者，属风盛也，宜先发散。两睑上、下初生如粟，渐大如米，或赤或白，不甚疼痛，谓之睑生风粟。两睑黏睛，赤烂痒痛，经年不愈，谓之烂弦风，又名赤瞎。睑内如鸡冠、蚬肉翻出，视物阻碍，痛楚羞明，谓之鸡冠蚬肉。此皆脾经风热为病也。两眦筋膜瘀出，谓之胬肉攀睛。两眦赤脉渐渐侵睛，谓之赤脉贯睛。两眼混赤如朱，痛如针刺，谓之血灌瞳人。两眼痒痛，忽然突起，谓之突起睛高。目中大痛，忽生翳膜，状如旋螺，谓之旋螺尖起。目中大痛，忽然瞳睛瘀如蟹目，谓之蟹睛疼痛，又名损翳。此皆肝、心二经积热也。两睑燥急，睫毛倒刺，谓之倒睫拳毛。两目冲风，泪出涓涓，冬月尤甚，谓之迎风流泪。两目连眦痒极不痛，谓之风痒难任。目中从下忽生黄膜，侵睛疼痛，谓之黄膜上冲。目中从上忽生赤膜，垂下遮睛，谓之赤膜下垂，又名垂帘翳。此皆心、肝、脾三经风热为病也。

【提要】阐述外障的临床表现。

【注释】①睑粟：即睑生风粟。指两睑生出米粒大小的点，或红，或白，疼痛症状较轻。

②烂弦：即烂弦风，又称赤瞎。症见两睑黏膜红肿溃烂，疼痛而痒，睫毛稀疏，经年不愈。

③鸡蚬肉：睑黏膜破裂外翻，如鸡冠、蚬肉，遮住眼珠，疼痛而怕光。

④胬肉：即胬肉攀睛。指两眼大小眼角的筋膜突起。

⑤赤脉贯瞳睛：即赤脉贯睛。指两眼角的赤脉，逐渐伸长，侵入目睛。

⑥血灌瞳人：即血灌瞳仁。指两眼混浊、红赤，像朱砂一样，疼痛如针刺。

⑦高突起：即突起睛高。指两眼又痒又痛，目睛忽然突起。

⑧旋螺尖起：黑睛部分突起，如旋螺的尖尾，多由斑脂翳发展而来，药难奏效。

⑨蟹睛：又称损翳、蟹睛疼痛。指黑睛破溃，黄仁绽出，如螃蟹眼睛。

⑩拳毛：即倒睫拳毛。症见两睑干燥，拘急不舒，眼睫毛倒刺眼球。

⑪风泪：即迎风流泪。症见遇到风就流泪，冬季加重。

⑫风痒极：即风痒难忍。指两眼及两眼角奇痒而不痛。

⑬赤膜下垂：又称垂帘翳。指两眼发生赤膜，从上渐渐垂落，遮住眼球。

⑭黄膜冲：即黄膜上冲。指两眼发生黄膜，从下渐渐向上侵犯到眼珠。

【白话文】

火眼多因风热之邪上攻眼睛，导致眼睛红肿赤痛，流泪多，喜暗怕光，涩痛难开，其中硬肿多为热重，肿而软为风重。睑粟生风及烂弦风、鸡蚬肉的发病都是由于脾经风热，上攻目睛而导致。胬肉攀睛、赤脉贯睛、血灌瞳人、旋螺尖起、突起睛高、蟹睛疼痛都是因心肝有热上冲目睛导致的。倒睫拳毛、迎风流泪、风痒难忍、黄膜上冲、赤膜下垂的发病是由于心、肝、肾三经风热上升。

【解读】

外障这一病名出自《秘传眼科龙木论》，指发生在胞睑、两眦、白睛、黑睛的眼疾。外障的病变特点：外症突出，征象明显，如目涩痒、畏光流泪、胞睑难睁、红赤肿胀、白睛红赤、胬肉攀睛、黑睛生翳等；外障引起的目痛多为沙涩疼痛、灼热刺痛。睑生风粟多由于脾胃湿热，复感风热之邪而发，治疗时当分风盛、热盛，有所侧重。烂弦风多由风、湿、热三邪合而致病，治疗时亦当有所侧重。胬肉攀睛，发展至黑睛，可影响视力，此时当内外同治，必要时手术治疗。突起睛高，症见两眼又痒又痛、目睛忽然突起，发病急，来势凶，当及时治疗，严重者可危及性命。旋螺尖起多由斑脂翳发展而来，药难奏效，可严重影响视力，甚至导致失明，多手术治疗。蟹睛指黑睛破溃，黄仁绽出，愈后可留有斑脂翳，影响视力，严重者可化脓，影响整个眼球。倒睫拳毛、迎风流泪、风痒难忍、黄膜上冲、赤膜下垂多由心、肝、肾三经风热上升而致病。

内障病证

【原文】 内障①头风五风②变，珠白黄绿不光明。

头风痛引目无泪，相注如坐暗室中。

绿风头旋连鼻痛，两角相牵引目疼。

时或白花红花起，同绿黑花为黑风。

乌花不旋渐昏暗，黄风雀目③久金睛。

青风微旋不痒痛，青花转转目昏蒙。

〖注〗内障之病，每因头风五风变成。初病瞳珠渐渐变色，睛里隐隐似翳，或白或黄或绿，虽与不患之眼似，然无精彩光明射人。病头风者，发则头痛引目无泪，或左目，或右目，或先左目，或后右目，相注不定，如坐暗室之中，此头风伤目之渐也。绿风者，头旋两角连鼻相牵引目疼痛，时或见起白花、红花，此绿风伤目之渐也。黑风者，症同绿风，时时见起黑花，此黑风伤目之渐也。乌风者，亦同黑风，但不旋晕而见乌花，渐渐昏暗，此乌风伤目之渐也。黄风者，久病雀目，瞳睛金色，此黄风伤目之渐也。青风者，头微旋，不痒不痛，但见青花转转，日渐昏蒙，此青风伤目之渐也。

【提要】阐述内障的临床表现。

【注释】①内障：眼球内部病变，视力受障碍。

②五风：《医宗金鉴》："瞳变黄色者，名曰黄风；变绿色者，名曰绿风；变黑色者，名曰黑风；变乌色者，名曰乌风；变青色者，名曰青风。"

③雀目：即高风雀目，类似于当今夜盲症。

【白话文】

内障多由头风和五风发展而成，初期眼睛黑珠可发现一层较薄的翳膜，颜色或白，或黄，或绿，缺乏精彩光明的神气。头风引起的内障，可见头痛牵连眼睛痛，痛势较剧烈，没有眼泪，或由左眼到右眼，或由右眼到左眼，也可出现双眼疼痛，影响视力，严重者视力受到严重影响，视物不清，如同坐在暗室之中。绿风可见头晕，两额角疼痛，连及眼眶、眼珠及鼻部疼痛，眼前常出现白花或红花。黑风与绿风类似，只是眼前常出现黑花。乌风则没有眩晕症状，眼前乌花，视力逐渐下降，视物昏暗。黄风由"高风雀目"演变而成，瞳睛多出现金黄色。青风，眩晕症状不明显，没有眼痛、眼痒症状，可见青花，经久不愈，视力渐下降。

【解读】

内障见于《太平圣惠方》卷三十三。《证治准绳·杂病》认为内障"皆有翳在黑睛内遮瞳子而然"，指主要发生于瞳神及眼内各组织的疾病。内障病变特点：多为外眼正常，但视觉异常，如暴盲、青盲、视瞻易色、视瞻昏渺等；亦可见瞳神有形色改变，如绿风内障、瞳神紧小、瞳神干缺、圆翳内障等；内障引起的目痛多为酸胀疼痛、牵拽痛、眼珠深部疼痛。五风：《医宗金鉴》："瞳变黄色者，名曰黄风；变绿色者，名曰绿风；变黑色者，名曰黑风；变乌色者，名曰乌风；变青色者，名曰青风。"五风内障均有不同程度的眼珠胀痛、瞳神散大而变色，类似于现代青光眼。当及时治疗，否则可导致失明，其中黄风属晚期重症，多已失明。

菊花通圣散　洗刀散

【原文】　暴发火眼通圣①菊，外障等证减加方。

　　　　　风盛羌加防麻倍，热盛加连倍硝黄。

痛生翳膜多伤目，洗刀更入细独羌。

元参木贼白蒺藜，草决蝉蜕蔓青葙。

〖注〗菊花通圣散，即防风通圣散加菊花也。洗刀散，即本方更加细辛、羌、独、蔓荆、青葙子等药也。

【提要】阐述治风毒热眼、翳膜侵遮及一切内外障眼方。

【注释】①通圣：即防风通圣散，由防风、荆芥、连翘、麻黄、薄荷、川芎、当归、炒白芍、白术、栀子、大黄（酒蒸）、芒硝（后下）、石膏、黄芩、桔梗、甘草、滑石组成，为末，每服二钱，水一大盏，生姜三片，煎至六分，温服。

【白话文】

风毒热眼、内外障，可用菊花通圣散加减治疗。若风邪炽盛，倍用防风、麻黄以疏风透邪；若热毒内盛，加黄连，并倍用芒硝、大黄以清热泻火解毒；若风毒炽盛疼痛，翳膜侵遮，宜洗刀散，即菊花通圣散加细辛、独活、羌活、玄参、木贼、白蒺藜、草决明、蝉蜕、蔓荆子、青葙子等。

【解读】

防风通圣散，吴崑曰："风热壅盛，表里三焦皆实者，此方主之。防风、麻黄，解表药也，风热之在皮肤者，得之由汗而泄；荆芥、薄荷，清上药也，风热之在巅顶者，得之由鼻而泄；大黄、芒硝，通利药也，风热之在肠胃者，得之由后而泄；滑石、栀子，水道药也，风热之在决渎者，得之由溺而泄。风淫于膈，肺胃受邪，石膏、桔梗，清肺胃也，而连翘、黄芩，又所以祛诸湿之游火。风之为患，肝木主之，川芎、归、芍，和肝血也，而甘草、白术，又所以和胃气而健脾。刘守真氏长于治火，此方之旨，详且悉哉。"

【医案助读】

胬肉攀睛 王某，女，58岁。2009年5月12日初诊。左眼内眦处长出一白膜，内有淡红色细小血管，白色膜向外爬伸，遮盖大半瞳仁已1年余，多处治疗效果不显。目干涩，迎风流泪不适，口干，大便干结3日1次，舌边尖红、苔黄，脉数。诊断为胬肉攀睛，辨证为肝经热甚、风热上攻。治宜清肝胆湿热，祛风明目退翳。方用洗刀散：防风12g，生大黄9g，芒硝12g，荆芥12g，黄芩12g，麻黄12g，栀子12g，赤芍12g，连翘12g，桔梗12g，当归12g，川芎12g，石膏60g，滑石30g，白术12g，薄荷6g，细辛3g，独活12g，羌活12g，玄参12g，木贼12g，白蒺藜12g，决明子12g，蝉蜕12g，蔓荆子12g，青葙子12g，甘草3g。1日1剂，水煎服。服5剂后症状明显好转，白膜已退出瞳仁。继续服药2个月，服药过程中大便溏泻则去生大黄、芒硝，痊愈。随访半年未复发。
[杨岸森.尹志美辨病论治经验.实用中医药杂志，2011，27（6）：404 - 405.]

内外障治

【原文】 　　　　外障无寒一句了，五轮变赤火因生。

内障有虚心肾弱，故如不病损光明。

火能外鉴水内照，养神壮水自收功。

五风内变诸翳障，眼科自有法能攻。

〖注〗外障目病：子和曰：目不因火不病。所以五轮变赤，气轮白睛，火乘肺也。肉轮目胞，火乘脾也。风轮黑睛，火乘肝也。木轮瞳人，火乘肾也。血轮两眦，火自甚也。故能治火者，一句便了也。治火之法：在药则咸寒吐之、下之，在针则神庭、上星、囟会、前项、百会刺之，翳者可使立退，痛者可使立已，昧者可使立明，肿者可使立消矣。

内障目病：虽亦无寒，然有虚也。虚或兼热，亦属虚热，故不赤肿疼痛，如不病眼人，但不精彩光明也。心虚则神不足，神者火也，火内暗而外明，故不能外鉴而失其光明也。肾虚则精不足，精者水也，水外暗而内明，故不能内照而其失光明也。心虚者，则养心神；肾虚者，则壮肾水，自可收功于不明也。其五风内变诸翳，如圆翳、冰翳、清翳、涩翳、散翳、横翳、浮翳、沉翳、偃月、枣花、黄心、黑风等翳，俱列在眼科，方书自有治法，难以尽述，此特其大概耳。

【提要】阐述内障、外障的治疗。

【白话文】

外障多由火邪引起，无寒证，如张子和言："目不因火不病"，外障五轮红肿热痛是火邪所致。内障无寒证，但有虚证，表现为虚火，与实火不同，无明显红肿热痛，外表看起来与常人眼睛一样，而视力受影响。心主神，心气虚则神不足；神似火，心火虚则不能照明于外，失去光明；肾虚则不能内照而失去光明。治疗上可养心神、壮肾水。五风可演变为各种翳障，列在眼科，各有其治法。

【解读】

《医宗金鉴·眼科心法要诀》曰："障，遮蔽也。内障者，从内而蔽也；外障者，从外而蔽也。"外障指发生在胞睑、两眦、白睛、黑睛的眼病，多因六淫外袭或外伤所致。内障指发生于瞳孔及其后一切眼内组织的病变，如瞳神、晶珠、神膏、视衣、目系等眼内组织的病变，多因七情过激、脏腑亏损、气血不足、阴虚火炎、气滞血瘀所致。病因病机不同，故治法不一而足。

牙齿口舌总括

【原文】　　　　牙者骨余属乎肾，牙龈手足两阳明。

齿长豁动为肾惫，牙疼胃火风寒虫。

不怕冷热为风痛，火肿喜冷得寒疼。

寒不肿蛀喜热饮，虫牙蚀尽一牙生。

〖注〗牙齿者，骨之余，属乎肾也。若无故齿长，疏豁而动，则为肾衰惫也。上牙龈属足阳明，下牙龈属手阳明。牙痛皆牙龈作痛，惟寒牙痛，则为客寒犯脑，多头连齿痛，为寒邪也，故喜热饮，不肿不蛀也。余者，皆为胃火、邪风、湿热也。火牙疼多肿喜饮冷，得寒则更疼者，雠仇之意也。虫牙则一牙作痛，蚀尽一牙，又蚀一牙作痛也。

【提要】阐述牙痛的分类及病因。

【白话文】

牙齿为骨之余，属于肾，上牙龈属于足阳明胃经，下牙龈属于手阳明大肠经。牙齿长起来而松动，是由肾虚导致。牙齿疼痛多由胃火、风邪、寒邪、虫蛀等引起。不怕冷热为风邪引起的疼痛；胃火导致的牙疼多痛而且肿，喜冷饮，但得冷则更痛；寒邪导致的牙痛而不肿，喜欢热饮；虫牙则侵蚀完一牙又去侵蚀另一牙齿。

【解读】

齿为骨之余，髓之所养，肾为之主。然齿植于龈，气血所养，阳明所主。故齿病为脏腑失调或气血亏虚，脏腑失调以胃火燔龈和肾虚牙龈失养多见。牙痛类似于现代牙髓炎，当及时治疗，恢复其功能，阻止其进一步发展，否则发展为牙痈，牙体难保。

骨槽风 牙疳疮

【原文】 　　　　骨槽①龈颊肿硬疼，牙龈腐烂出血脓。

　　　　　　　　牙疳肿硬溃血臭，皆因痘疹癣疾②成。

〖注〗骨槽风者，牙龈连颊硬肿疼痛，牙龈腐烂，出血脓也。牙疳，以骨槽溃后肿硬不消，然出臭血，而不出脓水也，且皆痘疹癣疾之后而成也。

【提要】阐述骨槽风、牙疳疮的临床特点。

【注释】①骨槽：指骨槽风。病在牙骨槽，以牙槽骨腐坏，甚至死骨形成为特点，症见耳前腮颊间红肿疼痛，破口流脓，脓中带腐骨，日久难愈。

②癣疾：病证名，中医诊断为脉沉细，小儿病患。

【白话文】

骨槽风多见耳前腮颊间红肿硬痛，牙龈腐烂流脓血；骨槽风溃烂后仍硬肿疼痛，流出的不是脓和水，而是污血，气味臭秽，称为牙疳。这两种病多发生在痘疹、癣疾之后。

【解读】

骨槽风病在牙槽骨，以牙槽骨腐坏，甚或有死骨形成为特征，症见：耳前腮颊之间红肿、疼痛，溃口流脓，脓中带有腐骨，日久难愈。《重楼玉钥》卷上曰："凡骨槽风者，初起牙骨及腮内疼痛，不红不肿，惟连及脸骨者，是骨槽风也。"牙疳指牙龈红肿、溃烂疼痛、流腐臭脓血等。《儒门事亲》卷五曰："牙疳者，龋也。龋者，牙断腐烂也。"

清胃散

【原文】 　　　　清胃血分火牙痛，生地归连升牡饶。

　　　　　　　　气分宜加荆防细，积热凉膈①入升膏。

〖注〗胃火牙痛，赤肿出血者，则为血分，宜用清胃散，即生地、当归、黄连、升麻、牡丹皮也。饶者，倍加升麻、丹皮也。若肿痛牙龈不出血者，则为气分，宜加荆芥、防风、细辛，以散其热。若肠胃积热，肿痛烂臭，宜用凉膈散加升麻、石膏，以下其热可也。

【提要】阐述胃火牙痛的治疗。

【注释】①凉膈：即凉膈散，由川大黄、朴硝、甘草、栀子、薄荷、黄芩、连翘组成。

【白话文】

胃有积热引起的牙痛，伴红肿出血，属热在血分，宜清胃散。清胃散组成：生地、当归、黄连、升麻、牡丹皮。胃火炽盛者，升麻、牡丹皮加倍以凉血清热散郁；若牙龈肿痛无出血者，为伤及气分，宜加荆芥、防风、细辛以疏散郁热；若胃肠积热，牙龈肿痛或牙龈溃烂，口气热臭，宜用凉膈散加升麻、石膏泻热。

【解读】

清胃散适用于胃热循经上攻所致的牙痛、牙龈腐烂，皆是火热攻窜为害。胃为多气多血之府，胃热每致血分亦热，故易患牙宣出血；口中热臭干燥，均是胃热上冲。《医方集解》载本方有石膏，则清胃之功更加有力。本方配伍，何为君药？前人认识不一，有说以生地"益阴凉血"为君（《删补名医方论》罗东逸）；有说是借升麻"清火升散"，在本方用量大为君（《血证论》唐容川）；有说是以"黄连泻心火"为君（《医方集解》汪昂）。综上论述，以《医方集解》"黄连泻心火"为君较为确当，因为清胃散的功用，是以清胃为主，用"黄连泻心火"以清胃热，名实相符。

温风散

【原文】　　　　温风风牙归芎细，荜茇藁芷露蜂房。
　　　　　　　　寒牙痛加羌麻附，半服含漱吐涎良。

〖注〗不甚肿痛，不怕冷热，为风牙痛，宜温风散，即当归、川芎、细辛、荜茇、藁本、白芷、露蜂房也。不肿痛甚，喜饮热汤，为寒牙痛，宜本方再加羌活、麻黄、川附子，温而散之。二方俱服一半，含漱一半，连涎吐之自好也。

【提要】阐述风寒齿痛的治疗用药。

【白话文】

牙龈肿痛不明显，无明显怕冷怕热，属风寒齿痛，宜温风散。温风散组成：当归、川芎、细辛、荜茇、藁本、白芷、露蜂房。无牙齿红肿疼痛，喜热饮，为虚寒牙痛，宜温风散加羌活、麻黄、川附子，温阳散寒止痛。两个方子均一半煎服，一半含漱，接连呕吐痰涎则病愈。

【解读】

牙痛有热、风、寒之异，辨证时应加以区别。若牙龈不红不肿，痛有游走，连及头额、两颊者，为风痛；若喜温喜热，遇冷加重者，属于寒痛。宜祛风、散寒、止痛，且提出了整体和局部治疗相结合的思路。

【医案助读】

急性炎症性牙病 陈某，男，45 岁。1983 年 4 月 5 日诊。1 个月前在某医院拔除牙齿，术后局部一直疼痛影响咀嚼。曾经该院诊断为颞颌关节综合征，治疗乏效。现仍左颞颌部疼痛，张口困难，进食不便。查：病人面色赤红，张口受限，舌红、苔白滑，脉弦。辨证为阳明风火，余邪留滞，客寒外袭，经脉瘀阻。治以清火通络，祛风散寒。温风散加减：鸡血藤 30g，细辛 6g，归尾 15g，赤芍 15g，川芎 12g，白芷 15g，防风 15g，藁本 15g，蜂房 15g，羌活 15g，生石膏 30g，僵蚕 15g，甘草 5g。水煎服。2 剂后病情大为好转，张口如常，仅有轻微疼痛。再与原方续服 2 剂而愈。[李苍全. 加减温风散治疗急性炎症性牙病 52 例. 四川中医，1986，（12）：45–46.]

一笑丸　玉池散　熏药

【原文】　　　　　诸牙椒巴饭丸咬，玉池藁芷骨槐辛。
归芎大豆升防草，虫牙葱韭子烟熏。

〖注〗诸牙，谓诸牙痛也。均宜一笑丸，即川椒七粒为末，巴豆一粒去皮研匀，饭为丸，绵裹咬痛处，吐涎即止；均宜用玉池散，即藁本、白芷、地骨皮、槐花、细辛、当归、川芎、黑豆、升麻、防风、甘草，煎汤，热漱冷吐。虫牙亦宜此咬漱。更须用韭子或葱子，置小炉中烧之，搁在大水碗内，覆以漏斗，口向虫牙痛处熏之，其虫极小，皆落水碗之中，累效。

【提要】阐述牙痛的外治法。

【白话文】

多种牙痛，均宜用一笑丸，即川椒目七粒，巴豆一粒去皮研均，糯米团成丸，以绵包裹咬含疼痛处，呕吐痰涎后疼痛即止；也可以用玉池散，即藁本、白芷、地骨皮、槐花、细辛、当归、川芎、黑豆、升麻、防风、甘草，水煎，趁热含漱。虫牙引起的疼痛，也可用上两种方法。须加用韭子或葱子，药物局部熏蒸，常常有效。

【解读】

牙痛有实火、风痛、寒痛、虫痛，在内服中药同时，配合局部含漱、局部药物咬含及烟熏，可以起到事半功倍的效果。一笑丸出自《臞仙活人方》，方中巴豆外用可腐蚀皮肤、促进排脓，川椒温中杀虫止痛。玉池散出自《太平惠民和剂局方》，煎汤趁热含漱，冷则吐去，主治风蛀牙痛、肿痒动摇、牙龈溃烂、有口气等。

芜荑消疳汤

【原文】　　　　　牙疳虽有专科治，然皆未晓累攻神。

　　　　　　　　　能食便软犹当下，雄荑黄荟二连芩。

〖注〗牙疳一病，杀人最速，虽有专科，然皆未晓累攻之法。累攻者，今日攻之，明日又攻之，以肿硬消、黑色便、臭气止为度。若不能食，或隔一日，或隔二三日攻之，攻之后渐能食，不必戒口，任其所食。虽大便溏，仍量其轻重攻之，自见其神。若竟不思食，难任攻下，则死证也。攻药用芜荑消疳汤，即雄黄、芜荑、生大黄、芦荟、川黄连、胡黄连、黄芩也。

【提要】阐述牙疳下法及其预后。

【白话文】

牙疳病预后凶险、变化快，虽有牙疳专科，然而都不通晓累攻的效果。连续反复攻下，以达到肿块消退、黑便、无臭气为度。若食欲差，须间断攻下，攻下后食欲改善，不需戒口。大便溏，应据严重程度选择攻下法。若食欲差，不能耐受攻下法，是死证。攻下常用芜荑消疳汤，其组成：雄黄、芜荑、生大黄、芦荟、川黄连、胡黄连、黄芩。

【解读】

牙疳为毒热攻胃，临床表现为龈肉赤烂疼痛、口臭血出、牙枯脱落、穿腮蚀唇，治疗以解毒泻下、敛疮为法，可根据胃气情况判断预后。芜荑消疳汤中芜荑杀虫消积；雄黄解毒杀虫，大黄活血化瘀，二者合同用具有活血消痈的功效；黄芩、黄连、胡黄连清热；大黄、芦荟泻下除热，且芦荟兼有杀虫疗疳作用。全方共奏杀虫消积，清热解毒，活血消痈之效。

口舌证治

【原文】　　　　唇口属脾舌属心，口舌疮糜蕴热深。

口淡脾和①臭胃热，五味内溢五热淫。

木舌②重舌③舌肿大，唇肿唇疮紧茧唇④。

暴发赤痛多实热，淡白时痛每虚因。

〖注〗口舌生疮糜烂，名曰口糜，乃心、脾二经蕴热深也。平人口淡，故曰脾和。口出气臭，则为胃热。不因食五味而口内溢酸味者，乃肝热淫脾也；苦味者，心热淫脾也；甘味者，本经热自淫也；辛味者，肺热淫脾也；咸味者，肾热淫脾也。木舌，谓舌肿硬不痛也。重舌，谓舌下肿似舌也。舌肿，谓舌肿大也。唇肿，谓唇肿痛厚也。唇疮，谓唇肿溃裂成疮也。紧茧唇，谓唇紧小燥裂也。以上之证，皆属心、脾、胃经蕴热。若暴发赤肿痛甚，多为实热，宜以凉膈散、栀子金花汤，急下其热，可即愈也。若日久色淡疮白，时痛不痛，每属虚热，宜清心莲子饮、知柏四物汤，补中兼清可也。或服凉药久不愈者，以七味地黄汤冷服，引火归元。不效甚者，加附子可立愈也。

【提要】阐述口舌病证及其病机。

【注释】①脾和：正常人平时口味淡，吃东西有味道，称为脾和。

②木舌：舌头肿硬不痛。

③重舌：舌头下面肿胀，像有一个小舌头。

④紧茧唇：嘴唇燥裂而干缩。

【白话文】

嘴唇及口属于脾，舌头属心，口舌糜烂生疮是因为心、脾两经蕴热较深。口淡，吃东西有味，是脾和；口臭是胃有蕴热。没有吃东西而口中感觉或酸，或苦，或辣，或咸，或甜，其中酸为肝火犯脾，苦为心火犯脾，甜为脾经自身有热，辣为肺热犯脾，咸为肾热犯脾。木舌、重舌、紧茧唇及舌头肿大、口唇肿、口唇生疮都是因为心、脾、胃三经有热。发病急骤，伴有红肿疼痛多属于实热；口唇淡白，疼痛时痛时止多属于虚热。

【解读】

心、脾、肺、胃等脏腑功能失调所致唇、颊、舌、上腭等处肌膜发生病变，则口舌生疮糜烂或感觉异常。明代薛己《口齿类要·口疮》说："口疮，上焦实热，中焦虚寒，下焦阴火，各经传变所致，当分别而治之。"上焦实热多心脾积热相兼，下焦阴火乃肾亏阴虚火旺，中焦虚寒多脾肾阳虚互见。口疮多发于青壮年，易反复发作，类似于现代的复发性口疮，本病有自愈倾向，病程多在 7～10 天，但容易复发。

咽喉总括

【原文】　　　　　胸膈风热咽喉痛，邪盛单双乳蛾①生。
　　　　　　　　　热极肿闭名喉痹，语言难出息不通。
　　　　　　　　　痰盛涎绕喉间响，内外肿闭缠喉风②。
　　　　　　　　　喉痹缠喉皆危证，溃后无脓肿闭凶。

〖注〗胸膈上有风热，则咽喉肿痛；风热之邪若盛，则生单、双乳蛾，在会厌两旁高肿似乳蛾，故名也。热极则肿闭，汤水不下，言语难出，呼吸不通，名曰喉痹；若热极更兼痰盛，则痰涎绕于喉间，声响咽喉，内外肿闭，汤水不下，名曰缠喉风，皆危病也。或服药，或吹药，或针刺，溃破出脓血则愈。若溃后不出脓血，仍然肿闭，汤水不下则死矣。

【提要】阐述咽喉的常见病证。

【注释】①乳蛾：急性者，咽喉红肿疼痛，表面有脓液；慢性者，咽核肿大，咽部干痒微痛，哽咽不利，经久不愈。

②缠喉风：《古今金鉴·卷九》："热结于咽喉，肿连于外，且麻且痒，肿而大者，名缠喉风。"有内缠喉、外缠喉、急缠喉、白缠喉、黄缠喉之分，属于急喉风。

【白话文】

胸膈积热，外感风邪，致风热上壅，出现咽喉疼痛。风热壅盛可形成乳蛾，发生在咽喉会厌一侧为单乳蛾，两侧都有则为双乳蛾。热重，肿得厉害，则汤水不得下咽，难言语，呼吸不畅，称为喉痹。如果痰重，则喉内外均红肿，喉间痰鸣，汤水不得下咽，称为缠喉风。喉痹、缠喉风都比较危急，溃破后如果没有脓液，仍肿，汤水难下，则预后不好。

【解读】

外邪壅遏肺胃，或脏腑虚损、咽喉失养导致咽喉疼痛不适，根据邪气壅盛程度分为乳蛾、喉痹、喉风，并指出喉风、喉痹、缠喉为咽喉病的危急重症，预后不佳。

乳蛾有急慢性之分，急性者，咽喉红肿疼痛，表面有脓液，多因外感风邪、肺经有热、肺胃热甚、痰火互结而发，治疗及时，一般预后良好。慢性乳蛾症见咽核肿大，咽部干痒微痛，久治不愈，多因脾肾不足、正虚阳浮，治疗方法有内服、含服、吹药、烙法等，多联合使用，效果不佳者可考虑手术治疗。

缠喉风出自《古今金鉴·卷九》，曰："热结于咽喉，肿连于外，且麻且痒，肿而大者，名缠喉风。"有内缠喉、外缠喉、急缠喉、白缠喉、黄缠喉之分，属于急喉风。该病常可影响呼吸，吸气难、呼气易、面唇青紫等，当及时治疗，开通气道，否则可危及生命。

如意胜金锭　雄黄解毒丸

【原文】　　　咽痛消毒凉膈散，单双乳蛾刺血痊。

　　　　　　　　喉痹缠喉胜金锭，急攻痰热解毒丸。

　　　　　　　　昏嘧牙关汤不下，从鼻吹灌度喉关。

　　　　　　　　吐下之后随证治，溃烂珍珠散上安。

〖注〗咽喉初起肿痛，宜用消毒凉膈散，即防风、荆芥、牛蒡子、栀子、连翘、薄荷、黄芩、甘草、大黄、芒硝也。单双乳蛾，则刺少商出血，在左刺右，在右刺左，在左右刺左右也。喉痹、缠喉初起，病势未甚，或状如伤寒，宜服如意胜金锭，即硫黄、川芎、腊茶、火硝、薄荷、生川乌、生地黄各等份为末，葱自然汁合为锭，重一钱，薄荷汤磨化服，甚者连进三次。若痰涎壅塞，喉间内外肿闭，汤水难下，病势危急，宜用雄黄解毒丸，即雄黄水飞、郁金细末，各二钱半，巴豆仁肥白者十四粒，微去油，以成散为度，合均，醋糊为丸，如绿豆，茶清下七丸，便利吐痰则愈。若昏冒牙关噤急，汤不能下，将药用醋化开十丸，按中风门之法，嗌入鼻内，吐下则愈，其后随证调治可也。若虽愈咽喉溃烂，以珍珠散上之即好。

【提要】阐述咽痛、喉痹的实证及急症的治疗。

【白话文】

咽喉初期肿痛，宜用消毒凉膈散。若出现乳蛾，则针刺少商出血，病在左侧刺右，病在右刺左，双侧均有，则两侧同刺。喉痹、缠喉初起，病势不强，或伴有恶寒，宜服用如意胜金锭。若痰涎壅塞，喉间肿闭，汤水难下，病势危急，宜用雄黄解毒丸。若神昏牙关噤急，汤不能下，将药用醋化开十丸，按中风门的方法，嗌入鼻内，出现上吐下泻则愈，其后随证调治。若咽喉溃烂，则用珍珠散外敷局部也可愈合。

【解读】

消毒凉膈散组成：防风、荆芥、牛蒡子、栀子、连翘、薄荷、黄芩、甘草、大黄、芒硝。如意胜金锭组成：硫黄、川芎、腊茶、火硝、薄荷、生川乌、生地黄。各等份为末，葱汁合为锭，重一钱，薄荷汤研磨服用，严重时连续服用三次。上膈壅热，痰涎不利所致的缠喉风及急喉痹，咽喉肿痛，卒然倒仆，失音不语，或牙关紧闭、不省人事，宜雄黄解毒丸以解毒、化痰、开闭。雄黄解毒丸组成：雄黄水飞、郁金细末各二钱半，巴豆仁肥白者十四粒。孕妇及阴虚体弱而大便通畅或泄泻者忌用，老年体弱、津液涸竭者慎用，以防虚脱。个别服药后泄泻不止，可食凉粥一小碗，其泻即止。

【医案助读】

咽喉肿痛　范某，男，25 岁，农民。1978 年 7 月 3 日初诊。头痛身疼，咽喉肿痛已 5 天，大便 3 天未解。经检左侧喉核处肿胀波及悬雍垂，颜色深红；痰涎壅塞，汤水难下；体温 39.5℃，脉洪数。此为阳明实热证喉痈也。即用雄黄解毒丸（绿豆大）7 粒调开水勉强咽下，药后吐出大量稠痰，继则吐出脓血盅许，大便仍未下。再服雄黄解毒丸 3 粒，并用冰硼散吹患处。

7 月 4 日二诊：药后泻下黑色大便 3 次，疼痛消失，已能吃稀饭一碗，经检咽喉肿胀已消 3/4，体温 37.2℃。因不愿服药，即给予冰硼散带回外吹咽喉。随访未再服他药，病愈。[郭培康. 雄黄解毒丸可治喉疾. 新中医，1987，7（6）：12.]

吹喉七宝散

【原文】　　　　　　咽喉诸证七宝散，消皂蝎雄硼二矾。

细研如尘取一字，吹中患处效如神。

〖注〗咽喉诸证，谓咽喉肿痛、单双乳蛾、喉痹、缠喉也。七宝散，即火硝、牙皂、全蝎、雄黄、硼砂、白矾、胆矾也。

【提要】阐述多种咽喉疾病的外治法。

【白话文】

咽喉肿痛、单双乳蛾、喉痹、缠喉等咽喉诸证均可予七宝散。七宝散组成：火硝、牙皂、全蝎、雄黄、硼砂、白矾、胆矾。研细末取一细线量，吹至患处，其疗效显著。

【解读】

外治法是治疗喉痹的重要方法，药可直达病所，能迅速改善临床症状。咽喉肿痛、乳蛾、喉痹、缠痹等咽喉实证，多为热毒炽盛，可予吹喉七宝散局部外用。方中胆矾解毒去腐；雄黄、硼砂、火硝辛温解毒；白矾解毒杀虫，酸敛收涩；全蝎通络止痛；牙皂开窍。全方寒热并用，共奏解毒利咽、拔脓去腐止痛之功。

肩背痛总括

通气防风汤

【原文】　　　　　　通气太阳肩背痛，羌独藁草蔓防芎。

气滞加木陈香附，气虚升柴参芪同。

血虚当归白芍药，血瘀姜黄五灵红。

风加灵仙湿二术，研送白丸治痰凝。

〖注〗李杲羌活胜湿汤，又名通气防风汤，治太阳经风湿肩背痛，即羌活、独活、藁本、甘草、蔓荆子、防风、川芎也。兼气郁滞痛者，则常常作痛，加木香、陈皮、香附也。气虚郁痛者，则时止时痛，加升麻、柴胡、人参、黄芪也。血虚郁痛者，则夜甚不止，加姜黄、五灵脂、红花也。风气郁盛者，痛则项肩强，加威灵仙也。湿气郁甚者，痛则肩背重，加苍术、白术也。痰风凝郁者，痛则呕眩，用本汤研送青州白丸子也。

【提要】阐述太阳经风湿肩背痛的主方及兼症的用药加减方法。

【白话文】

太阳经风湿肩背痛可用通气防风汤治疗，通气防风汤又名李杲羌活胜湿汤，组成：羌活、独活、藁本、甘草、蔓荆子、防风、川芎。若兼气郁滞痛可加木香、陈皮、香附以理气止痛；若兼气虚郁痛可加升麻、柴胡、人参、黄芪益气升阳；若兼血虚，加当归、白芍以养血止痛；若兼瘀血，疼痛以夜间为甚可加姜黄、五灵脂、红花以活血止痛；若风盛疼痛，伴项肩强直可加威灵仙以疏风止痛；若湿盛出现肩背重痛可加苍术、白术以祛湿止痛；若兼痰浊凝聚出现呕恶、眩晕可用本方送服青州白丸子。

【解读】

通气防风汤主治风湿在表，以肩背痛不可回顾，头痛身重，或腰脊疼痛，难以转侧，苔白脉浮为辨证要点。病初邪在经脉，累及筋骨、肌肉、关节，以实证为主。由于病邪性质的偏盛，症状表现亦有不同，其中风邪盛者为行痹，病位偏上；寒邪盛者为痛痹；湿邪盛者为着痹，部位偏下。病程缠绵，日久不愈，常为痰瘀互结、肝肾亏虚之虚实夹杂证。

【医案助读】

肩关节周围炎 某某，女，47岁。2009年4月3日初诊。病人左肩及上臂疼痛2周。病人于2周前因雨淋，夜间又不慎着凉引起。曾服颅痛定、布洛芬效不佳，遂求中医诊治。查：左肩及上臂疼痛，酸困重着，得温则痛减，局部皮温不高，上臂外展、外旋疼痛加剧。血常规、红细胞沉降率检验及X线片均无异常。舌质淡、舌苔白，脉浮紧。中医诊断：痹证（着痹）。治宜祛风除湿，通络止痛。方用羌活胜湿汤加味：羌活15g，独活15g，藁本10g，防风10g，川芎12g，蔓荆子10g，苍术15g，制附子6g，桂枝6g，炙甘草6g，生姜5片。5剂，水煎分2次温服，日1剂。

2009年4月9日再诊，疼痛明显减轻，于上方加当归15g、白芍15g，随症调理15剂痊愈。[黄巧智.羌活胜湿汤临床应用举隅.山东中医杂志，2012，31（1）：66－67.]

心腹诸痛总括

【原文】 心痛岐骨[①]陷处痛，横满上胸下胃脘。

当脐脾腹连腰肾，少腹小大肠胁肝。

虫痛时止吐清水，疰[②]即中恶寒外干。

悸分停饮与思虑，食即停食冷内寒。

水停痰饮热胃火，气即气滞血瘀缘。

随证分门检方治，真心黑厥至节难。

〖注〗岐骨陷处痛，名心痛。横满连胸，名肺心痛。下连胃脘，名胃心痛。连脐，名脾心痛。连腰，名肾心痛。连少腹，名大肠小肠痛。连胁，名肝心痛。时止吐清水，名虫心痛。中恶腹痛，名疰痛。寒邪外干，名中寒痛。悸而痛，名悸心痛，水停心下，属饮也；思虑伤心，属伤也。停食痛、停水痛、停痰痛、胃火痛、气滞痛、血瘀痛，皆不死之证也，当分门施治。惟真心痛，面色黑，四肢逆冷至节，死证也。

【提要】阐述胃痛病的分类及鉴别。

【注释】①岐骨：岐，qí。岐骨指左右第七肋软骨会合于胸骨处。

②疰：zhù，音住，古病名，又称注病，注有转注和留住的意思。指一些具有传染性和迁延难愈的疾病。

【白话文】

胸膈岐骨凹陷处疼痛，称为心痛；如果痛时横连胸膈胀满，称为肺心痛；痛时连及胃脘疼痛，称为胃心痛；连及脐腹疼痛，称为脾心痛；连及腰部疼痛，称肾心痛；连及少腹疼痛，称大肠或小肠痛；连及两胁痛，称肝心痛。有蛔虫上扰的称虫心痛，时痛时止，呕吐清水；疰痛多伴有恶心呕吐；悸痛原因有水饮内停、思虑过度。其他原因还有饮食停滞、中气虚寒、痰饮水停、胃火炽盛、气滞血瘀等，当根据症状的不同分类治疗。如果是真心痛，则可见舌青面黑，手足四肢冰凉，冷过肘膝关节，常得不到及时治疗而死亡。

【解读】

岐骨陷处痛，从病位描述为近心窝处，当属胃痛病，古代医家有将胃痛与心痛相混。唐代孙思邈《备急千金要方》所载有九种心痛，如虫心痛、疰心痛、风心痛、悸心痛、食心痛、饮心痛、冷心痛、热心痛、去来心痛。从临床实际看，大部分属于胃脘痛。虞抟《医学正传·胃脘痛》指出："古方九种心痛……详其所由，皆在胃脘，而实不在于心也。"该篇阐述胃痛的不同病因、分类，并与真心痛的鉴别。

化滞丸　清中汤

【原文】　　　　　　　攻湿积热求化滞，攻寒积水备急丹①。
　　　　　　　　　　　火痛二陈栀连蔻，虫用乌梅饮控涎。

〖注〗化滞丸，成方也。清中汤，即陈皮、半夏、茯苓、甘草、姜炒山栀、黄连、草豆蔻也。

【提要】阐述各种积滞内停以疼痛为主要表现的治疗。

【注释】①备急丹：即三物备急丸，由大黄、干姜、巴豆（去皮心，熬，外研如脂）组成。先捣大黄、干姜为末，研巴豆纳中，合治一千杵，用为散，蜜和丸亦佳，密器中贮之，勿令泄。

【白话文】

湿热实积证宜化滞丸；寒实冷积宜备急丹；胃热疼痛宜清中汤，清中汤组成：陈皮、半夏、茯苓、甘草、姜炒栀子、黄连、草豆蔻；虫积疼痛宜乌梅丸；痰饮停滞宜控涎丹。

【解读】

清中汤主治热厥胃痛，时作时止，舌燥唇焦，溺赤便闭，喜冷畏热，脉洪大有力。脾胃为中焦，中焦热盛，宜清热利下，故名清中汤。治疗"胃脘火痛"之清中汤首见于《证治准绳》，全方由二陈汤、栀子、草豆蔻、黄连而成。二陈汤（陈皮、半夏、茯苓、炙甘草）清中焦湿热为君；栀子清三焦之热，黄连清热燥湿，均苦寒入胃，合用清胃热之力较强；草豆蔻辛温燥湿，防栀子、黄连苦寒易致格拒不纳，起反佐作用；甘草调和诸药。湿重可酌加薏苡仁、藿香、佩兰等；热重酌加蒲公英、黄芩、苦参等；便秘酌加大黄、枳实等；呕吐酌加竹茹，清热和胃降逆。

【医案助读】

十二指肠球部溃疡 粘某，男，47岁，农民。患十二指肠球部溃疡已6年（曾在地区医院胃肠钡餐造影证实）。平素胃脘痛时常服胃得乐、胃得安等症缓解。近一周胃脘剧痛，用诸解痉药罔效，邀余诊治。症见：胃脘灼痛不已，痛势急迫，烦躁，泛酸频频，口苦口干而臭，舌红、苔黄腻，脉弦略数。此乃肝郁化火，横逆犯胃。宜清火降逆。处方：黄连须10g，黑栀子12g，茯苓12g，川楝子12g，法半夏7g，草豆蔻7g，甘草3g，生姜3片。药后3小时，病势大减。迭进2剂病除。再诊上方去草豆蔻加白芍12g，继服4剂。4个月未见复发。〔林义群. 清中汤治郁火胃痛. 新中医，1987（11）：56.〕

木香流气饮

【原文】　　　　　七情郁结流气饮，思虑悸痛归脾汤。

内寒理中外五积，痊痛备急血抵当。

【提要】阐述内伤疼痛的治疗。

【白话文】

七情内伤、气机郁滞疼痛宜木香流气饮；思虑伤脾心悸痛宜归脾汤；脾胃虚寒宜理中汤；外寒直中宜五积散；寒实冷痛宜备急丸；血瘀疼痛宜抵当汤。

【解读】

木香流气饮出自宋代《太平惠民和剂局方》，调治诸气为病。其功能快利三焦，通行荣卫，外达表气，内通里气，中开胸膈之气；治疗水肿胀满，气壅喘嗽，气痛走注，呕吐少食，大便秘结，小便涩赤，郁积肿痛。方由人参、白术、茯苓、甘草、陈皮、半夏、丁香皮、沉香、木香、肉桂、白芷、香附、草果、紫苏叶、青皮、大黄、枳实、厚朴、槟榔、蓬莪术、麦冬、大腹皮、木瓜、木通组成。

【医案助读】

胃肠功能紊乱 何某，女，46岁。2003年11月18日初诊。腹胀2个月。2个月前与他人闹矛盾后，心情抑郁，恼怒心烦，口苦纳呆，虽勉强进食，食后腹胀，嗳气连连，自服多潘立酮及消食健胃药物无好转，前来就诊。腹部超声检查：肝胆胰脾肾未见占位性病变。上消化道钡餐造影检查未见异常。化验肝功能正常。诊断：胃肠功能紊乱。刻诊：胸胁胀满，胃脘痞闷，嗳气有声，食欲不振，大便秘结，小溲短赤，舌体胖大、有齿痕、边红，舌苔微黄，脉弦。

证属肝郁脾虚，气滞气逆。以木香流气饮加减，开郁健脾、行气降逆为治。处方：党参 15g，生白术 15g，茯苓 30g，半夏 10g，陈皮 15g，丁香 5g，沉香 10g，木香 10g，香附 15g，柴胡 10g，紫苏叶 10g，青皮 10g，大黄 5g（后下），枳实 10g，厚朴 10g，槟榔 10g，莪术 10g，麦冬 15g，木瓜 10g，通草 10g，炙甘草 5g。7 剂，每日 1 剂，水煎 2 次，早晚分服。服药后病人腹中肠鸣，排便排气，腹胀减轻，自觉胸胁胀满感消失，食欲渐增。再以上方去大黄、枳实、厚朴、槟榔、莪术，加佛手 10g、合欢皮 10g。5 剂调理善后而愈。[韩秀芩，王胜. 木香流气饮临证治验. 中医药学报，2006，34（2）：10 - 11.]

小建中汤

【原文】　　　　　　木来乘土腹急痛，缓肝和脾小建中。
　　　　　　　　　　血虚寒痛羊肉治，气虚理中加陈青。

〖注〗羊肉，谓羊肉汤也。

【提要】阐述肝脾不和腹痛的治疗。

【白话文】

肝郁脾虚腹痛，治以缓肝和脾，宜小建中汤。血虚冷痛宜羊肉汤。脾气虚寒宜理中汤加陈皮、青皮。

【解读】

小建中汤主治虚劳里急。以腹中时痛，温按则痛减，舌淡苔白，脉细弦而缓；或心中悸动，虚烦不宁，面色无华；或四肢酸楚，手足烦热，咽干口燥为辨证要点。虚劳里急而腹中痛，温按则减，是劳伤内损，中气虚寒，肝来乘脾之故。脾为生化之源，散精归肺，主肌肉四肢；脾虚气寒则生化之源不健，气血俱乏，营卫失调，所以四肢酸痛，手足烦热，咽干口燥。心为脾母，主血脉而藏神，其华在面；若脾虚累及于心，则见心中悸动，虚烦不宁，面色无华。是以治当补脾为主，温健中阳而兼养阴，和里缓急而能止痛。

【医案助读】

胃溃疡　某某，男，35 岁。胃溃疡 10 余年，近几年几乎每年因吐、便血而住院 1 次。胃痛不安，心悸失眠，大便色黑，疲乏倦怠，纳呆腹胀，排气较多，烦躁易怒。舌稍红、苔薄黄，脉细。证属土虚木乘，治宜补虚建中，兼以疏木。处方：桂枝 20g，炙甘草 15g，大枣 6 枚，生白芍 25g，生姜 9g，山药 20g，三七 3g，白及 3g。3 剂后，疼痛明显减轻。6 剂后，黑便消失，睡眠安稳，腹胀排气偶见，纳食量增，精力增强。为巩固疗效，继进 3 剂。[韩淑华，林晓波. 小建中汤的临床应用. 中国医药导报，2007，4（35）：97 - 98.]

乌头栀子汤

【原文】　　　　　　劫诸郁痛乌栀子，劫而复痛入元明。

已经吐下或虚久，急痛欲死求鸦鸣。

〖注〗诸郁，谓诸寒火郁而痛也。寒多炮川乌为主，热多姜炒栀子为主。元明，元明粉也。鸦鸣，谓以真鸦片末，或加麝香少许，饭丸如桐子大，每服三五丸引。在本草，名一粒金丹。

【提要】阐述诸寒火郁疼痛的治疗方法。

【白话文】

诸寒火郁而痛，可选用乌头栀子汤治疗，寒多以炮川乌为主，热多以姜炒栀子为主；复发疼痛宜加玄明粉；已经应用过催吐或虚久，急性疼痛，痛势剧烈，宜服用鸦片末。

【解读】

寒痛反复发作，日久可郁而发热，成为寒热错杂之证。治疗这类腹痛当寒凉与辛热并用，可选用乌头栀子汤治疗，但当视寒热情况有所偏重，寒多以炮川乌为主，热多以姜炒栀子为主。如果服乌头栀子汤后，腹痛未见缓解，大便干结难下，属热者，可加入玄明粉以通便泻热。如果疼痛发病急，痛势剧烈欲死，可考虑服鸦片末或加入少许麝香为丸，如梧桐子大，称为一粒金丹，每次服用 3～5 丸。鸦片镇痛作用强，但易成瘾，当严格把握应用时机及应用量，密切观察病情，中病即止。

胸胁总括

瓜蒌薤白白酒汤　瓜蒌薤白半夏汤

【原文】　　　　瓜蒌薤白白酒汤，胸痹胸背痛难当。

喘息短气时咳唾，难卧仍加半夏良。

〖注〗瓜蒌薤白白酒汤，即瓜蒌实、小根菜，水、白酒煎也。

【提要】阐述胸痹的治法。

【白话文】

瓜蒌薤白白酒汤主治胸痹胸背部，甚则胸痛彻背，喘息咳唾，短气。不能平卧则加半夏，名为瓜蒌薤白半夏汤。

【解读】

瓜蒌薤白白酒汤主治胸痹。以胸部满痛，甚至胸痛彻背，喘息咳唾，短气，舌苔白腻，脉沉弦或紧为辨证要点。胸阳不振，津液不能输布，凝聚为痰，痰阻气机，结于胸中，故胸满而痛，甚则胸痛彻背；痰浊中阻，肺失宣降，则见咳唾喘息，短气。由于胸阳不振，阴寒之气上逆，故有气从胁下上抢心之候。此时当通阳散结，行气祛痰。

【医案助读】

急性冠脉综合征　某某，男，60岁。2014年3月13日初诊。主诉胸闷、胸痛反复发作3年，加重1天。病人3年前某夜间突发胸口发热、浑身发冷，遂至某医院急诊被诊断为急性非ST段抬高心肌梗死，治疗后好转出院。1个月前又突发心前区压榨紧缩感、胸闷、胸痛，放射至左后肩背，大汗出，乏力，有濒死感，意识清醒，视物模糊。于某医院诊断为急性冠状动脉综合征（ACS）、急性非ST段抬高心肌梗死，经治疗症状缓解。就诊时再次出现压榨性胸闷、胸痛、喘憋。刻下：胸闷、胸痛，每天发作数次，每次持续1～5分钟，喜用手捶打胸前，时有后背心疼痛，心慌，汗少，咽干，口干喜热饮，晨起咳嗽、咳痰色白质黏，脾气急，全身怕冷，舌淡、苔黄腻，脉弦滑。既往史：2003年接受肺癌切除术，2006 年行结肠癌切除术。查全血肌钙蛋白 10.876μg/L。诊断为 ACS、不稳定型心绞痛、陈旧性心肌梗死；肺癌切除术后；结肠癌切除术后。中医辨证为胸痹，胸阳不振、痰瘀互结。治以瓜蒌薤白半夏汤合旋覆花汤：瓜蒌 25g，薤白 45g，清半夏 12g，旋覆花 45g，茜草 15g，桃仁 15g，当归 12g，柏子仁 18g。水煎，1 剂/日，药房代煎后加以 20～30ml 高度白酒后重新煮沸，分早、晚 2 次服用。3 剂后，病人诉胸闷、胸痛、心慌缓解，汗少、咽干、口干减轻，全身怕冷好转。自述服药后从后背至左肩到前胸有温热、舒适感，为发病以来所未有。继续服上方 4 剂后，胸闷、胸痛、全身怕冷均愈。[吴政远，尹湘君. 何庆勇运用瓜蒌薤白半夏汤治疗急性冠脉综合征经验. 国际中医中药杂志，2015，37（12）：1131－1132.]

颠倒木金散

【原文】　　　　　　胸痛气血热饮痰，颠倒木金血气安。

　　　　　　　　　　饮热大陷小陷治，顽痰须用控涎丹。

〖注〗胸痛之证，须分属气、属血、属热饮、属顽痰。颠倒木金散，即木香、郁金也。属气郁痛者，以倍木香君之。属血郁痛者，以倍郁金君之。为末，每服二钱，老酒调下。虚者，加人参更效。胸中有痰饮热作痛者，轻者小陷胸汤，重者大陷胸汤、丸治之。若吐唾稠黏痰盛，则用控涎丹。

【提要】阐述胸痛的主方及兼症的用药加减方法。

【白话文】

胸痛之证，须分属气滞、属血瘀、属痰热、属痰浊。属气滞血瘀者可选颠倒木金散治疗。胸中有痰饮热痛者，轻者可用小陷胸汤，重症选用大陷胸汤或丸以泻热逐水。若呕唾痰涎壅塞者，则需服用控涎丹。

【解读】

胸痹心痛一证，临床以胸痛、胸闷、发憋、气短为主症，其发生的原因：或因痰凝，或因瘀血，以实致气滞；或因气虚，或因阳虚，或因阴虚，以虚致气滞，从而导致胸痛、胸闷、发憋、气短。因此，可以通过加味颠倒木金散而通治胸痹之病。颠倒木金散组成：木香、郁金。属于气滞胸痛，木香加倍以理气止痛；属血瘀胸痛，郁金加倍以活血止痛；兼有气虚者，加人参益气止痛。

枳芎散　枳橘散　柴胡疏肝汤
加味逍遥散　左金丸　当归龙荟丸

【原文】　　　　　胁痛左属瘀留血，轻金芎枳草重攻。

右属痰气重逐饮，片姜橘枳草医轻。

肝实太息难转侧，肝虚作痛引肩胸。

实用疏肝柴芍草，香附枳陈与川芎。

肝虚逍遥加芎细，陈皮生姜缓其中。

肝虚左金实龙荟，一条扛起积食攻。

〖注〗左属瘀血轻，谓瘀血轻者，宜用枳芎散。重攻，谓瘀血重者，宜以攻血之剂也。枳芎散，即枳壳、抚芎、郁金、甘草也。右属痰气重逐饮，谓以控涎、十枣逐痛之重者也。枳橘散，即枳壳、橘皮、片子姜黄、甘草，医痛之轻者也。柴胡疏肝散，即柴胡、白芍、甘草、香附、枳壳、陈皮、川芎也。逍遥散，即白术、茯苓、当归、白芍、柴胡、炙草、薄荷少许，加川芎、细辛、陈皮、生姜也。左金，即左金丸，吴茱萸、黄连也。肝实火旺者，当归龙荟丸。积食者，以化滞丸。积饮者，以控涎丹。

【提要】阐述胁痛的主方及兼症的用药加减方法。

【白话文】

胁痛属血瘀轻症，宜用枳芎散，枳芎散组成：枳壳、川芎、郁金、甘草；血瘀重症，宜予活血破血方药。痰饮胁痛，重症治以化痰逐饮，方宜控涎丹、十枣汤剂；痰饮轻症，治以枳橘散，枳橘散组成：枳壳、橘皮、姜黄、甘草。肝气郁滞胁痛，症见胁痛、善太息、转侧受限，治以柴胡疏肝散。柴胡疏肝散组成：柴胡、白芍、甘草、香附、枳壳、陈皮、川芎。肝血亏虚胁痛，治以逍遥散加川芎、细辛、陈皮、生姜以缓急止痛。逍遥散组成：白术、茯苓、当归、白芍、柴胡、炙甘草、薄荷。虚火胁痛，治以左金丸。左金丸组成：吴茱萸、黄连。肝实热胁痛，治以当归龙荟丸。痰饮胁痛，治以控涎丹。

【解读】

胁痛是以一侧或两侧胁肋疼痛为主的病证，是临床常见的一种自觉症状。《景岳全书·胁痛》说："胁痛之病本属肝胆二经，以二经之脉皆循胁肋故也。"其证分虚实，或因气滞、血瘀、湿热致肝胆不利，经络瘀阻；或因肝肾阴虚，脏失所养。不论胁痛是实证还是虚证，病变主要在肝胆。肝藏血，主疏泄，性喜条达恶抑郁，体阴而用阳。因此，治疗上要时时顾护阴血。肝实者，在养肝的基础上或疏肝理气，或活血化瘀，或清热利湿，万不可攻伐太过，耗伤阴血以失滋养之源；肝虚者，要重用养肝柔肝之品，理气不能过用辛燥，以顺应肝脏条达之性而获效。

【医案助读】

胁痛 孙某，女，50岁。2005年3月28日来诊。病人1个月前因亲属故去，忧伤过度，胁肋部胀痛。现症：胁肋部窜痛，右胁痛甚，胸部满闷，善太息，心情不舒，纳差，苔白腻，脉弦。病人既往有乙型肝炎病史，肝区叩诊轻微疼痛。治当疏肝健脾，理气止痛。方药：柴胡10g，川芎15g，香附15g，陈皮15g，枳壳12g，白芍15g，茵陈25g，栀子10g，党参15g，白术10g，茯苓10g，延胡索5g，甘草5g。水煎早晚分服，日1剂。并予情志引导，精神安慰。病人服完5剂后来诊，精神大振，疼痛减轻，胸闷消除，纳食正常。据症调方，再进5剂后，症状基本消除。以疏肝健胃丸以善其后。［范为民.柴胡疏肝散临床应用举隅.河南中医，2008，28（12）：84.］

腰痛总括

【原文】　　　　　腰痛肾虚风寒湿，痰饮气滞与血瘀。

　　　　　　　　　湿热闪挫凡九种，面忽红黑定难医。

〖注〗腰痛之证，其因不同，有肾虚、有风、有寒、有湿、有痰饮、有气滞、有血瘀、有湿热、有闪挫。凡患腰痛极甚，而面色忽红忽黑，是为心肾交争，难治之证也。

【提要】阐述腰痛的病因病机及危重证候。

【白话文】

引起腰痛的原因分肾虚、风邪、寒邪、湿邪、痰饮、气滞、血瘀、湿热下注及闪挫劳伤九种。腰痛伴脸色忽红、忽黑为难治。

【解读】

腰痛一证最早见于《黄帝内经》，详细论述了腰痛性质、部位及放射范围；

《金匮要略》提出用肾气丸治疗虚劳腰痛；朱丹溪将腰痛分为湿热、肾虚、闪挫、瘀血、痰积五类，并强调肾虚最为重要。腰为肾之府，由肾之精气所溉。足太阳膀胱经、任、督、冲、带诸脉布其间，故腰痛病位在肾，与经脉相关，发病常以肾虚为本。

安肾丸

【原文】　　　　腰痛悠悠虚不举，寄生青娥安肾丸。
　　　　　　　　胡芦骨脂川楝续，桃杏茴苓山药盐。

〖注〗寄生，谓独活寄生汤。青娥丸，即补骨脂、杜仲、核桃仁也。安肾丸，即胡芦巴、补骨脂、川楝肉、川续断、桃仁、杏仁、小茴香、茯苓、山药也。盐，盐汤为引也。

【提要】阐述肾虚腰痛的治疗用药。

【白话文】

肾虚腰痛，独活寄生汤、青娥丸、安肾丸主之。青娥丸组成：补骨脂、杜仲、核桃仁。安肾丸组成：胡芦巴、补骨脂、川楝子、川续断、桃仁、杏仁、小茴香、茯苓、山药。服用时盐汤为引。

【解读】

腰为肾之府，肾精不足，会出现腰脊不举，足不任地。独活寄生汤、青娥丸、安肾丸均治肾精不足的腰膝酸软，但各有侧重。独活寄生汤重于肝肾不足，气血两虚，以腰膝酸痛，肢节屈伸不利，或麻木不仁，畏寒喜温，心悸气短为主要表现。青娥丸重于肾虚腰痛，以腰痛绵绵，起坐不利，膝软乏力为主要表现。安肾丸重于肾不纳气，湿寒侵袭引起的梦遗滑精，肾囊湿冷，遗淋白浊，脐腹作痛，精神倦怠，健忘失眠，腰膝酸痛，头晕耳鸣，二便不利。

羌活胜湿汤　通经丸

【原文】　　　　腰痛属寒得热减，五积吴萸桃杜安。
　　　　　　　　寒湿重着胜湿附，内实通经硫面牵。
　　　　　　　　风痛无常掣引足，经虚当用寄生瘥。
　　　　　　　　经实非汗不能解，续命汤加牛杜穿。

【注】五积散，加吴茱萸、桃仁、杜仲。羌活胜湿汤，即防风通气汤加附子也。通经丸，即硫黄、黑牵牛头末，麦面和丸煮，浮起服，方出《本草》。小续命汤加牛膝、杜仲、炒穿山甲也。

【提要】阐述风寒湿腰痛的治疗。

【白话文】

寒湿腰痛以得寒为甚，得热痛减为表现，治疗以五积散加吴茱萸、桃仁、杜仲以温经通络止痛。寒湿腰痛以腰部重着为主要表现，治以羌活胜湿汤，即防风通气汤加附子。肾虚不明显，用通经丸，通经丸组成：硫黄、牵牛子，麦面和丸。太阳经气虚时，应当用独活寄生汤；若太阳经实证，当用汗法以解表祛，可用小续命汤加牛膝、杜仲、炒穿山甲以补益肝肾、搜风止痛。

【解读】

风寒湿杂、经脉痹阻、气血失和可致腰痛，但应据风寒湿的各自特点辨证治疗。寒性凝滞、喜温，寒性为主，腰痛固定、冷痛为主，治以发表温里，方以五积散加减。寒湿腰痛，湿性重浊黏滞，病人故治以羌活胜湿汤加减。风性善行数变，兼有肾虚，病人治以独活寄生汤。表邪内宿于内，当散表邪，治以小续命汤加减。

【医案助读】

腰椎增生 刘某某，男，55岁。腰腿疼痛、麻木1年余，多方求医均未见效，而来我处诊治。病人腰及双下肢疼痛、麻木，不能屈伸，阴雨及寒冷季节加重，夜不能寐，纳差，消瘦。舌苔白、质淡，脉沉细。X线摄片：腰3～5椎骨质增生。辨证：脾肾两虚，风寒入络，血脉不通。治法：温补脾肾，疏散风寒，疏通血脉。处方：桑寄生12g，当归12g，秦艽12g，补骨脂9g，川续断9g，桂枝9g，羌活9g，防风9g，木瓜9g，甘草6g，细辛3g，狗脊15g，赤芍15g，桃仁10g，红花10g，党参10g。丸药方：细辛10g，桑寄生30g，杜仲30g，桂枝30g，川续断30g，牛膝30g，秦艽30g，鸡血藤30g，赤芍30g，白芍30g，羌活30g，独活30g，当归30g，桃仁30g，红花30g。共研细末，炼蜜为丸，每丸重10g，早晚各服1丸。汤药、丸药交替服用（服用1个月汤药，再服用1个月丸药）。病人服至7个月时，腰腿痛、心慌、气短完全消失，精神振作，食欲正常。恢复正常工作。2年后随访，病人一切正常，疾病未再复发。［徐敏华.腰椎增生治验一则.浙江中医杂志，2012，47（6）：449.］

通气散　活络丹

【原文】　　　　　气滞闪挫通气散，木陈穿索草茴牵。

血瘀不移如锥刺，日轻夜重活络丹。

〖注〗通气散，即木香、陈皮、穿山甲、元胡索、甘草、小茴香、白牵牛也。活络丹，即川乌、草乌、南星、地龙、乳香、没药也，加五灵脂、麝香尤效。

【提要】阐述气滞血瘀腰痛的主方。

【白话文】

跌仆闪挫气滞为主的腰痛，通气散治之。通气散组成：木香、陈皮、穿山甲、延胡索、甘草、小茴香、白牵牛子。腰痛系固定痛，且痛如针刺，日轻夜重者，为血瘀腰痛，治以活络丹以活血通络止痛。活络丹组成：川乌、草乌、南星、地龙、乳香、没药，可加五灵脂、麝香效果更佳。

【解读】

跌打损伤、瘀血肿痛可参照本节治疗。治疗时应区分在气、在血，在气宜通气散，在血宜活络丹。通气散出自《瑞竹堂方》，方中木香、陈皮、小茴香行气止痛；穿山甲、延胡索活血化瘀、通络止痛；牵牛子行气通滞；甘草调和诸药。全方共奏行气祛瘀、通络止痛之功。活络丹首载于《太平惠民和剂局方》，方中川乌、草乌祛风除湿、温通经络，止痛力强；天南星燥湿化痰，兼有止痛作用；乳香、没药行气活血；地龙、陈酒引诸药到达病所。

苍柏散　煨肾散

【原文】　　　　　湿热热注足苍柏，二妙牛杜己瓜芎。

腰如物覆湿痰蓄，煨肾椒盐遂有功。

〖注〗苍柏散，即苍术、黄柏、牛膝、杜仲、防己、木瓜、川芎也。煨肾散，即猪腰子剖开，入川椒、食盐、甘遂末，湿纸裹煨，熟酒食之。

【提要】阐述湿热腰痛的主方及兼症的用药加减方法。

【白话文】

湿热下注腰痛，两足麻痿肿痛治疗以苍柏散，即苍术、黄柏、牛膝、杜仲、防己、木瓜、川芎。腰部重着如物覆为湿痰蓄积，宜煨肾散。煨肾散组成：猪腰子剖开，加入川椒、食盐、甘遂末，用湿纸裹煨，熟后用酒服。

【解读】

腰痛属湿热下注，伴两足麻痿肿痛者，治以清热利湿，方以苍柏散加减。伴有肾虚气化失司，痰饮内停，治宜温肾逐水，当合用煨肾散。

【医案助读】

产后风湿　郑某，女，28 岁。2009 年 8 月初诊。产后 3 个月，全身不适 2 个月。2 个月前出现全身沉重，腰以下为甚，伴四肢大小关节游走性疼痛，无关节肿胀，晨起甚，畏风怕热，动则汗出，便秘溲黄。观其形体较胖，面红润，声高气壮，舌质红、苔黄腻，脉弦滑。诊断为产后身痛；证属湿热阻络，营卫失和。治以清热除湿，调和营卫。药用：黄柏 15g，苍术 15g，黄芪 15g，丹参 15g，木瓜 15g，薏苡仁 30g，青风藤 30g，土茯苓 30g，白芍 30g，川牛膝 20g，鸡血藤 20g，忍冬藤 20g，独活 20g，桂枝 6g，生甘草 6g。每天 1 剂。6 剂后，自述全身如同卸去重物一般轻松，关节痛消失，怕风缓解。嘱其继服，隔天 1 剂，再服 6 剂，症状缓解。[考希良，张艳艳. 四妙散加减临证验案举隅. 中医药导报，2012，18（6）：112 – 113.]

小便闭癃遗尿不禁总括

【原文】　　　　　膀胱热结为癃闭[①]，寒虚遗尿与不禁。

闭即尿闭无滴出，少腹胀满痛难伸。

癃即淋沥点滴出，茎中涩痛数而勤。

不知为遗知不禁，石[②]血[③]膏[④]劳[⑤]气[⑥]淋分。

〖注〗膀胱热结，轻者为癃，重者为闭。膀胱寒虚，轻者为遗尿，重者为不禁。闭者，即小便闭无点滴下出，故少腹满胀痛也。癃者，即淋沥点滴而出，一日数十次，或勤出无度，故茎中涩痛也。不知而尿出，谓之遗尿。知而不能固，谓之小便不禁。

【提要】阐述癃闭的病因病机及其鉴别诊断。

【注释】①癃闭：癃 lóng，指小便点滴而出；闭指小便闭塞不通。

②石：即石淋，可见小便排出砂石。

③血：即血淋，淋证而见尿中带血。

④膏：即膏淋，淋证而见小便浑浊如米泔水，或滑腻如脂膏。

⑤劳：即劳淋，淋证日久不愈，小便淋漓不已，遇劳即发。

⑥气：即气淋，症见少腹胀满较为明显，小便艰涩疼痛，尿有余涩。

【白话文】

癃闭由水热互结于膀胱而导致，轻者为癃，重者为闭；因膀胱虚寒阳虚不能化气，轻则遗尿，重则小便失禁。"闭"指小便闭塞不通，少腹胀满疼痛难忍；"癃"指小便点滴而出，尿道疼痛，尿意频频。小便解出而不自知，为遗尿；白天小便解出，自己知道，但不能控制为小便不禁。淋证可分为石淋、血淋、膏淋、劳淋、气淋。

【解读】

癃闭是以小便量少，排尿困难，甚则小便闭塞不通为主症的病证。其中小便不畅，点滴而短少，病势较缓者称为癃；小便闭塞，点滴不通，病势较急者称为闭。癃闭与淋证均属于膀胱气化不利，故皆有排尿困难、点滴不畅的证候。但淋证以小便频数短涩、滴沥刺痛、欲出未尽为主。正如《医学心悟·小便不通》所言："癃闭与淋证不同，淋则便数而茎痛，癃闭则小便短涩而难通。"但淋证日久不愈，可发展成癃闭；而癃闭易于感邪，常可并发淋证。

小便闭遗尿死证

【原文】　　　　呕哕尿闭为关格①，若出头汗命将倾。

伤寒狂冒②遗尿死，尿闭细涩不能生。

〖注〗上为呕哕不入，下为小便不通，则阴阳之气关格，若出头汗，则为阳绝，故命倾也。伤寒狂冒属阳邪盛，遗尿属阴不守，若尿闭脉细涩，知阴亦竭，故俱死也。

【提要】阐述小便不通及遗尿的危重证候。

【注释】①关格：小便不通为关，呕吐不止为格，二者并见称关格。

②冒：双眼失神、昏花。

【白话文】

　　小便不通、呕吐不止称为关格，如果伴额头汗出如珠，为绝汗，预后不佳。伤寒热病，症见狂躁、昏迷、两眼昏花无神、小便自出者病情危重；尿闭不出、脉细涩，预后不佳，有生命危险。

【解读】

　　癃闭为临床急重病证之一，水蓄膀胱，或小便不通，水毒内蓄，可致肿胀、喘息、心悸、关格等危重变证。出现关格、神志异常、小便失禁、无尿、脉细涩等证候提示预后不佳。

治癃闭熨吐汗三法

【原文】　　　　　　　　阴阳熨脐葱白麝，冷热互熨尿自行。

　　　　　　　　　　　　宣上木通葱探吐，达外葱汤熏汗通。

　　〖注〗用葱白一斤细剉，入麝香五分拌匀，分二包置脐上，先以炭火熨斗熨之，半炷香时换一包，以冷水熨斗熨之，互相递熨，以尿通为度。服诸药不效，或服药实时吐出，或服攻下药不利，宜用宣上法：以木通、老葱煎汤服，顷时探吐，再服再吐，以尿通为度。服诸药不效，或身无汗，宜用达外法：以葱汤入木桶内，令病人坐于机上，没脐为度，匝腰系裙以覆之，少时汗出，其尿自出。欲尿时不可出桶，即于桶内溺之，恐出桶气收，而尿又回也。

【提要】阐述癃闭的外治法。

【白话文】

　　阴阳熨脐法使用葱白和麝香，冷热交替熨脐，小便可通。宣上法用木通和老葱煎服探吐。达外法让病人坐于盛有葱汤的桶中熏蒸出汗，以通小便。

【解读】

　　癃闭的形成与肾、肺、脾有关。尿的生成与排泄，除了肾的气化外，尚有赖于肺的通调和脾的转输。当急性尿潴留、小便涓滴不下时，常可在辨证论治的基础上稍加开宣肺气、升提中气的药物，以寓下病上治、提壶揭盖、升清降浊之意。除了内服药外，应用取嚏、探吐法均是取其旨意。

小便不通

通关丸

【原文】　　　　　热实不化大便硬，癃闭八正木香痊。

阳虚不化多厥冷，恶寒金匮肾气丸。

阴虚不化发午热，不渴知柏桂通关。

气虚不化不急满，倦怠懒言春泽煎。

〖注〗小便不通，热实者，宜用八正散加木香。阳虚者，宜用金匮肾气丸。阴虚者，宜用通关丸，即知母、黄柏、肉桂少许也。气虚宜用春泽汤，即五苓散加人参也。

【提要】阐述癃闭的辨证论治。

【白话文】

癃闭为小便不利或小便不通，热实证以小便不利、大便硬结为主要表现，治以八正散加木香。肾阳虚，气化不利，小便不通伴畏寒肢冷，宜金匮肾气丸。肾阴虚，气化无源，伴午后潮热、口不渴者，治宜通关丸，即知母、黄柏、肉桂。气虚膀胱气化不利，伴倦怠懒言、无小便急满者，治宜春泽汤，即五苓散加人参。

【解读】

癃闭以小便不利或小便点滴难出为主症。肾主水液而司二便，与膀胱相为表里，故小便不利与肾的气化密切相关。癃闭有虚实之分。实热闭阻，膀胱气化失常，可致小便不利、大便秘结，发为癃闭；肾阳不足，命门火衰，所谓"无阳则阴无以生"可致癃闭；肾阴不足，所谓"无阴则阳无以化"，也可产生癃闭；脾气亏虚而清气不能上升，则浊阴难以下降，小便因而不利。临床应分别虚实，分型论治。

【医案助读】

关格（急性肾衰竭）　刘某某，女，3岁半。5日前以急性肾炎入某医院治疗，因误输含钠溶液导致全身重度水肿，尿闭。其家长要求改为中药治疗。临床检查：患儿一日来小便点滴难下，精神困倦，嗜睡，吐乳，双唇爆裂并不时作吮吸状，面色晦滞。舌红、肿大少津。血液检查：二氧化碳结合力34Vol%，非蛋白氮42mg/dl。辨证：肾关闭阻，胃浊上扰，水气泛溢，气阴内阻。治以化气清热，补益气阴。处方：人参6g，五味子9g，麦冬12g，知母20g，黄柏6g，车前子10g，肉桂2g。1剂，嘱其以汤代乳，频频呷服。药后半日许，开始有小便断续滴出，1日后小便畅行，神清呕止。继进2剂，水肿消退。后以健脾淡渗之品，调治月余而愈。［张继元. 通关丸在临床中的应用. 光明中医，2008，23（6）：843－844.］

八正散

【原文】　　　　　石淋犹如硵结铛，是因湿热炼膀胱。

　　　　　　　　　一切热淋八正蓄，通滑栀瞿草车黄。

〖注〗八正散，即萹蓄、木通、瞿麦、栀子、滑石、甘草、车前子、大黄也。

【提要】阐述石淋的病机及热淋的主方。

【白话文】

石淋，指小便涩痛，尿出砂石，为下焦湿热，煎熬水液所致。八正散治疗一切热淋。八正散组成：萹蓄、木通、瞿麦、栀子、滑石、甘草、车前草、大黄。

【解读】

淋证为小便涩痛，淋漓不畅，甚或癃闭不通，小腹急满，系湿热蕴于下焦所致。根据病因和症状特点不同，可分为热淋、血淋、石淋、气淋、膏淋、劳淋六证。基本病机为湿热蕴结下焦，肾与膀胱气化不利。病理因素为湿热。病位在肾与膀胱。辨证是首辨淋证类别，再审证候虚实，三别标本缓急。

【医案助读】

1. **急性膀胱炎**　查某，男，42岁。2010年8月12日来诊。2天前因食辛辣、酒后，小便时感尿道口有少许灼热刺痛、频数短涩不畅、量少色黄，少腹胀痛，腰酸痛，胸胁略疼痛，低热，乏力，口苦，口干，作呕频频，口臭，大便干燥秘结、2日一行。舌红、苔黄厚腻，脉滑数。既往有烟、酒史。体检双侧肾区有轻度叩击痛、左侧较明显，双肾区有压痛、无反跳痛。查尿常规红细胞（+++），蛋白（+）。双肾、输尿管及膀胱 B 超和肾功能检查均未见明显异常。诊断为急性膀胱炎。治当清热利湿通淋。药用：瞿麦 15g，萹蓄 10g，滑石 10g，车前子 15g，栀子 15g，炙甘草 6g，木通 10g，炙大黄 6g，黄芩 12g，柴胡 12g，白茅根 30g，茜草 15g，灯心草 6g。日 1 剂，水煎早晚分服。并嘱其忌食辛辣油腻，禁烟酒。服 5 剂后小便灼热感明显较原来减轻，小便量也明显改善。随方调整，继服 7 剂后余症皆消。[许昌，王小琴，邵朝弟. 邵朝弟应用八正散加味治验举隅. 实用中医药杂志，2012，28（4）：294.]

2. 小便不通 陈某，男，57 岁。2011 年 5 月 21 日初诊。小便不通、排尿点滴不畅半年余，自服六味地黄丸，无效。近期症状加重，伴尿痛、尿频、尿急、小便灼热感，兼见口苦，渴不欲饮，大便不畅，舌质红、苔黄腻，脉沉数。证属湿热阻滞膀胱，膀胱气化失调致小便不通。当治宜清利湿热，通利小便。方以八正散加减，药用：瞿麦 20g，滑石 20g，泽泻 20g，车前子（布包）20g，王不留行 20g，栀子 10g，大黄 10g，生地 10g，海金沙（布包）15g，萹蓄 15g，冬葵子 15g。5 剂。药后小便渐能解出，症状减轻大半。仍守前方再投 5 剂，诸症悉除，病告痊愈。[刘奇. 同病异治小便不通. 浙江中医杂志，2013，48（9）：690.]

小蓟饮子

【原文】　　　　血淋心遗热小肠，实热仍宜下之良。
　　　　　　　　清热小蓟栀滑淡，归藕通蒲草地黄。

〖注〗淡，淡竹叶也。藕，藕节也。蒲，蒲黄也。

【提要】阐述血淋的病机及主方。

【白话文】

血淋为心热下移小肠，为实证，仍宜清热利水通淋，方宜小蓟饮子。小蓟饮子组成：小蓟、栀子、滑石、淡竹叶、当归、藕节、木通、蒲黄、甘草、生地黄。

【解读】

《素问·气厥论》说："胞移热于膀胱，则癃溺血"，故血淋、尿血由热聚膀胱，损伤血络，血随尿出，故见尿中带血或尿血；由于瘀热蕴结下焦，膀胱气化失常，故见小便频数，赤涩热痛。治当凉血止血，利尿通淋。小蓟饮子为导赤散加味组成。本方止血中寓以化瘀血，清利之中寓以养阴血，是治疗血淋、尿血属于实热的常用方剂。

【医案助读】

隐匿性肾小球肾炎 李某，女，35 岁。2013 年 4 月 12 日初诊。病人血尿 2 年余，症见腰酸，手足心热，大便干，舌红少苔，脉细，下肢轻微水肿。既往无高血压病等内科疾病史，查尿常规、尿红细胞位相、血常规、肾功能、免疫功能正常，双肾彩超未见阳性表现。示：尿蛋白阴性，镜下红细胞 40 个/HP 以上，畸形红细胞 70%以上。西医诊断为隐匿性肾小球肾炎；中医诊断为尿血，辨证为阴虚火旺。治以滋阴降火，凉血止血。方予六味地黄丸、二至丸合小蓟饮子治之。方药：生地 20g，山药 20g，山茱萸 20g，当归 10g，女贞子 15g，墨旱莲 30g，小蓟 30g，藕节 12g，牡丹皮 10g，栀子 10g，地骨皮 10g，杜仲 15g，牛膝 15g，郁李仁 15g。每天 1 剂，水煎服。

6 月 2 日二诊：自诉大便调，下肢无水肿，腰酸略好转，舌红苔黄，脉细数。复查尿常规：RBC8～10 个/HP。上方去郁李仁，知母改为 10g，杜仲改为 15g，继服 1 个月。后多次复查尿常规 RBC 为 5～8 个/HP 或阴性，病情缓解。［张鑫，远方. 远方从五脏论治肾性血尿经验. 湖南中医杂志，2016，32（6）：34－35.］

海金沙散　鹿角霜丸

【原文】　　　　　膏淋尿浊或如涕，精溺俱出海草滑。

　　　　　　　　　热盛八正加苍术，虚用秋苓鹿角佳。

〖注〗海，海金沙也。秋，秋石也。苓，茯苓也。鹿角，鹿角霜，糯米糊为丸也。

【提要】阐述膏淋的主方。

【白话文】

膏淋症见小便浑浊或涕状，小便与精液一起排出，治宜海金沙散，海金沙散组成：海金沙、甘草、滑石。膏淋以尿道热涩疼痛为主，可予八正散加苍术以清热利湿。膏淋虚证宜鹿角霜丸，即秋石、茯苓、鹿角霜、糯米糊为丸。

【解读】

膏淋的形成为湿热蕴结下焦，肾与膀胱气化不利，当湿热等邪蕴结膀胱，炼津为膏，或肾虚下元不固，不能摄纳精微脂液，亦为膏淋。故治疗当区分虚实侧重，辨证施治，选八正散、海金沙散、鹿角霜丸。

加味八正散

【原文】　　　　气淋肺热难清肃，八正石韦木葵沉。

　　　　　　　　内伤气虚不能化，五苓益气自通神。

〖注〗八正散加石韦、木香、冬葵子、沉香；五苓合补中益气汤。

【提要】阐述气淋证的用药。

【白话文】

气淋为虚实两端。肺热壅盛，津液不能清肃，治以加味八正散。加味八正散组成：八正散加石韦、木香、冬葵子、沉香。内伤正气亏虚，水湿不能运化，治以补益中气，方以五苓散合补中益气汤。

【解读】

《诸病源候论·淋病诸候》曰："气淋者，肾虚膀胱热，气胀所为也。"症见膀胱小便皆满、尿涩、常有余沥，有气滞不通和气虚无力之分。实证表现为小便涩痛，淋沥不尽，小腹胀满。虚证表现为尿时涩滞，小腹坠胀，尿有余沥，面白不华。实证宜利气疏导，虚证宜补中益气。临床应用当加以区分。

【医案助读】

前列腺增生症　某某，男，61岁，退休干部。1996年3月始感小腹胀满，小便淋沥不尽，直至不通，渐至大便涩硬。随到本市某医院治疗，诊为"前列腺增生症"，为解临时之急，放置导尿管引出小便，3天后拔管，不到1天小便又点滴不出，遂又置管导尿，如此5次，结果一样。主诊医生告之家属只有手术才能解决问题。病人及其亲属畏惧而终止治疗，转求我院中医中药治疗。病人痛苦面容，面黄色萎，气粗口臭，心烦欲呕，小腹胀满，口渴，舌苔黄垢，腰腹叩击皆痛，小便滴沥难出，大便燥结不行，脉象弦数有力。西医诊断为前列腺增生症。中医诊断为癃闭；湿热蕴结下焦，并与"心移热于小肠、肺移热于大肠"有关。治宜润肺清心，直通二便，斩关夺隘，釜底抽薪。方用八正散化裁：车前子 10g，木通 6g，酒大黄 10g，滑石 30g，瞿麦 12g，萹蓄 10g，栀子 10g，灯心草 3g，竹叶 3g，川牛膝 12g，琥珀（冲服）5g，泽泻 10g，石韦 12g，金钱草 30g，海金沙 15g，甘草 3g。服用此方 1 剂后小便渐通，2 剂后小便畅通，3 剂后大、小便俱通，病人精神转佳。连服 20 剂，排尿困难消失。[陈超存. 八正散化裁治疗前列腺增生症验案举隅. 中国全科医学，2005，8（12）：1025.]

补中益气汤合五苓散　清心莲子饮

【原文】　　　　劳淋内伤补中苓，肾气知柏过淫成。

劳心清心莲地骨，芪苓车麦草参苓。

〖注〗内伤劳脾，用补中益气汤合五苓散。劳肾阳虚，用金匮肾气汤。阴虚，用知柏地黄汤。思虑劳心，用清心莲子饮，是方即莲子、地骨皮、黄芪、黄芩、车前子、麦门冬、生甘草、人参、白茯苓也。

【提要】阐述劳淋的主方。

【白话文】

劳淋以内伤脾虚为主，治以补中益气汤合五苓散。劳淋以肾阳虚为主，治以金匮肾气汤。阴虚为主，治以知柏地黄汤。思虑劳心的劳淋，治以清心莲子饮。清心莲子饮组成：莲子、地骨皮、黄芩、车前子、麦冬、生甘草、人参、白茯苓。

【解读】

劳淋，淋证之遇劳即发者。有肾劳、脾劳、心劳之分。《诸病源候论·淋病诸候》曰："劳淋者，谓劳伤肾气，而生热成淋也。"其症小便淋沥不断，涩痛不甚，遇劳即发。《医碥·淋》曰："劳淋，劳则动火，热流膀胱所致。"脾劳（劳倦所伤）用补中益气汤合五苓散。肾劳（色劳），阳虚用肾气汤，阴虚用知柏地黄汤。心劳（思虑所伤），用清心莲子汤。

【医案助读】

淋证　姚某，女，34 岁。1998 年 8 月 3 日初诊。病人 1990 年产后，突然出现尿频、尿急、尿痛，并伴发热。小便化验见红细胞、白细胞、脓球和少量蛋白质。诊断为急性肾盂肾炎。经抗炎、补液等治疗好转，但每年发作数次，均服抗生素而愈。1个月前因劳累过度复发。诊见：尿频尿急，小便不爽，尿时小腹空痛，阴阜坠胀欲脱，腰痛乏力，稍劳累则尿液不自主溢出，苦不堪言，面容憔悴暗晦，形体消瘦，语言无力，舌淡红、苔薄白，脉缓无力。诊为淋证；证属脾肾亏虚，中气下陷。予补中益气汤。处方：黄芪 20g，党参 15g，白术 10g，当归 10g，瞿麦 10g，柴胡 10g，枳实 10g，山茱萸 10g，升麻 6g，陈皮 5g，甘草 5g。水煎服，每天 1 剂，5 剂。

8 月 8 日二诊：服上药后尿频尿急减轻，小腹空痛已止，精神亦好转。药已中病，连服 20 余剂，诸症悉除，随访半年无复发。[陈迈群. 补中益气汤治验 3 则. 新中医，2001，33（12）：59－60.]

琥珀散

【原文】　　　　　痰淋七气白丸子，热燥清热用滋阴。

诸淋平剂琥珀木，葵蓄通滑归郁金。

〖注〗七气汤见诸气门。青州白丸子见类中风门。滋阴，通关丸也。木，木香也。葵，冬葵子也。

【提要】阐述诸淋的平剂主方及兼症的用药加减方法。

【白话文】

淋证兼有痰，宜七气汤或青州白丸子。热邪伤津，宜清热滋阴，治宜通关丸。各种淋证均可用琥珀散治疗。琥珀散组成：琥珀、木香、冬葵子、萹蓄、木通、滑石、当归、郁金。

【解读】

淋证是以小便频数短涩，淋沥刺痛，小腹拘急为症状的病证。治疗时当区分热、气、血、石、膏、劳淋，各种淋证均可用琥珀散治疗。琥珀散一方出自刘完素《黄帝素问宣明论方》，方中滑石利窍行水；萹蓄利水通淋；琥珀降肺气，通于膀胱；木通泻心火；当归引血归经，治血热妄行之血淋、热淋；木香降气，通导气滞之气淋；郁金凉心散肝，破血下气，调心肝火盛诸淋。

【医案助读】

膏淋　某某，男，32 岁。2014 年 9 月 4 日初诊。主诉：尿频、尿急、尿后滴白 3 个月。病人近 3 个月来尿频、尿急明显，于当地某医院行前列腺液检查提示 pH 值 6.9、卵磷脂（++）、红细胞（+）、白细胞（++）。诊断为前列腺炎，给予口服药物及直肠给药等治疗（具体不详），效果不明显。现症：尿频，尿急，尿后常有滴白现象，夜间影响休息，小便色黄、有明显异味，伴腰部酸困，头部昏沉，梦多，舌质红、苔黄腻，脉滑数。西医诊断：前列腺炎。中医诊断：膏淋，辨证为肾虚夹湿、湿热下注。治宜清热利湿，补肾固摄。给予神效琥珀散加减，处方：琥珀 6g，磁石 30g，肉桂 3g，滑石 15g，冬葵子 15g，木香 10g，灯心草 6g，萆薢 30g，石菖蒲 20g，酒大黄 10g，桑寄生 30g，生薏苡仁 30g，生山药 20g，芡实 30g，茯苓 20g。每日 1 剂，水煎服。服药 5 剂，病人小便量明显增多，异味减轻，尿频、尿急、尿后滴白症状有所减轻，但仍腰部酸困，乏力，舌质淡红、苔仍稍黄厚。上方去滑石，加杜仲 30g，龟甲 25g，仙茅 30g。继服 7 剂，尿频、尿急、尿滴白、尿异味均消失，夜眠好；但仍有腰酸困症状，较之前明显减轻。上方去琥珀、磁石，加山茱萸 25g。服药 10 剂，症状全无，复查前列腺液结果正常。嘱病人合理饮食，规律休息。半年后随访，身体一切正常。［刘学春，王流云. 神效琥珀散临床运用验案 3 则. 中医研究，2016，29（8）：61 - 63.］

桂附地黄丸　补中益气汤加白果方
坎离既济汤加山萸肉五味子方

【原文】　　　　　遗尿不禁淋尿白，桂附补中白果煎。

　　　　　　　　　补之不应或尿赤，生地知柏萸味攒。

〖注〗遗尿不禁，及诸淋、尿色白者，皆属寒虚。寒者，用桂附地黄汤加白果。虚者，用补中益气汤加白果。凡遗尿不禁、诸淋、尿色赤者，或补之不应者，赤有热虚，用坎离既济汤，即生地、知母、黄柏，加山萸肉、五味子也。

【提要】阐述遗尿、诸淋、尿白的主方。

【白话文】

　　遗尿不禁、诸淋、尿白者，多属虚寒。寒甚者，用桂附地黄汤加白果。气虚者予补中益气汤加白果。凡遗尿不禁、诸淋、尿赤者，或补益后效果不佳者，属虚热者，治宜坎离既济汤加山茱萸、五味子。坎离既济汤组成：生地、知母、黄柏。

【解读】

肾主水，司二便，小便异常多与肾密切相关。肾虚当区分寒热，选方用药亦不同。尿色清白属寒属虚，因寒则汗液不泄，无热则津液不伤，水液下趋膀胱，故见尿色清白且量多；小便短赤属热，由热盛伤津导致。虚寒宜用桂附地黄丸加减治疗，虚热宜用坎离既济汤加减治疗。

【医案助读】

小儿肾性血尿 代某，女，7岁。2015年8月18日初诊。病人3年前因感冒发热后出现尿常规潜血（BLD）（++）、RBC 80个/μL，经对症治疗后稍有缓解，后多次复发，易外感。刻下：无明显不适，尿色深，舌红苔薄白，脉细尺滑大。中医诊断为尿血，辨证属气阴两虚。治以滋阴降火，益气固表。予屏风知柏地黄汤加减，处方：生黄芪15g，防风10g，白术10g，柴胡10g，黄芩10g，生地15g，山茱萸10g，山药10g，云茯苓10g，牡丹皮10g，泽泻10g，知母6g，川黄柏6g，地锦草30g，荠菜花30g。10剂，每天1剂，水煎服。

2015年8月29日二诊：症如前述，小便泡沫多，舌红苔薄白，脉细弦。处方：前方加萆薢10g，青风藤10g。14剂，每天1剂，水煎服。

2015年9月26日三诊：小便泡沫减少，尿常规BLD（+）、RBC10个/μL，舌红苔薄白，脉细数，处方：前方加苎麻根30。14剂，每天1剂，水煎服。病人以上方加减服用至今，尿常规示潜血已转阴，亦未再发感冒，病情较稳定。[高雅晨，王耀光.黄文政教授临证验案3则.临床合理用药，2016，9（3）：170 – 171.]

大便燥结总括

【原文】　　　　热燥阳结①能食数，寒燥阴结②不食迟。

实燥食积热结胃，食少先硬后溏脾；

气燥③阻隔不降下，血燥④干枯老病虚。

风燥⑤久患风家候，直肠结硬导之宜。

〖注〗热燥即阳结也，能食而脉浮数有力，与三阳热证同见者也。寒燥即阴结也，不能

311

食而脉沉迟有力，与三阴寒证同见者也。实燥即胃实硬燥也，与腹满痛同见者也。虚燥即脾虚，先硬后溏之燥也，与少气腹缩同见者也。气燥即气道阻隔之燥也，与噎膈、反胃同见者也。血燥即血液干枯之燥也，与久病老虚同见者也。风燥即久患风病之燥也，从风家治。直肠结，即燥屎巨硬，结在肛门难出之燥也，从导法治之。

【提要】阐述便秘的分类及风燥的治疗。

【注释】①阳结：便秘的一种，因热邪灼伤津液，燥屎内结不通。常见于足三阳经实热证候，症见发热头痛，口干唇焦，腹部虽胀满但能进食，舌苔老黄，脉浮数有力。

②阴结：便秘的一种，因寒邪积滞，阻于胃肠，升降气机痞塞而燥屎内结。多为足三阴寒实证候，症见心腹满胀较剧烈，恶寒，肢厥，不能进食或食后即吐，苔白腻而厚，脉沉迟有力。

③气燥：便秘因肠道气机阻滞或气虚，肠道不能传运糟粕，而使大便燥结于肠道。

④血燥：便秘因阴血亏虚，不能濡养肠道，而使大便燥结不行。

⑤风燥：中风、偏瘫等风病病人，因风搏于肺，传于大肠，肠道津液干燥致大便秘结不通。

【白话文】

因热邪灼伤津液，燥屎内结不通，腹部虽胀满的阳结证，表现为能进食，脉数；因寒邪积滞，阻于胃肠，升降气机痞塞而燥屎内结的阴结证，表现为不能进食，或食入则吐，脉迟。内实而有燥屎不通的风热食积证是由于热邪结于胃腑；纳食量少，大便先干结后稀，是脾虚肠燥；胃肠气滞郁结阻隔，也可引起大便干结难下；血燥不能濡养肠道，老年人、体虚或久病者，肠道干枯，无力传化，都可导致便秘。中风日久，有风证表现且大便干结不下，可用外导法通导大便。

【解读】

《圣济总录》谓："大便秘涩，盖非一证，皆营卫不调，阴阳之气相持也……"便秘的病位主要在大肠，与肺、脾、胃、肝、肾等脏腑关系密切。基本病机为大肠传导功能失常。如胃热过盛，津伤液耗，肠失濡润；脾肺气虚，则大肠传送无力；肝气郁结，气机壅滞，或气郁化火伤津，腑失通降；肾阴不足，则肠道失润；肾阳不足，则阴寒凝滞，津液不通，皆可影响大肠的传导，而发为本病。《圣济总录》谓："治法虽宜和顺阴阳，然疏风散滞、去热除冷、导引补虚之法，不可偏废，当审其证以治之。"

结燥治法

温脾汤　握药法

【原文】　　　热实脾约三承气，寒实备急共温脾。
　　　　　　　大黄姜附桂草朴，寒虚硫半握药医。
　　　　　　　虚燥益气硝黄入，血燥润肠与更衣。
　　　　　　　气燥四磨参利膈，风燥搜风顺气宜。

〖注〗温脾汤，即大黄、干姜、附子、肉桂、甘草、厚朴也。硫半丸，即硫黄、半夏也。握药，即巴豆仁、干姜、韭子、良姜、硫黄、甘遂、白槟榔，各五分，分末合均，饮和分二粒，先以花椒汤洗手，麻油涂手心握药，移时便泻，欲止则以冷水洗手。益气，即补中益气汤，加大黄、朴硝。润肠丸，即当归、生地、枳壳、桃仁、火麻仁，各等份为末，蜜丸，米饮早服。更衣丸，即生芦荟、朱砂末等份，饭丸，酒服。四磨汤，即人参、乌药、沉香、槟榔也。参利膈，即人参利膈丸也。搜风顺气，即搜风顺气丸也。

【提要】阐述便秘各型的治疗。

【白话文】

热秘宜脾约丸、大承气汤、小承气汤、调胃承气汤。冷秘宜三物备急丸合温脾汤。温脾汤组成：大黄、干姜、附子、肉桂、甘草、厚朴。虚寒便秘宜硫半丸合握药外治。气虚便秘宜补中益气汤加大黄、芒硝。血虚便秘宜润肠丸合更衣丸。气滞便秘宜四磨汤合人参利膈丸。风秘宜搜风顺气丸。

【解读】

柯琴曰："大便不通，当分阳结阴结。"阳结有承气、更衣之剂，阴结又制备急、白散之方。便秘有虚实之分。实证有脾约证、阳明腑证、气滞证，虚证有气虚、血虚、风盛、虚寒证，故治疗当辨证选方。

【医案助读】

冷积便秘　朱某，男，53 岁。2016 年 9 月 9 日初诊。病人平素嗜食辛辣肥甘，饭量较大。2 年前出现间断排便困难，大便干硬，未予重视，常自行服用牛黄上清丸、莫家清宁丸等，并辅以开塞露助通便，初期可排出大便，后未见明显效果。近 1 个月来，病人每天便 1 次，多为硬球便，量少，伴便无力感，大腹胀满、反不拒按，排气减少，纳食不馨、进食减少、为以前食量的 1/3。8 月 24 日病人就诊于某医院消化内科门诊，查腹部 B 超示：少量胃潴留，考虑慢性阑尾炎。前医不察病人舌苔脉象，未追问病人病史，仅见其 B 超结果及大便不通症状，以阑尾清化汤为底方治疗，方药如下：川楝子 15g，大黄 15g，桃仁 10g，金银花 30g，牡丹皮 15g，甘草 10g，赤芍 10g，蒲公英 30g。颗粒剂，每天 1 剂，200mL 水冲服。另加泮托拉唑钠肠溶胶囊 40mg，每天 1 次，晨起空腹服；伊托必利片 50mg，每天 3 次，餐前口服。

病人于曹教授门诊就诊时，已服用上述药物 10 天，并自行加用莫家清宁丸，上述诸症未见缓解。刻诊：病人仍有排便不畅感，大便多为不成形便，伴大腹胀闷感，喜温喜按，纳食少，一日三餐仅能进小米粥，伴呃逆、乏力，面色萎黄且暗，偶有气短。舌淡胖、边色紫暗、有齿痕，苔白腻，脉沉弱。中医诊断：便秘；辨证：阴寒内盛，凝滞肠胃。方用温脾汤加味，具体方药如下：制附子 10g，干姜 3g，生大黄 5g，芒硝 5g，木香 10g，厚朴 10g，当归 10g，黄芪 20g，党参 10g，莱菔子 10g，生白术 30g。4 剂，颗粒剂，每天 1 剂，早晚各 1 次，每次 200mL 水冲服。

9 月 13 日二诊：病人诉服用第 1 剂后，当晚即解下大便，头硬后软。现腹胀消解大半，食欲改善，纳食增多，舌淡胖、边色紫暗、有齿痕，腻苔转薄，脉象同前，疗效显著。方药对证，效不更方，继续服用 7 剂。

9 月 20 日三诊：病人诉每天排成形软便 1 次，偶有下腹胀感，纳食正常，舌淡、边齿痕好转，脉弱。曹教授认为此时寒凝得温已解，病人现为脾气虚弱，无力推动而腹胀，遂去方中附子、大黄，加用行气健脾药物改善。具体方药如下：生白术 30g，干姜 3g，芒硝 5g，木香 10g，厚朴 10g，当归 10g，黄芪 30g，党参 10g，莱菔子 10g，枳壳 10g，延胡索 10g。共 14 剂，服法同前。后以温中健脾行气之法加减治疗，至 10 月 14 日复诊，病人未诉明显不适，适量减药，继续前法巩固治疗。[严梓昕，曹泽伟. 曹泽伟治疗过用寒下致冷积便秘验案 1 则. 湖南中医杂志，2017，33（8）：110 - 111.]